Visual 栄養学テキスト

人体の構造と機能および疾病の成り立ち II
生化学

編集

岡 純・田中 進

監修

津田謹輔
帝塚山学院大学学長・人間科学部教授

伏木 亨
甲子園大学副学長・栄養学部教授

本田佳子
女子栄養大学栄養学部教授

中山書店

Visual栄養学テキストシリーズ

刊行にあたって

　近年，栄養学はますますその重要性を増しています．わが国は少子化と同時に超高齢社会を迎えていますが，健康で寿命をまっとうするには毎日の食事をおろそかにはできません．わたしたちの物質としての体は，おおよそ7年で細胞が総入れ替えになるといわれています．毎日食べているもので入れ替わっていくのです．まさに"You are what you eat."なのです．このような営みが，生まれた時から生涯を終えるまで続きます．

　胎児の栄養状態は，成人になってからの健康や疾病に大きな影響をもたらす—すなわちDOHaD（ドーハッド：Developmental Origin of Health and Diseases）という考え方が，最近注目されています．学童期には心身の健全な発達のため，また将来の生活習慣病予防のために，「食育」という栄養教育が始まっています．青年期から中年期にかけての生活リズムは，たとえば50年前と今とでは大きく変化しており，生活リズムの変化が栄養面に及ぼす影響は，近年の「時間栄養学」の進歩によって明らかにされつつあります．高齢者では，たんぱく質・エネルギー不足が注目されており，身体活動低下とともに，サルコペニアやフレイルが問題となっています．このように栄養は，ヒトの一生を通じて大変に大切なものなのです．

　このような時期にふさわしい栄養学の教科書として，このたび「Visual栄養学テキスト」シリーズを刊行いたします．栄養士・管理栄養士養成校の授業で使えるわかりやすい教科書ですが，単なる受験書ではなく，栄養学の面白さや魅力が伝わるようなテキストをめざしています．また，単なる知識ではなく，現場で役立つ観点を盛り込んだものにしたいと願っています．

　そのほかに，本シリーズの特徴として，次のようなものがあります．
① 新しい管理栄養士養成カリキュラムと国家試験ガイドラインに沿った内容．
② 冒頭にシラバスを掲載し，授業の目的や流れ，学習内容を把握できる．
③ 各章（各項目）冒頭の「学習目標」「要点整理」で，重要ポイントを明示．
④ 文章は簡潔に短く，図表を多くしてビジュアルでわかりやすくする．
⑤ サイドノート欄の「豆知識」「用語解説」「MEMO」で，理解を深められる．
⑥ シリーズキャラクター「にゅーとり君」が本文中の重要ポイントをつぶやく．
⑦ 関係法規などの参考資料はネットに掲載し，ダウンロードできるようにする．

　栄養士・管理栄養士の果たす役割は，今後もますます重要になっていくことでしょう．この新しいシリーズが，その育成に少しでも貢献できれば幸甚です．

2016年2月吉日

　　　　　　　　　　　　　　　　　　　　　　　　　　監修　津田謹輔・伏木　亨・本田佳子

監修	津田　謹輔	帝塚山学院大学	
	伏木　　亨	甲子園大学栄養学部	
	本田　佳子	女子栄養大学栄養学部	

編集	岡　　　純	東京家政大学名誉教授	
	田中　　進	高崎健康福祉大学健康福祉学部健康栄養学科	

執筆者（執筆順）	古市　卓也	羽衣国際大学人間生活学部食物栄養学科
	中野　正貴	東京理科大学理工学部応用生物科学科
	藤見　峰彦	文教大学健康栄養学部管理栄養学科
	山田　和彦	女子栄養大学栄養学部実践栄養学科
	田中　　進	高崎健康福祉大学健康福祉学部健康栄養学科
	矢内　信昭	前 宮城学院女子大学生活科学部食品栄養学科
	柴田　克己	滋賀県立大学人間文化学部生活栄養学科基礎栄養学研究室
	梶田　泰孝	茨城キリスト教大学生活科学部食物健康科学科
	倉橋　優子	同志社女子大学生活科学部食物栄養科学科
	土生　敏行	武庫川女子大学生活環境学部食物栄養学科
	石原　健吾	龍谷大学農学部食品栄養学科
	吉野　陽子	相模女子大学栄養科学部管理栄養学科
	桂田　昭彦	前 帝塚山学院大学人間科学部食物栄養学科
	松尾　道憲	京都女子大学家政学部食物栄養学科
	岡　　　純	東京家政大学家政学部栄養学科
	成田新一郎	山形県立米沢栄養大学健康栄養学部
	大西　淳之	東京家政大学家政学部栄養学科

人体の構造と機能および疾病の成り立ち Ⅱ
生化学

はじめに

　「Visual栄養学テキストシリーズ」は，ビジュアルな紙面で栄養学の面白さや魅力を感じながら最新の栄養学が楽しく学べるテキストシリーズとして刊行されています．今回，新しく「生化学」が加わりました．

　栄養学を構成する多くの分野の中でも，生化学は難しいと感じている学生は多いと思います．生化学の勉強はまず，たんぱく質，糖質，脂質，核酸など，実際に目で見たことのない生体高分子物質の構造から入ります．おまけに多くの構造名もなじみのないものです．この教科書はビジュアル性を生かして，なるべく分かりやすく構造が学べるように工夫しています．

　次に，その物質が体内で変化することを勉強します．すなわち「代謝」です．物質の代謝では，物質が新たに生合成されて大きくなったり，バラバラに分解されて小さくなったり，その過程で物質にエネルギーが付与されたり，逆に取り出されたりします．その変化の流れをたどると代謝マップという地図が描かれます．E・ボールドウィンの歴史的名著に『動的生化学』（Dynamic Aspects of Biochemistry）という本がありますが，まさしく体内の生化学的な現象はダイナミックに動いているのです．そのダイナミズムを感覚として身につけると，生化学の勉強の面白さが分かってくると思います．

　そして，代謝を進行させるのが「酵素」です．代謝は化学反応ですが，もし体外でこの反応を引き起こそうとすると高温や高圧，有機溶媒中など極端な条件を必要とします．しかし生体内では37℃，1気圧，中性の水中の条件で代謝が進行します．これは酵素というたんぱく質の触媒の働きのお蔭です．編者の一人（岡）は学生時代に世界的な生化学者である故早石　修先生（1920〜2015）の講義を受けました．早石先生は「恋をするのも酵素の働き」とおっしゃいました．純情（？）だった20歳の若者にはこの言葉がたいへん印象深く響きました．事実，恋をするとき脳内の神経は活発に活動しますが，その活動は神経伝達物質によって担われ，その生合成も分解も酵素が行っているのです．

　今回，「Visual栄養学テキストシリーズ」の1冊として本書を刊行するにあたり，全国の栄養士・管理栄養士養成施設で実際に生化学を講義されている若手，中堅，ベテランの先生方に執筆をお願いしました．日頃の学生の疑問や勉学の上でのつまずきをよくご承知の先生方には，たいへん分かりやすく，そして興味がもてるように執筆していただきました．編者として厚くお礼申し上げます．

　栄養学を勉強する皆さんは生化学の栄養学における位置づけを考えながら，この「生化学」を使い，楽しんで勉強していただければ，編者として何よりの喜びです．

2016年9月吉日

編者　岡　純・田中　進

Visual栄養学テキストシリーズ
人体の構造と機能および疾病の成り立ちⅡ　生化学

目　次

1章　人体の構成
古市卓也・中野正貴　1

1　細胞，組織，器官 …………………………………………………………………………… 1
2　細胞を構成する要素 ………………………………………………………………………… 2
3　細胞同士の結合 ……………………………………………………………………………… 5
4　生体膜 ………………………………………………………………………………………… 5
5　細胞の増殖・分化 …………………………………………………………………………… 7
6　身体構成成分 ………………………………………………………………………………… 8

2章　アミノ酸・たんぱく質の構造と機能
藤見峰彦　10

1　アミノ酸 ……………………………………………………………………………………… 10
2　ペプチド ……………………………………………………………………………………… 13
3　たんぱく質 …………………………………………………………………………………… 14

3章　糖質の構造と機能
山田和彦　22

1　単　糖 ………………………………………………………………………………………… 22
2　オリゴ類 ……………………………………………………………………………………… 26
3　多糖類 ………………………………………………………………………………………… 27
4　複合糖質 ……………………………………………………………………………………… 30

4章　脂質の構造と機能
田中　進　32

1　脂肪酸 ………………………………………………………………………………………… 32
2　単純脂質 ……………………………………………………………………………………… 34
3　複合脂質 ……………………………………………………………………………………… 35
4　その他の脂質 ………………………………………………………………………………… 38

5章　核酸の構造と機能
矢内信昭　42

1　ヌクレオチド ………………………………………………………………………………… 42
2　DNAとRNA ………………………………………………………………………………… 44

6章　ビタミン
柴田克己　48

1　ビタミンの定義，種類，構造 ……………………………………………………………… 48
2　ビタミンの生理作用と欠乏症・過剰症 …………………………………………………… 51
3　脂溶性ビタミン ……………………………………………………………………………… 51
4　水溶性ビタミン ……………………………………………………………………………… 52

7章 ミネラル
梶田泰孝 56

1. 多量ミネラルの機能, 欠乏症・過剰症 ... 56
2. 微量ミネラルの機能, 欠乏症・過剰症 ... 59

8章 酵 素
倉橋優子 63

1. 酵素の分類と名称 ... 63
2. 酵素反応の特徴 ... 64
3. 酵素反応速度論 ... 68
4. 酵素活性の調節 ... 69

9章 ホルモン
土生敏行 73

1. 視床下部ホルモンと下垂体ホルモン ... 73
2. 下垂体前葉ホルモンとその下流のホルモン ... 75
3. その他のホルモン ... 78
4. ホルモンの作用機序 ... 80

10章 生体エネルギーと代謝
石原健吾 83

1. 独立栄養生物と従属栄養生物 ... 83
2. 代謝と異化・同化 ... 83
3. 栄養素の酸化とエネルギー ... 84
4. ATPの働き ... 84
5. ATPの構造と分解・再合成 ... 85
6. ATPの合成 ... 85
7. 脱共役たんぱく質 ... 87
8. 活性酸素とフリーラジカル, 抗酸化 ... 87

11章 アミノ酸・たんぱく質の代謝
吉野陽子 90

1. たんぱく質の分解 ... 90
2. アミノ酸の窒素の代謝 ... 92
3. アミノ酸の炭素骨格の代謝 ... 94
4. アミノ酸から合成される生体物質 ... 94
5. アミノ酸の代謝異常と疾病 ... 96
6. 分枝アミノ酸の代謝 ... 97

12章 糖質の代謝
桂田昭彦 99

1. 解糖系 ... 99
2. クエン酸回路 ... 103
3. ペントースリン酸回路とグルクロン酸経路 ... 107
4. グリコーゲンの合成・分解 ... 109
5. 糖新生 ... 110
6. 血糖の調節 ... 114
7. 糖質代謝の異常と疾病 ... 116

vii

13章 脂質の代謝
松尾道憲 119

1 脂質の輸送とリポたんぱく質 ……………………………………………………………… 119
2 脂肪酸の酸化 ……………………………………………………………………………… 121
3 脂肪酸の合成 ……………………………………………………………………………… 122
4 不飽和脂肪酸の合成とエイコサノイドの代謝 …………………………………………… 124
5 アシルグリセロール・リン脂質の代謝 …………………………………………………… 125
6 コレステロールの合成と代謝 ……………………………………………………………… 126
7 ステロイドホルモンの生成 ………………………………………………………………… 128
8 脂質代謝異常 ……………………………………………………………………………… 129

14章 ヌクレオチドの代謝
岡 純 131

1 プリンヌクレオチドの合成と分解 ………………………………………………………… 131
2 ピリミジンヌクレオチドの合成と分解 …………………………………………………… 132
3 痛風と代謝異常 …………………………………………………………………………… 133

15章 遺伝子発現とその制御
成田新一郎 135

1 DNAの複製と修復 ………………………………………………………………………… 135
2 転写と翻訳 ………………………………………………………………………………… 139
3 翻訳後修飾 ………………………………………………………………………………… 142
4 遺伝子発現の調節 ………………………………………………………………………… 144
5 先天性代謝異常症 ………………………………………………………………………… 146
6 遺伝子と栄養 ……………………………………………………………………………… 148
7 遺伝子操作・解析 ………………………………………………………………………… 150

16章 情報伝達の機構
大西淳之 155

1 細胞間情報伝達 …………………………………………………………………………… 155
2 内分泌系と神経系による調節 …………………………………………………………… 157
3 受容体による情報伝達 …………………………………………………………………… 158
4 細胞内シグナル伝達 ……………………………………………………………………… 162

索　引 ──────────────────────────────────── 166

●本書で用いられる主な略語

ACP	acyl carrier protein	アシルキャリヤーたんぱく質
ACTH	adrenocorticotropic hormone	副腎皮質刺激ホルモン
ADP	adenosine 5′-diphosphate	アデノシン5′-二リン酸
ALP	alkaline phosphatase	アルカリホスファターゼ
ALT	alanine aminotransferase	アラニンアミノトランスフェラーゼ
AMP	adenosine 5′-monophosphate	アデノシン5′-一リン酸, アデニル酸
ANP	atrial natriuretic peptide	心房性ナトリウム利尿ペプチド
AST	aspartate aminotransferase	アスパラギン酸アミノトランスフェラーゼ
ATP	adenosine 5′-triphosphate	アデノシン5′-三リン酸
cAMP	cyclic adenosine 3′, 5′-monophosphate	サイクリック（環状）アデノシン3′, 5′-一リン酸
CDP	cytidine 5′-diphosphate	シチジン5′-二リン酸
CRH	corticotropin-releasing hormone	副腎皮質刺激ホルモン放出ホルモン
CTP	cytidine 5′-triphosphate	シチジン5′-三リン酸
DHA	docosahexaenoic acid	ドコサヘキサエン酸
DNA	deoxyribonucleic acid	デオキシリボ核酸
EPA	eicosapentaenoic acid	エイコサペンタエン酸
FAD	flavin adenine dinucleotide	フラビンアデニンジヌクレオチド
FMN	flavin mononucleotide	フラビンモノヌクレオチド
FSH	follicle-stimulating hormone	卵胞刺激ホルモン
GABA	γ (gamma) -aminobutyric acid	γ-アミノ酪酸
GDP	guanosine 5′-diphosphate	グアノシン5′-二リン酸
GHRH	growth hormone-releasing hormone	成長ホルモン放出ホルモン
GIP	gastric inhibitory peptide	胃抑制ペプチド
GMP	guanosine 5′-monophosphate	グアノシン5′-一リン酸, グアニル酸
GnRH	gonadotropic hormone-releasing hormone	性腺刺激ホルモン放出ホルモン, ゴナドトロピン放出ホルモン
GPDH	glycerol-3-phosphate dehydrogenase	グリセロール-3-リン酸デヒドロゲナーゼ
GTP	guanosine 5′-triphosphate	グアノシン5′-三リン酸
HDL	high density lipoprotein	高密度リポたんぱく質
HGPRT	hypoxanthine-guanine phosphoribosyltransferase	ヒポキサンチン-グアニンホスホリボシルトランスフェラーゼ
HMG-CoA	hydroxymethylglutaryl-CoA	ヒドロキシメチルグルタリルCoA
IDL	intermediate density lipoprotein	中間密度リポたんぱく質
IGF	insulin-like growth factor	インスリン様成長因子
IMP	inosine 5′-monophosphate	イノシン5′-一リン酸, イノシン酸
LDH	lactate dehydrogenase	乳酸デヒドロゲナーゼ
LDL	low density lipoprotein	低密度リポたんぱく質
LH	luteinizing hormone	黄体形成ホルモン
MDH	malate dehydrogenase	リンゴ酸デヒドロゲナーゼ
mRNA	messenger ribonucleic acid	メッセンジャーRNA
NAD	nicotinamide adenine dinucleotide	ニコチンアミドアデニンジヌクレオチド
NADP	nicotinamide adenine dinucleotide phosphate	ニコチンアミドアデニンジヌクレオチドリン酸
NDP	nucleoside diphosphate	ヌクレオシド二リン酸
NMN	nicotinamide mononucleotide	ニコチンアミドモノヌクレオチド
NMP	nucleoside monophosphate	ヌクレオシド一リン酸
NTP	nucleoside triphosphate	ヌクレオシド三リン酸
PCR	polymerase chain reaction	ポリメラーゼ連鎖反応
PFK	phosphofructokinase	ホスホフルクトキナーゼ
PG	prostaglandin	プロスタグランジン
PGK	phosphoglycerate kinase	ホスホグリセリン酸キナーゼ
PIH	prolactin-inhibiting hormone	プロラクチン放出抑制ホルモン
PLP (PALP)	pyridoxal phosphate	ピリドキサールリン酸
PRH	prolactin-releasing hormone	プロラクチン放出ホルモン
PRPP	phosphoribosyl pyrophosphate	ホスホリボシルピロリン酸
PTH	parathyroid hormone	副甲状腺ホルモン
RNA	ribonucleic acid	リボ核酸
SNP	single nucleotide polymorphism	一塩基多型
SOD	superoxide dismutase	スーパーオキシドジスムターゼ
TPP	thiamine pyrophosphate	チアミン二リン酸
TRH	thyrotropin-releasing hormone	甲状腺刺激ホルモン放出ホルモン
TSH	thyroid-stimulating hormone	甲状腺刺激ホルモン
UCP	uncoupling protein	脱共役たんぱく質
UDP	uridine diphosphate	ウリジン二リン酸
UTP	uridine triphosphate	ウリジン三リン酸
VLDL	very low density lipoprotein	超低密度リポたんぱく質

Visual栄養学テキストシリーズ

人体の構造と機能および疾病の成り立ち II　生化学

シラバス

一般目標
- 人体の構造と機能および疾病の成り立ちを理解するうえで必要となる，生化学について学ぶ．
- 生化学は，生体内での様々な栄養素や生体成分の化学変化と，その調節機構を扱っており，人体の構成と，様々な生体成分の構造と機能，それらの代謝（分解・合成の連鎖的な化学反応）とその相互関係を説明できるようにする．

回数	学習主題	学習目標	学習項目	章
1	人体の構成	・細胞およびこれを構成する細胞小器官（オルガネラ）の構造と働きを理解する ・細胞小器官がもつ役割と，機能的なつながりを理解する ・臓器の姿・機能を保つ恒常性と，その崩壊によってがんが発生するしくみを理解する	・細胞，組織，器官 ・細胞膜，細胞小器官 ・細胞同士の結合 ・生体膜 ・細胞の増殖・分化 ・身体構成成分	1
2	アミノ酸・たんぱく質の構造と機能	・アミノ酸の基本構造と性質の関係を理解する ・アミノ酸同士の結合や相互作用について理解する ・たんぱく質の構造と機能の関係を理解する ・代表的なペプチドやたんぱく質について構造や分類，性質などを理解する	・アミノ酸，特殊アミノ酸 ・ペプチド結合，生理活性ペプチド ・たんぱく質，アミノ酸配列と高次構造 ・たんぱく質の性質と分類	2
3	糖質の構造と機能	・単糖類の種類とその誘導体の構造と機能について理解する ・二糖類と多糖類の構造と機能について理解する ・複合糖質の構造と機能について理解する	・単糖類，構造異性体，環状構造，誘導体 ・オリゴ糖，グリコシド結合 ・多糖類，ホモ多糖類，ヘテロ多糖類 ・複合糖質	3
4	脂質の構造と機能	・脂質の基本構造と種類について理解する ・脂質の分類（①単純脂質，②複合脂質，③誘導脂質）と機能について理解する ・脂質の生体内での3つの役割（①生体膜成分，②エネルギー源，③脂溶性シグナル分子）について理解する	・飽和脂肪酸，不飽和脂肪酸 ・単純脂質，複合脂質，リポたんぱく質 ・誘導脂質，脂肪酸，コレステロール ・ステロイドとステロール ・胆汁酸，ホルモン，ビタミン	4
5	核酸の構造と機能	・核酸を構成する五炭糖と塩基の化学構造を理解する ・DNAとRNAの構造を理解する ・細胞内の核酸の分布と構造とを理解する	・ヌクレオチド，環状ヌクレオチド ・DNAとRNA，クロマチンとたんぱく質	5
6	ビタミン	・脂溶性ビタミン，水溶性ビタミンの生理作用と欠乏症の発症機序を理解する ・ビタミンD_3とナイアシンの合成経路を理解する ・各種ビタミンの活性型への変換経路を理解する ・ビタミンが関与する代謝経路の概要を理解する ・ビタミンの異化代謝経路の概要を理解する	・ビタミンの定義，種類，構造 ・ビタミンの生理作用と欠乏症・過剰症 ・脂溶性ビタミン（ビタミンA，ビタミンD，ビタミンE，ビタミンK） ・水溶性ビタミン（ビタミンB_1，ビタミンB_2，ビタミンB_6，ビタミンB_{12}，ナイアシン，パントテン酸，葉酸，ビオチン，ビタミンC） ・ビタミンD_3の合成経路 ・ビタミンからみた代謝経路	6
	ミネラル	・主要ミネラルの生理機能を理解する ・ミネラルの欠乏症および過剰症を理解する ・他のミネラルとの相互作用について理解する	・多量ミネラル（Na, K, Cl, Ca, Mg, P）の機能と欠乏症・過剰症 ・微量ミネラル（Fe, Zn, Cu, Mn, I, Se, Cr, Mo）の機能と欠乏症・過剰症	7
7	酵素	・酵素の分類について理解する ・酵素のもつ特徴について理解する ・酵素反応速度論について理解する ・酵素活性の調節がどのように行われているかについて理解する	・酵素の分類と名称，特徴 ・酵素反応，基質特異性，反応特異性 ・補因子，アポ酵素，ホロ酵素，補酵素 ・アイソザイム，逸脱酵素 ・律速酵素，アロステリック酵素	8
8	ホルモン	・視床下部ホルモンと下垂体ホルモンを理解する ・下垂体前葉ホルモンとフィードバックシステムを理解する ・下垂体前葉ホルモンとその下流のホルモンを理解する ・内分泌系器官から分泌されるホルモンに関して理解する ・ホルモンの作用機序に関して理解する	・視床下部ホルモン，下垂体ホルモン，フィードバックシステム ・成長ホルモン，副腎皮質刺激ホルモン，副腎皮質ホルモン，甲状腺刺激ホルモン，甲状腺ホルモン，性腺刺激ホルモン，性ホルモン，副腎髄質ホルモン，副甲状腺ホルモン，膵臓ホルモン，消化管ホルモン	9

回数	学習主題	学習目標	学習項目	章
9	生体エネルギーと代謝	●ATP（アデノシン三リン酸）の役割を理解する ●エネルギー産生におけるミトコンドリアの役割を理解する ●酸化的リン酸化と基質レベルのリン酸化の違いを理解する ●脱共役たんぱく質とATP合成酵素の違いを理解する	●独立栄養生物と従属栄養生物 ●代謝と同化・異化 ●栄養素の酸化とエネルギー ●ATPの働き，構造，分解・再合成 ●酸化的リン酸化と基質レベルのリン酸化 ●脱共役たんぱく質，活性酸素とフリーラジカル，抗酸化酵素	10
	アミノ酸・たんぱく質の代謝	●食餌性たんぱく質の消化と吸収機序について理解する ●アミノ酸の代謝について理解する ●たんぱく質の修飾と分解経路を理解する	●食餌性たんぱく質の分解，体内たんぱく質の分解，アミノ酸プール ●アミノ酸の窒素の代謝 ●アミノ酸の炭素骨格の代謝 ●アミノ酸から合成される生体物質 ●アミノ酸の代謝異常と疾病 ●分枝アミノ酸の代謝	11
10	糖質の代謝（1）	●グルコースの分解・合成の過程と調節機構を理解する ●クエン酸回路の反応と還元当量の生成のしくみを理解する ●細胞質とミトコンドリア間の分子の移動を理解する ●ペントースリン酸回路の役割と解糖系とのつながりを理解する ●グリコーゲンの合成・分解経路とホルモンによる調節を理解する	●解糖系，グルコース以外の糖代謝 ●クエン酸回路，ミトコンドリア膜の輸送系 ●ペントースリン酸回路，グルクロン酸経路 ●グリコーゲンの合成・分解 ●糖新生経路，コリ回路，グルコース-アラニン経路	12
11	糖質の代謝（2）	●摂食・空腹時の血糖調節のしくみを理解する ●糖質の代謝異常とその成因について理解する	●血糖の調節，インスリンの作用，グルカゴンの作用 ●糖質代謝異常，糖尿病，ガラクトース血症，フルクトース尿症・不耐症，糖原病	
12	脂質の代謝	●リポたんぱく質の種類と特徴を理解する ●脂肪酸の合成と分解（β酸化）を理解する ●コレステロールの合成と胆汁酸，ステロイドホルモンへの代謝を理解する ●LDL-コレステロール，HDL-コレステロール，中性脂肪と脂質異常症の関係について理解する	●脂質の輸送とリポたんぱく質 ●脂肪酸の酸化・合成 ●不飽和脂肪酸の合成とエイコサノイドの代謝 ●アシルグリセロール・リン脂質の代謝 ●コレステロールの合成と代謝 ●ステロイドホルモンの生成 ●脂質代謝異常	13
	ヌクレオチドの代謝	●プリンヌクレオチドの合成と分解の過程を理解する ●ピリミジンヌクレオチドの合成と分解の過程を理解する ●痛風と代謝異常について理解する	●プリンヌクレオチドの合成と分解 ●ピリミジンヌクレオチドの合成と分解 ●痛風，尿酸の代謝	14
13	遺伝子発現とその制御（1）	●DNAの複製と修復の過程を理解する ●遺伝子発現の基本的原理とその調節機構を理解する ●遺伝子の異常とヒトの疾患との関係を理解する	●DNAの複製，修復，修復の異常 ●転写と翻訳，RNA，転写の開始，伸長と終結，mRNA，遺伝情報，翻訳機構，翻訳後修飾 ●遺伝子発現の調節，転写開始の調節，転写後調節	15
14	遺伝子発現とその制御（2）		●先天性代謝異常症，先天性アミノ酸代謝異常症，糖質代謝異常症，脂質代謝異常症，核酸代謝異常症，リソソーム代謝異常症，尿素回路異常症 ●遺伝子と栄養，遺伝子多型と栄養 ●遺伝子操作・解析，遺伝子組換え	
15	情報伝達の機構	●生体の恒常性（ホメオスタシス）を維持するために必要な細胞の適応力という観点から情報伝達をとらえる ●細胞外シグナル分子が脂溶性か水溶性かで分類し，それぞれに特異的な受容体の細胞内局在，構造の特徴，そして機能を理解する ●細胞外の環境情報（細胞外シグナル分子）に細胞が応答する経路を，情報の変換過程という観点で理解する ●血糖値の調節という観点から，インスリンによる情報伝達系と，グルカゴンおよびアドレナリンによる情報伝達系のしくみと作用を整理する	●細胞間情報伝達，細胞外シグナル分子，リガンド，オートクリン・シグナル伝達，パラクリン・シグナル伝達，エンドクリン・シグナル伝達 ●内分泌系と神経系による調節 ●受容体による情報伝達，細胞内受容体，細胞膜受容体 ●細胞内シグナル伝達，直接的・間接的シグナル伝達	16

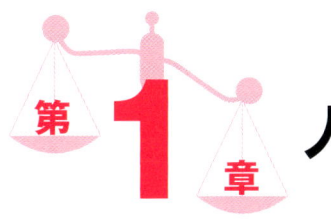

第1章 人体の構成

 学習目標
- 細胞およびこれを構成する細胞小器官（オルガネラ）の構造と働きを理解する
- 細胞小器官がもつ役割と，機能的なつながりを理解する
- 臓器の姿・機能を保つ恒常性と，その崩壊によってがんが発生するしくみを理解する

 要点整理
- ✓ 人体を構成する細胞は約60兆個であるが，すべてたった1個の受精卵が分裂を繰り返し，それぞれ形，大きさ，役割が異なる細胞に分化したものである．
- ✓ 最終的に分化した同種の細胞，さらに複数種の細胞が規則的に並ぶことで組織，器官が形成される．組織，器官を構成する細胞は，互いに協調して固有の働きを担っている．
- ✓ 人体を構成する細胞の結びつき方は，組織の役割によって異なる．結合した細胞間では，物質のやりとりも行われている．
- ✓ エネルギーの獲得，物質生産，生命の維持を最も効率良く行うため，細胞小器官はそれぞれ固有の働きをもつ．
- ✓ 人体を構成する細胞は一定の周期で置き換わっており，臓器の形や大きさは常に一定となるように制御されている．そのバランスが崩れ，細胞の変異と異常増殖がみられるのが，がん化である．

1 細胞，組織，器官

- 人体は約60兆個[*1]の細胞からできている．
- 人体にはさまざまな器官（心臓，肺，胃など）があり，多くの器官は複数の組織が組み合わされることで形成されている．
- 組織は，その役割によって上皮組織，支持組織，筋組織，神経組織の4種類に大別される．
- 組織を構成する細胞は，その役割に応じて大きさや形，そして性質が異なる．

上皮組織 （❶）

- 上皮組織は体の表面や管腔（呼吸器，消化管の内腔）をおおう＝外界と接する組織であるとともに，横隔膜のような体壁と内臓の境界や血管の内壁（内皮）にも使われている．
- 上皮組織の主な役割は，身体表面の保護，物質の吸収と分泌，そして刺激の感知（受容）である．細胞のすき間からの物質の出入りを制限するため，細胞は互いに密着している．

[*1] 実際に数えることはできないため，体重を平均的な細胞の重さで割った推計値である．最近の研究[1]において，実際には約37兆個である可能性が提唱された．23兆個もの差が生じた原因は，組織・器官を構成する細胞の大きさ，形，数を反映させて再計算したことによる．なお，全身を構成する細胞のおよそ2/3を，核をもたない赤血球が占めるとされる．

❶ 上皮組織：細胞の形と配列による分類

単層上皮	単層扁平上皮	血管，リンパ管（内皮），肺胞
	単層立方上皮	尿細管上皮
	単層円柱上皮	消化管（胃〜大腸）の粘膜上皮
重層上皮	重層扁平上皮	皮膚，口腔〜食道，腟の粘膜上皮
	重層円柱上皮	結膜上皮
	移行上皮	尿路系の粘膜上皮
多列上皮	多列線毛上皮	気道（鼻腔〜気管・気管支），精管の粘膜上皮

- 上皮組織の直下には基底膜があり，基底膜を挟んで結合組織と密着している．
- 上皮組織は細胞の配列によって単層上皮，多列上皮（多列線毛上皮），重層上皮に中分類される．
- 多列線毛上皮は，気管や鼻腔などの呼吸器系と精管の上皮に存在する．
- 単層上皮，重層上皮はそれぞれ上皮細胞の形によって小分類される．
- 単層上皮は栄養素の取り込みや老廃物の排出など物質の出入りが活発な部位に使われている．
- 上皮細胞が厚い層を成している重層上皮は物質の出入りを大きく制限する，外界と接する部位に使われている．

支持組織
- 支持組織は，細胞外基質とその中に散在する細胞から成る．
- 細胞外基質には膠原線維と弾性線維の2つがあり，それぞれコラーゲンとエラスチンからできている．
- 膠原線維は腱，靱帯，骨などに多く含まれており，伸びにくく引っ張りに強い．
- 弾性線維は肺や動脈，軟骨に多く含まれており，ゴムのように伸縮性に富む．
- 支持組織は，からだを支えて形を保つ組織であり，骨組織，軟骨組織，結合組織に分類される．
- 骨組織は骨芽細胞による骨形成，破骨細胞による骨吸収が繰り返されることで，常に新陳代謝している．骨形成，骨吸収はホルモンによって調節されている．
- 軟骨組織は基質に膠原線維やムコ多糖を含み，弾力のあるゲル状の組織である．
- 結合組織は他の組織同士をつなぎ合わせる組織であり，線維芽細胞，脂肪細胞，肥満細胞など，生理的にも重要な役割を担う細胞が含まれている．

筋組織
- 筋組織は，横紋筋と平滑筋に大別される．
- 横紋筋には骨格筋と心筋があり，意思によって動かせる骨格筋は随意筋，動かせない心筋は不随意筋と呼ばれる．
- 平滑筋は消化管や血管の収縮を担っており，心筋と同じく不随意筋である．
- 随意筋の運動は体性神経，不随意筋の運動は自律神経によって制御されており，不随意筋には疲れにくいという特性がある．
- 他の筋組織と異なり，心筋には再生能力がない．

神経組織
- 神経組織は，中枢神経系と末梢神経系から構成される．
- 中枢神経系は脳と脊髄であり，からだの運動，恒常性の維持，記憶や思考をつかさどる．
- 末梢神経系とは，脳からの指令を器官や組織に伝達する，または器官や組織が受けた刺激などを脳に伝達する神経系である．
- 神経組織は，神経細胞（ニューロン）と支持細胞によって構成されている．
- 神経細胞（ニューロン）は細胞体の周囲に生えた樹状突起において刺激を受容する．刺激は，長く伸びた神経線維を通じ，電気信号として脳や筋肉へ伝達される．
- 支持細胞は，絶縁体として働く髄鞘を形成するほか，神経細胞への栄養の供給や代謝を担っている．
- ニューロン間の接合部であるシナプスでは，アセチルコリンなどの神経伝達物質を使って刺激を次のニューロンに伝達する．

2　細胞を構成する要素（）

- 細胞は細胞膜によって包まれており，細胞質ゾルで満たされたその内部には，さまざまな細胞小器官（オルガネラ）が存在している．

【用語解説】
コラーゲン：3本の細長いたんぱく質が綱状に組み合わされたたんぱく質であり，合成にはビタミンCが必要である．ビタミンCが欠乏すると正常なコラーゲンを作ることができず，壊血病が起こりやすくなる．

豆知識
壊血病：大航海時代の船員たちの命を奪う，最も深刻な疾病の一つであった．18世紀末，クック船長は食事の重要性に着目し，船員たちにザワークラウト（乳酸菌発酵によるキャベツの漬物）や柑橘類を摂取させることで，壊血病による死者を出さずに世界周航を成し遂げた．

末梢神経系は，12対の脳神経と31対の脊髄神経によって構成される

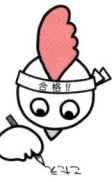

2　細胞を構成する要素

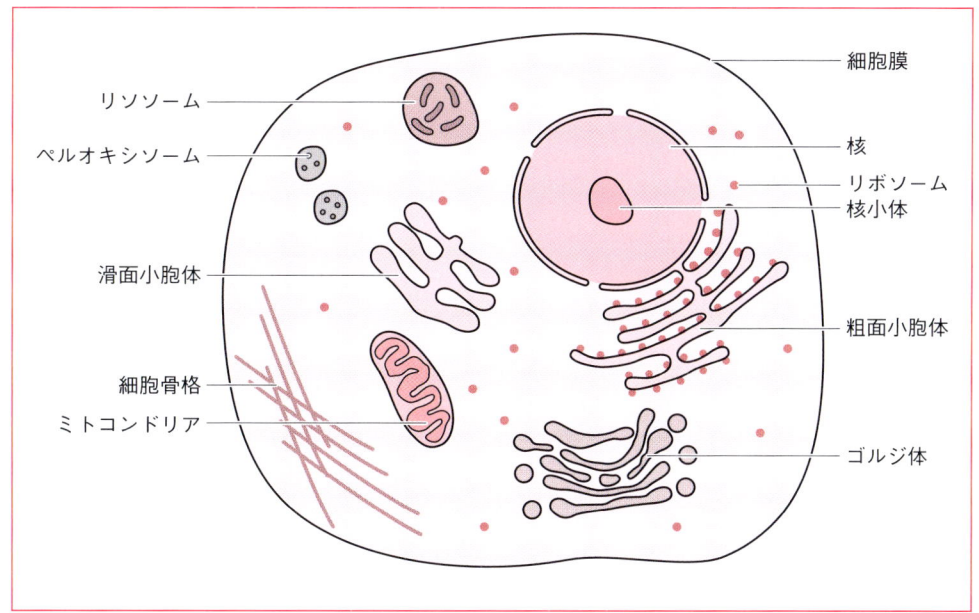

❷ 細胞を構成する要素

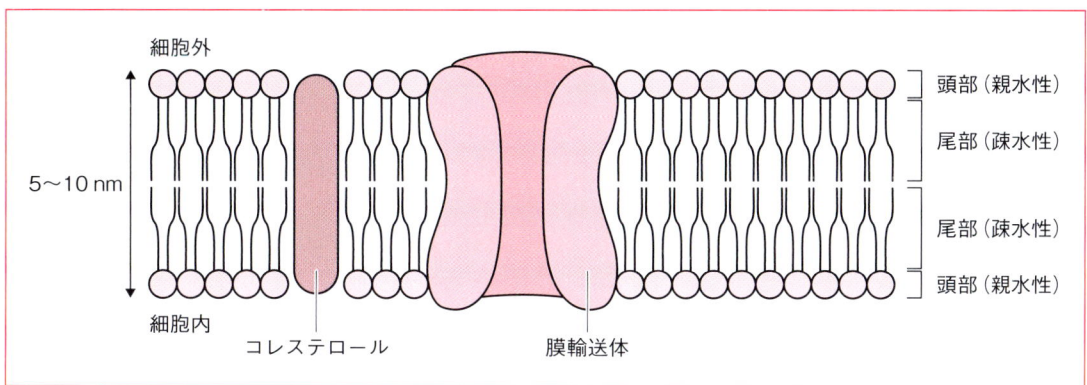

❸ 細胞膜

- 細胞では，栄養素からエネルギーを取り出す過程（＝代謝）を最も効率良く，かつ安全に行うために，さまざまな工夫がなされている．
- 細胞小器官はたんぱく質の合成，糖や脂質からのエネルギー獲得など，どれも欠くことのできない，それぞれ固有の働きをもっている．

細胞膜（❸）

- 細胞膜は，細胞内外での物質の出入りを制限する"仕切り"として働く．
- 細胞膜は主にリン脂質でできた二重層によって形成されており，そこにはさまざまなたんぱく質やコレステロールが埋め込まれている．
- 細胞膜に埋め込まれたたんぱく質には，特定の物質を輸送する膜輸送たんぱく質，細胞同士をくっつける接着分子，細胞外からの刺激を感知するセンサー分子などが存在する．
- それぞれの細胞小器官も細胞膜と同様の膜によって包まれており，これらを総称して生体膜と呼ぶ[*2]．

核

- ほとんどの細胞は，それぞれ1個の核をもつ．ただし成熟赤血球では核が取り除かれており，骨格筋細胞やがん細胞などでは多くの核をもつ．
- 核は二重の核膜でおおわれており，染色質（クロマチン）と核小体が封入されている．
- 染色質には遺伝情報（遺伝子）が保存されており，細胞分裂の際にはその保護のため，コンパクトな染色体へとその姿を変える．
- 核小体ではRNA（リボ核酸）の合成が行われる．

[*2] 本章「4 生体膜」(p.5)を参照．

- 核酸合成の基質や遺伝子発現の調節を行う物質の出入り，そしてmRNA（メッセンジャーRNA）の搬出のため，核膜にはたくさんの孔（核膜孔）が開いている．

リボソーム，小胞体

- リボソームは，たんぱく質の合成（遺伝情報の翻訳）を行う．
- 小胞体は核膜から連続して広く発達している．
- リボソームの大半は小胞体の表面に付着しており，たくさんのリボソームが付着した小胞体を粗面小胞体という．粗面小胞体では，細胞外に分泌するたんぱく質や他の細胞小器官に取り込まれて使われるたんぱく質の合成が行われる．
- 粗面小胞体との対比として，表面にリボソームが付着していない小胞体を滑面小胞体という．滑面小胞体ではステロイドホルモンや脂質の合成，有害物質の無毒化反応などが行われる．

ゴルジ体

- ゴルジ体（ゴルジ装置）は粗面小胞体の近くに存在し，翻訳後修飾を行う．
- 翻訳後修飾では，主に粗面小胞体で合成されたたんぱく質に糖や脂質を付加する[*3]ことで糖たんぱく質やリポたんぱく質を合成する．

リソソーム

- リソソームでは，不要になったたんぱく質や食作用で取り込んだ物質など，老廃物と異物の分解が行われる．
- たんぱく質分解酵素（プロテアーゼ），脱リン酸酵素，RNA分解酵素などの加水分解酵素を多く含み，たんぱく質の分解に有利なように，内部は酸性である．
- 食細胞が貪食によって取り込んだ異物の分解や，細胞が飢餓状態になったときのたんぱく質分解（オートファジー）にも関与する．

ペルオキシソーム

- 直径0.5～1.5 μmの非常に小さな膜小胞体であり，数百～数千個が細胞質中に存在する．
- 酸化酵素（ペルオキシダーゼ）を多く含み，さまざまな酸化反応を行う．
- 酸化反応によって生じた過酸化水素は，内在するペルオキシダーゼによって分解される．

ミトコンドリア

- 二重の膜で包まれており，外膜と内膜の間のすき間を膜間腔，内膜の内側をマトリックスという．
- 自分自身を構成するたんぱく質をつくるためのDNAをもち，ミトコンドリアDNAは母性遺伝[*4]である．
- エネルギー通貨であるATP（アデノシン三リン酸）の大半は，内膜上で行われる酸化的リン酸化[*5]によって合成される．
- マトリックスでは，TCA回路[*6]やβ酸化[*7]による代謝が行われる．
- アミノ酸の代謝によって生じるアンモニアは細胞にとって有害であるため，その生成と処理の隔離した場として使われる（尿素回路[*8]）．

細胞骨格

- 細胞内部には，たんぱく質でできた3種類の線維（ミクロフィラメント，微小管，中間径フィラメント）が張りめぐらされており，細胞の形を支えている．
- ミクロフィラメントを構成するのは，筋肉の主要たんぱく質として知られるアクチンであり，細胞運動においても主要な役割を果たす．
- 微小管を構成するのはチューブリンであり，細胞内での物質輸送を行う際のレールとしての役割も担っている．
- 中間径フィラメントは上記2つの中間の太さをもつ線維状構造体であり，構成するたんぱく質は生物種，細胞種によって変化に富んでいる．

小胞体には粗面小胞体と滑面小胞体があるんだ！

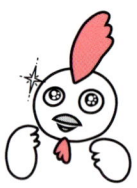

[*3] 糖や脂質の付加は，そのたんぱく質が与えられた固有の働きを示すうえで必要不可欠である．

豆知識

加熱調理や胃酸の分泌は，たんぱく質の消化効率を向上させる．これは，熱や酸がたんぱく質の立体構造を変化させる（変性する）ことで，その働きを失わせる（失活する）だけでなく，プロテアーゼによる分解を進みやすくするためである．

● MEMO ●
ミトコンドリアや植物の葉緑体（プラスチド）は，好気的原核生物の一種が真核細胞に取り込まれ，細胞小器官になったとする説（細胞共生説）が有力である．

[*4] 母親（卵）由来のミトコンドリアだけが次世代に受け継がれる．父親（精子）由来のミトコンドリアの遺伝は，オートファジーなどのしくみを使って阻止されている．

[*5] 第10章「6 ATPの合成」（p.85）を参照．

[*6] 第12章「2 クエン酸回路」（p.103）を参照．

[*7] 第13章「2 脂肪酸の酸化」（p.121）を参照．

[*8] 第11章「2 アミノ酸の窒素の代謝」（p.92）を参照．

3　細胞同士の結合

- 細胞同士の結合は，細胞膜上のたんぱく質を用いて行われており，その違いによってお互いを正しく認識している．
- 細胞間結合にはその目的に応じて，固定結合，密着結合，ギャップ結合の3つがある．

接着分子と固定結合

- 固定結合には接着結合，デスモソーム，ヘミデスモソームがある．
- カドヘリンは，細胞同士が互いに接着するためのたんぱく質であり，その一部は細胞膜を貫通して細胞外に飛び出している．
- カドヘリンのアミノ酸配列は細胞種によってそれぞれ異なっており，同種の細胞を認識して互いに結合する際に主要な役割を果たしている．
- カドヘリン同士の結合により，接着結合が形成される．
- 接着結合の形成には，カルシウムイオン（Ca^{2+}）が必要である．
- カドヘリンの細胞質側は，カテニンなどのたんぱく質を介してアクチンフィラメント（細胞骨格）と結合している．
- 細胞と細胞外基質との結合ではカドヘリンに代わって，インテグリンという膜貫通たんぱく質が使われており，同様にいくつかのたんぱく質を介してアクチンフィラメント（細胞骨格）と結合している．
- アクチンフィラメントの代わりに中間径フィラメントが使われているものをデスモソームと呼び，デスモソームは細胞外基質との結合にも使われている．

密着結合

- 隣接する細胞膜を密着させることで細胞間のすき間をなくして物質の出入りを制限する結合であり，外界と接する上皮細胞で多くみられる．
- 密着結合の形成には，クローディンなどのたんぱく質が用いられている．
- 接着結合と異なり，細胞骨格とは接続していない．

ギャップ結合

- ギャップ結合[*9]では，コネクソンというたんぱく質を使い，細胞間をつなぐ孔が形成される．
- イオンや低分子はこの孔を使って細胞間を移動することができるが，孔の開閉はCa^{2+}によって調節されている．

●MEMO●
デスモソームは細胞膜を挟んで一対になっている．細胞外基質との結合では，"半分"の姿となるため，ヘミデスモソームと呼ばれる．

[*9] ギャップ結合については，第16章の❸（p.156）を参照．

4　生体膜（❸）

生体膜の成分と構造

- 生体膜を構成する脂質は主にリン脂質であるが，糖脂質，コレステロールも含まれる．
- リン脂質・糖脂質は，リン酸や糖と結合した複合脂質であり，親水性の頭部と疎水性の尾部をもつ．
- リン脂質・糖脂質は，尾部を向かい合わせにしてシート状に並ぶことで，物質を通さない二重層を形成している．
- 細胞膜に埋め込まれたコレステロールは強い疎水性をもち，リン脂質の尾部を引きつけることで細胞膜の構造を強固にする．
- リン脂質には，グリセロリン脂質とスフィンゴリン脂質の2つがある．
- グリセロリン脂質の基本構造はグリセロールと脂肪酸から成り，スフィンゴリン脂質の基本構造はスフィンゴシンと脂肪酸から成る．
- グリセロリン脂質では尾部に折れ曲がったシス不飽和脂肪酸が用いられており，高い流動性を示す．
- スフィンゴリン脂質の尾部はいずれもまっすぐな炭化水素鎖であるので流動性が低いが，その代わりに絶縁性が高いので神経鞘などに多く用いられている．

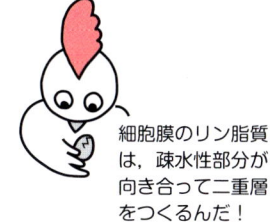

細胞膜のリン脂質は，疎水性部分が向き合って二重層をつくるんだ！

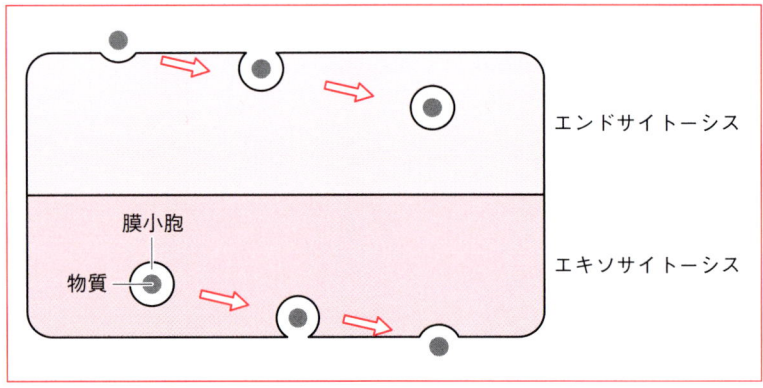

❹ 生体膜を介した物質の輸送

- リン脂質に含まれる脂肪酸の一部は，必要に応じて生理活性物質の原料としても使われる．

生体膜を介した物質の輸送（❸，❹）

- 生体膜を介した物質の輸送には，主に膜輸送たんぱく質を使う場合と，膜小胞を使う場合の2通りがある．
- 酸素などいくつかの小さな分子は例外的に，リン脂質の二重層を直接透過することができる．
- 膜輸送たんぱく質を使う場合において，細胞内外での濃度差に従った物質の輸送を受動輸送といい，逆らった（駆動エネルギーを必要とする）輸送を能動輸送という．
- 膜輸送たんぱく質にはチャネル，輸送体（トランスポーター），ポンプがあり，それぞれ特定の分子が通過するための孔（ポア）を形成している．
- チャネルの孔は通常閉じているが，生理活性物質などの刺激によって活性化されると開き，イオンなどを決まった方向に透過する．
- 輸送体のうち，ある物質の移動によって得られるエネルギーを利用して第二の物質を輸送するものを共役輸送体という．
- 共役輸送体が行う輸送のうち，2つの物質を同じ方向に運ぶことをシンポート，反対方向に運ぶことをアンチポートといい，いずれも第二の物質を輸送することを目的とした，能動輸送である．
- ポンプではATPを分解することによって得られるエネルギーを利用して，能動輸送を行う．
- ミトコンドリア内膜に存在するATP合成酵素は，膜間腔に高濃度で存在する水素イオン（H^+）の濃度差に依存したマトリックスへの流入を利用し，水力発電のようにATPを合成する．
- 細胞膜の一部が貫入して膜小胞となり，細胞内に物質を取り込むことをエンドサイトーシスという（❹）．
- エンドサイトーシスとは逆に，細胞内の膜小胞を細胞膜と融合させることでホルモン・酵素などを放出することを，エキソサイトーシスという（❹）．
- 膜小胞を使った輸送は，粗面小胞体からゴルジ体へのたんぱく質運搬においても中心的な役割を果たしている．

浸透圧とその制御

- イオンや糖などの溶質が溶け込んだ水溶液は，これらの濃度を薄めるために水を吸収しようとする力，すなわち浸透圧をもつ．
- 浸透圧は，溶質の濃度によって決まる．
- 細胞内外での溶質濃度の差は浸透圧の差となり，浸透圧が高い側への水の移動を促進する．

●MEMO●
ナトリウム-カリウムポンプ，カルシウムポンプの働きによって，細胞内部のナトリウムイオン（Na^+）・カルシウムイオン（Ca^{2+}）の濃度は非常に低く，代償的にカリウムイオン（K^+）の濃度は高く保たれている．生体膜を介したイオン濃度の差は，起電力により電位差を生じる．イオンチャネルの開孔によってその状態が崩れることで生じる活動電位は，神経の情報伝達において重要な役割を果たしている．

●MEMO●
血液中に最も多く含まれるたんぱく質であるアルブミンは，30 mmHg程度のコロイド浸透圧を生じる．心拍による与圧のない静脈血に対して組織からの水や老廃物が効率よく流れ込むのは，アルブミンのコロイド浸透圧によるものである．

5 細胞の増殖・分化

細胞周期

- 細胞は遺伝情報を正確に複製し，染色体と細胞小器官を2つの娘細胞に均等に分けることで増殖する．
- 遺伝情報の複製と細胞分裂を行う一連の過程を細胞周期と呼び，細胞周期はG_1期，S期，G_2期，M期の順に繰り返される．
- Gとはgap（合い間）の頭文字であり，G_1期にはDNA合成の準備，G_2期には細胞分裂の準備が行われる．
- Sとはsynthesis（合成）の頭文字であり，S期にはDNA合成，すなわち遺伝情報の複製が行われる．
- Mとはmitosis（有糸分裂）の頭文字であり，M期には細胞分裂が行われる．M期にはダイナミックな形態変化がみられ，その様子からさらに前期，中期，後期，終期，細胞質分裂に分けられる．
- 前期には染色質（クロマチン）が凝縮して染色体が形成されるとともに，紡錘体の形成が始まる．
- 中期には核膜が消失し，染色体が赤道面（細胞分裂が起こる位置）に移動する．
- 後期には染色分体（体細胞1個分の染色体）がそれぞれの極に向かって移動する．
- 終期には，分離を終えた染色分体が脱凝縮して染色質に戻るとともに，核膜が形成される．終期にはさらに細胞質分裂のための収縮環が形成され，赤道面にくびれが生じ始める．
- 収縮環によってくびれが深くなり，最終的に切れて2つの娘細胞ができるのが細胞質分裂である．
- 細胞周期から離れて分裂を停止している状態を，G_0期という．

細胞の分化

- 人体を構成するすべての細胞は，たった1個の受精卵が分裂を繰り返し，それぞれ形，大きさ，役割が異なる細胞に分化したものである．
- 細胞はいくつかの段階を経て分化し，分化を重ねるごとに将来なることのできる細胞種は限定される．
- 哺乳類において，分化した細胞は前段階の細胞に戻る（脱分化する）ことはできない[*10]．
- 受精卵は細胞分裂を繰り返し，胚盤胞を経て胚となり，内部の細胞（胚葉）は外胚葉，中胚葉，内胚葉に分化する．
- 外胚葉は皮膚・神経・眼などに，中胚葉は心臓・血管・骨・結合組織などに，内胚葉は消化器系などの臓器にそれぞれ分化する．
- 分化した細胞では，その運命とは異なる器官・組織となるために必要な遺伝子はメチル化されて働かなくなる．
- 分化が進んでいくに従って働かなくなる遺伝子が多くなり，その細胞の運命が限定されていく．
- 最終的に分化を終えた体細胞は，前段階に戻ることも，異なる細胞種になることもできない．
- 骨髄に存在する造血幹細胞は分裂を繰り返し，赤血球からリンパ球までさまざまな血球に分化する多分化能をもっている．

 豆知識
パン酵母など，ある種の微生物では母細胞から小さな娘細胞が出芽し，母細胞と同じ大きさまで育ったところで分裂する．また，植物細胞の分裂では赤道面にくびれは生じず，細胞板が形成されることで2つの娘細胞が分離される．

● MEMO ●
脳の神経細胞や心筋細胞は，脳や心臓ができあがったあとはG_0期に入り，ほとんど分裂しない．成人の姿が一定であるのは，細胞分裂のONとOFFを切り替えるしくみがあることによる．生体肝移植において肝臓の一部を切除するとさかんに分裂して再生するのは，G_0期にあった肝細胞がG_1期を入り口にして細胞周期に復帰するため，そして肝臓の大きさや形が遺伝情報として記録されているためである．

[*10] 挿し芽の例が示すように，多くの植物の細胞では一定の条件を満たすことで脱分化，再分化が可能である．

● MEMO ●
胚の外側の細胞は，胎児に栄養を供給する胎盤となる．胚盤胞内部の細胞からつくられるES細胞（胚性幹細胞）において，胎盤をつくることができないのは胎盤を形成するための遺伝子が抑制されているためである．

 豆知識
iPS細胞では組換え技術を用い，皮膚などの分化した細胞に多分化能の維持に必要な4つの遺伝子を発現させることで，脱分化（リプログラミング）が行われる．

❺ がん関連遺伝子

がん原遺伝子	EGF	細胞増殖因子
	erbB	細胞増殖因子受容体
	ras	細胞増殖シグナル（最初に見つかったがん関連遺伝子）
	myc	転写因子
がん抑制遺伝子	p53	異常細胞のアポトーシス誘導，細胞増殖抑制（がん患者の50％で変異が認められる）
	Rb	細胞周期の調節
	MLH1	DNAの修復．変異型 → リンチ症候群原因遺伝子
	BRCA1	DNAの修復．変異型 → 家族性乳がん原因遺伝子

- 精子を生産する精原細胞は，精子のみに分化する単分化能をもっている．
- 赤血球は分化の過程で核およびミトコンドリアが取り除かれる．
- 血小板も核をもたないが，ミトコンドリアは保持されている．

がん細胞

- 紫外線，放射線などの環境ストレス，喫煙などによる発がん化学物質の取り込みは，体細胞でのDNAの損傷を引き起こす．
- 日常生活においてDNAの損傷は常に起きているが，通常はDNAの修復やアポトーシスによる異常細胞の除去が行われている．
- がんは，体細胞の遺伝子に変異が積み重なることで起こる後天的な遺伝子疾患である．
- がん関連遺伝子には，がん原遺伝子と，がん抑制遺伝子の2種類が存在する（❺）．
- がん原遺伝子の大半は細胞増殖を制御する遺伝子であり，変異によってこれらが常に発現し，活性化することで，細胞増殖が続く状態（＝がん細胞）となる．
- がん細胞が分裂を繰り返すことでがんを生じると，組織や器官の形，そしてその機能に異常をきたす．
- がん抑制遺伝子は主にDNAの修復やアポトーシスによる異常細胞の除去を行う遺伝子であり，変異によってその働きが失われるとがん細胞が生じやすくなる．
- がん原遺伝子，がん抑制遺伝子の遺伝子多型により，がん発生率の高い家系が存在する．
- 家族性腫瘍の一部ではがん抑制遺伝子の変異が認められるが，発がんのリスクは飲酒・喫煙などの生活習慣の改善によって低減することができる．
- がん細胞が血管やリンパ管内に侵入し，その流れに沿ってたどり着いた他の組織で新たに増殖することを，転移という．
- 血管を通じた転移は，肺と肝臓で起こりやすい．

6　身体構成成分

- 成人において体重の約60％は水であり，そのうち2/3（体重の約40％）は細胞内液，1/3（体重の約20％）は細胞外液に分布している（❻）．
- 細胞外液の1/3は血液，2/3は組織液として分布している．
- 体重の約18％がたんぱく質，約15％が脂質であり，残りの約7％が無機質である．
- 人体を構成する元素は，水を構成する水素・酸素が最も多く，体重に占める割合は酸素が最も多い．
- 糖質，脂質には炭素，水素，酸素が含まれ，たんぱく質にはこれらに加えて窒素が含まれており，これら4つの元素で体重の96％以上を占めている．
- カルシウム，ナトリウム，カリウム，リン，鉄などのミネラルは，すべて合わせても体重の4％にも満たないが，それぞれ欠かすことができない重要な役割を担っている．

●MEMO●
赤血球はミトコンドリアをもたないためにTCA回路，電子伝達系を有さない．嫌気的呼吸（解糖系のみのエネルギー生産）により，グルコースからATPと乳酸を得ている．

 豆知識
糖質は人体の最も主要なエネルギー源であるが，肝臓，筋肉においてグリコーゲンとしてわずかに貯蔵されるにすぎない．過剰に摂取された糖質は脂質に変換されて貯蔵されるので，肥満の人では体重に占める脂質の割合が高くなる．

6 身体構成成分

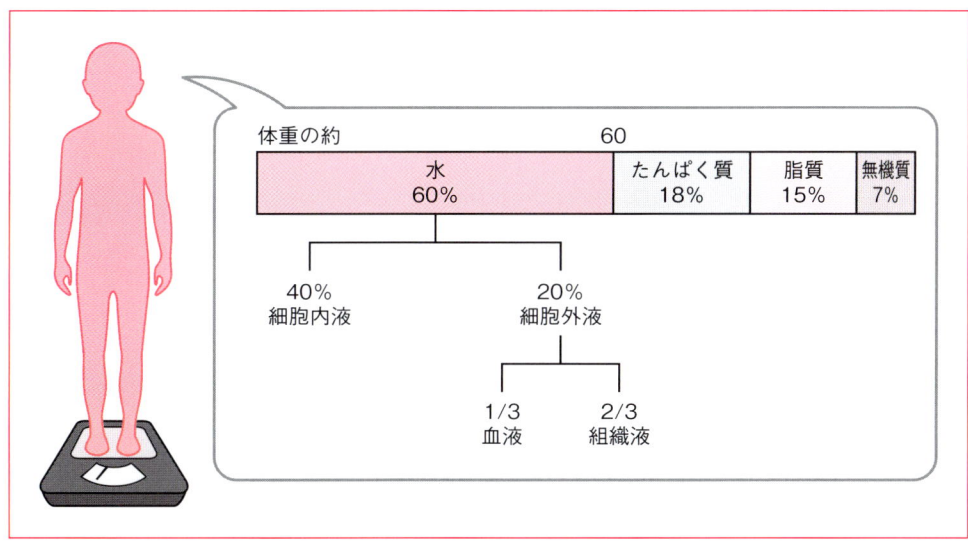

❻ 成人の全体重に占める構成成分の割合

●MEMO●
全体重に水が占める割合は，赤ちゃんでは75％であるが年齢とともに低下し，老人では50％となる．これは，加齢によって体脂肪率が次第に上昇するためである．

引用文献
1) Bianconi E, et al. An estimation of the number of cells in the human body. Ann Hum Biol 2013 ; 40 : 463-71.

参考文献
・鈴木紘一編．生化学，第2版．東京化学同人；2007.
・遠藤克己，三輪一智．生化学ガイドブック，改訂第3版増補．南江堂；2006.

カコモンに挑戦!!

◆ 第27回-21
ヒトの細胞小器官に関する記述である．正しいのはどれか．1つ選べ．
(1) リソソームでは，グリコーゲンの合成が行われる．
(2) 滑面小胞体では，遺伝情報の転写が行われる．
(3) 粗面小胞体では，たんぱく質の合成が行われる．
(4) ゴルジ体では，ATPの合成が行われる．
(5) ミトコンドリアでは，糖新生が行われる．

◆ 第34回-17
器官・組織とその内腔を被う上皮細胞の組合せである．最も適当なのはどれか．1つ選べ．
(1) 食道 ────── 移行上皮
(2) 胃 ──────── 重層扁平上皮
(3) 小腸 ─────── 線毛上皮
(4) 血管 ─────── 単層扁平上皮
(5) 肺胞 ─────── 円柱上皮

解答&解説

◆ 第27回-21 正解（3）
解説：正文を提示し，解説とする．
(1) リソソームでは，異物や不要物の消化・分解が行われる．
(2) 滑面小胞体では，ステロイドホルモンや脂質の合成が行われる．
(3) 粗面小胞体では，たんぱく質の合成が行われる．
(4) ゴルジ体では，たんぱく質の翻訳後修飾が行われる．
(5) ミトコンドリアでは，ATPの合成が行われる．

◆ 第34回-17 正解（4）
解説：正しい組合せを提示し，解説とする．
(1) 食道 ── 重層扁平上皮
(2) 胃 ── 単層円柱上皮
(3) 小腸 ── 単層円柱上皮
(4) 血管 ── 単層扁平上皮
(5) 肺胞 ── 単層扁平上皮

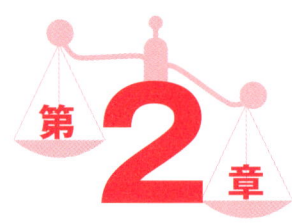

第2章 アミノ酸・たんぱく質の構造と機能

- アミノ酸の基本構造と性質の関係を理解する
- アミノ酸同士の結合や相互作用について理解する
- たんぱく質の構造と機能の関係を理解する
- 代表的なペプチドやたんぱく質について構造や分類，性質などを理解する

- ✓ アミノ酸は1分子内に塩基性官能基であるアミノ基（$-NH_2$）と酸性官能基であるカルボキシ基（$-COOH$）を両方もつ両性化合物である．
- ✓ アミノ酸はペプチドやたんぱく質の成分となるだけでなく，さまざまな生理活性物質の原料（出発物質）となる．
- ✓ アミノ酸同士がアミノ基-カルボキシ基間で脱水縮合によりアミド基を形成して結合したものをペプチド結合と呼ぶ．
- ✓ ペプチドやたんぱく質では，構成するアミノ酸の骨格や側鎖の構造により分子間や分子内で引力が生じ，固有の立体構造と機能を示す．
- ✓ ペプチドやたんぱく質には多くの種類があり，それぞれが生理的に重要な役割を担っている．

1 アミノ酸*1

アミノ酸の基本構造

- 1分子中の炭素原子にアミノ基とカルボキシ基が結合した化合物をアミノ酸と呼ぶ（❶）．
- アミノ基の代わりに第二級アミン（$-NH-$）をもつイミノ酸もアミノ酸に含まれる．
- カルボキシ基が結合した炭素を基準（α位）に，その隣をβ，その次をγとしてアミノ酸骨格構造中の炭素原子を区別する．α-炭素にアミノ基が結合したアミノ酸をα-アミノ酸と呼ぶ．同様にγ-炭素にアミノ基が結合した分子はγ-アミノ酸である（❷）．
- たんぱく質を構成しているアミノ酸はすべてα-アミノ酸である．α-アミノ酸の基本

*1 アミノ酸の代謝については，第11章「アミノ酸・たんぱく質の代謝」（p.90）を参照．

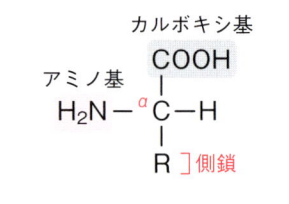

❶ α-アミノ酸の一般構造
Rは側鎖を表し，側鎖の種類により20種の標準アミノ酸ができる．カルボキシ基（$-COOH$）に結合した最初の炭素の位置をαとする（α-炭素）．α-炭素にアミノ基（$-NH_2$）が結合したアミノ酸をα-アミノ酸という．

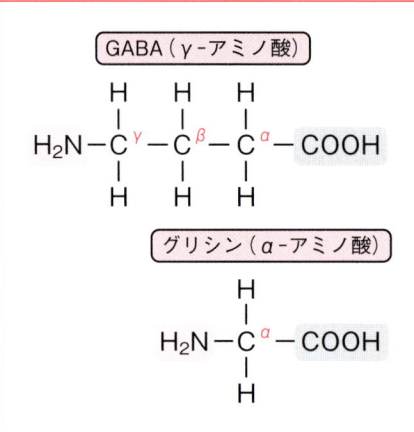

❷ アミノ酸の構造
GABA（γ-アミノ酸）とグリシン（α-アミノ酸）の構造比較．

 豆知識

チョコレートなどに含まれ，特定保健用食品の関与成分などとしても注目されているGABAとはγ（gamma）-amino butyric acid（γ-アミノ酪酸）の略で，γ-アミノ酸の神経伝達物質である．中枢神経系に多量に存在する抑制性神経伝達物質で，L-グルタミン酸から生合成される特殊アミノ酸である．
$NH_2-CH_2CH_2CH_2COOH$

GABAは，トマトやじゃがいも，ナスなどの野菜や，みかんやぶどうなどのフルーツに多く含まれているんだ！

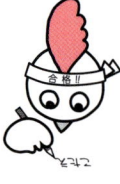

10

1 アミノ酸

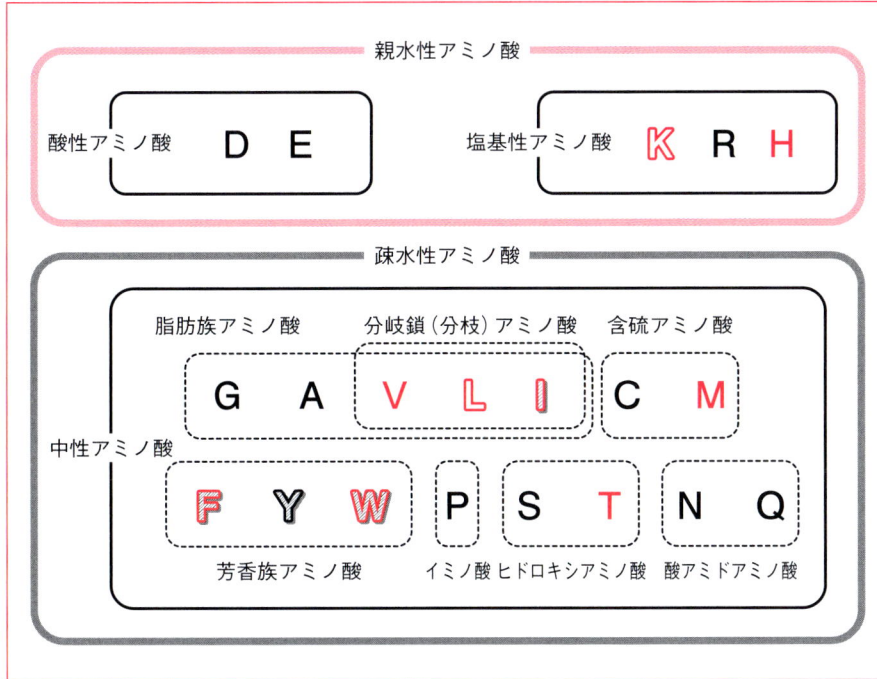

❸ **たんぱく質を構成するアミノ酸（標準アミノ酸）の分類**
赤字：必須アミノ酸，黒字：非必須（可欠）アミノ酸，袋文字：ケト原性アミノ酸，斜線袋文字：糖原性・ケト原性両方を示すアミノ酸，袋文字でないもの：糖原性アミノ酸．
この図では標準アミノ酸をまず親水性，疎水性により大きく2群に大別した．親水性のアミノ酸は側鎖の生理的pHにおける荷電状態により酸性，塩基性に分類できる．疎水性アミノ酸は中性アミノ酸で，さらに側鎖の構造により細かく分類できる．以上は化学的な分類である．生体要求性や代謝経路による生化学的な分類は，文字表記（❹参照）の色や書式で表現した．

❹ **標準アミノ酸の種類と略記**

アミノ酸の種類	略記 3文字	略記 1文字
アラニン	Ala	A
グリシン	Gly	G
バリン	**Val**	**V**
ロイシン	**Leu**	**L**
イソロイシン	**Ile**	**I**
セリン	Ser	S
トレオニン	**Thr**	**T**
システイン	Cys	C
メチオニン	**Met**	**M**
アスパラギン	Asn	N
グルタミン	Gln	Q
プロリン	Pro	P
フェニルアラニン	**Phe**	**F**
チロシン	Tyr	Y
トリプトファン	**Trp**	**W**
アスパラギン酸	Asp	D
グルタミン酸	Glu	E
リジン	**Lys**	**K**
アルギニン	Arg	R
ヒスチジン	**His**	**H**

太字は必須アミノ酸．

- 構造はR-CH(NH₂)COOHであり，R（アルキル基）の部分を側鎖と呼ぶ．
- アミノ酸には光学異性体が生じる（不斉炭素がある）場合があり，L体・D体がある．生体内のアミノ酸は，そのほとんどがL体である．たんぱく質を構成するアミノ酸はグリシン以外すべてL体である．

アミノ酸の種類
- アミノ酸は構造や性質によってさまざまな分類の仕方がある．
  - アミノ基の位置による分類（α-アミノ酸，β-アミノ酸，γ-アミノ酸）
  - 光学異性による分類（L-アミノ酸，D-アミノ酸）
  - 代謝系による分類（糖原性アミノ酸，ケト原性アミノ酸）
  - 生体要求性による分類（必須アミノ酸，非必須アミノ酸）
- 側鎖の構造や性質によってさまざまな分け方がある（❸）．
- たんぱく質を構成するアミノ酸は標準アミノ酸と呼ばれ20種類ある（❹）．

アミノ酸の性質
- アミノ酸のアミノ基は塩基性の官能基であり，カルボキシ基は酸性の官能基である．アミノ酸は酸性官能基と塩基性官能基を両方もつ化合物であり，両性化合物と呼ばれる．
- 両性化合物であるアミノ酸は中性付近の水溶液中では，カルボキシ基は水素イオンを遊離して陰イオン化し（-COO⁻），遊離した水素イオンをアミノ基が受け取って陽イオン化（-NH₃⁺）して両性イオンとなる（両性電解質化合物）．
- アミノ酸水溶液の酸性度を上げる（pHを下げる）と，カルボキシ基が中和されて陽イオンの割合が増える（❺）．
- アミノ酸水溶液の酸性度を下げる（pHを上げる）と，アミノ基が中和され陰イオンの割合が増える（❺）．
- アミノ酸のアミノ基はカルボニル基と脱水縮合反応を起こしてシッフ塩基を形成する

【用語解説】
不斉炭素（ふせいたんそ）：異なる4種の原子もしくは原子団が結合した炭素のこと．α-アミノ酸の場合，-COOH，-NH₂が結合したα-炭素はあと2つ結合手（不対電子）で共有結合できるが，この残り2つに異なる原子（団）が結合した場合，そのα-炭素は不斉炭素となり光学異性体が生じる．グリシンは残り2か所がいずれも-Hのため不斉炭素がなく，D体，L体の区別がない．

アミノ酸の性質や特徴，分類など覚えておくべきことの多くが，その構造に由来しているんだ！

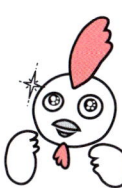

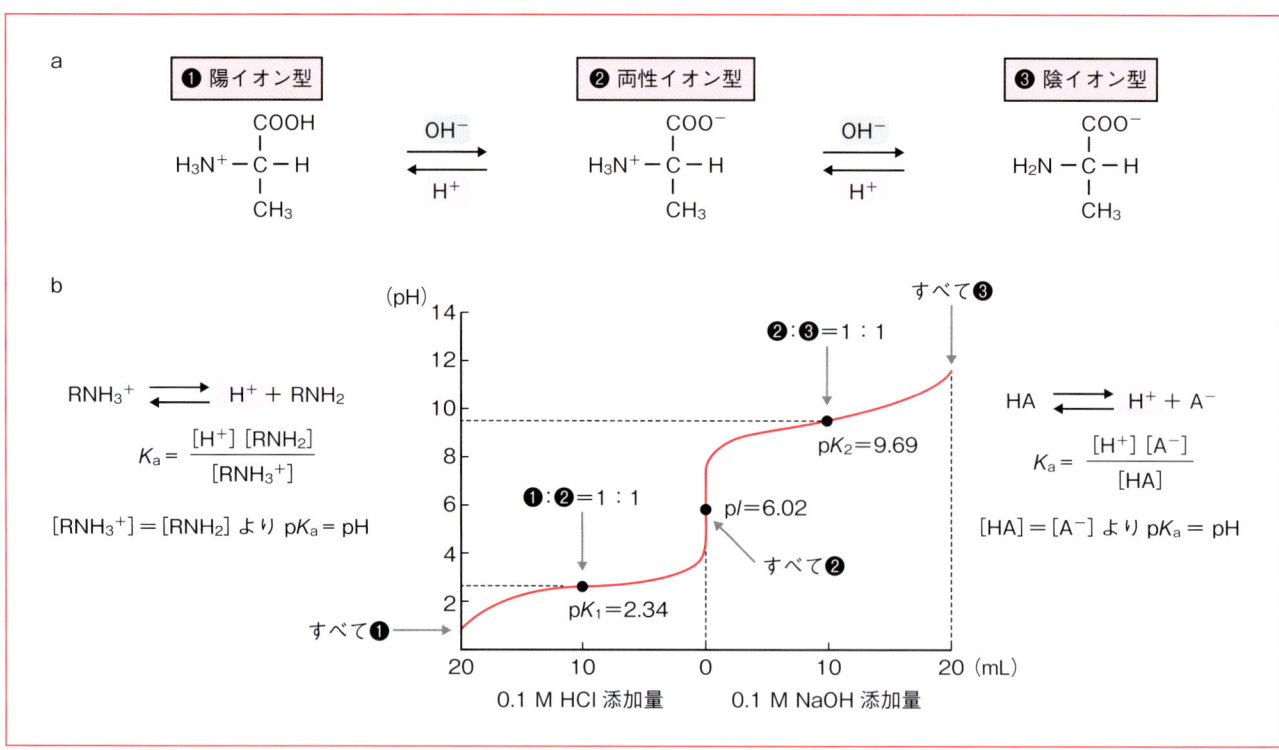

❺ 等電点でのL-アラニンに酸・塩基を加えたときのpH変化
a：両性電解質であるアミノ酸は，溶媒の酸性度によって3つのイオン型をとりうる．
b：等電点にあるL-アラニンに酸，塩基を加えたときのpHの変化．変曲点では2つのイオン型の濃度が等しいため，pK_a値とpHが等しい．pHがpK_1より小さくなればH^+過剰となり平衡が$-NH_3^+$を増やす方向に傾き，❶の型が増えていく．pHがpK_2より大きくなればH^+が少なくなり$-COO^-$を増やす方向に平衡が傾き❸型が増えていく．

❻ アミノ酸から生成される生理活性物質

アミノ酸	生理活性物質	分類
チロシン	ドーパミン	神経伝達物質
	ノルアドレナリン	ホルモン・神経伝達物質
	アドレナリン	ホルモン・神経伝達物質
グルタミン酸	GABA	神経伝達物質
トリプトファン	セロトニン	ホルモン・神経伝達物質
	メラトニン	ホルモン
	NAD	補酵素
ヒスチジン	ヒスタミン	神経伝達物質
システイン	タウロコール酸	胆汁酸
	グルタチオン*	低分子チオール化合物
アルギニン	NO（一酸化窒素）	オータコイド
グリシン	ヘム（ポルフィリン環）	補助因子

＊：グルタチオンはグルタミン酸，システイン，グリシンから生成．

（メイラード反応の初発反応）．
●アミノ酸のなかには神経伝達物質，グルタチオン，ヘムなどの生理活性分子の原料となるものがある（❻）．

特殊アミノ酸（非標準アミノ酸）

●特殊アミノ酸には，たんぱく質内の標準アミノ酸が特異的修飾を受けてアミノ酸残基として生じるものと，標準アミノ酸以外に生理的な作用をもつものがある．
●コラーゲン分子内の重要な成分である4-ヒドロキシプロリン，5-ヒドロキシリジンは特殊アミノ酸である．
●オステオカルシンやプロトロンビンに含まれるγ-カルボキシグルタミン酸は特殊ア

豆知識
コラーゲン分子内のヒドロキシプロリン（Hyp）はプロリルヒドロキシラーゼによって分子内のプロリン残基側鎖に-OHが付加されて生じる．プロリルヒドロキシラーゼの持続的活性化にはビタミンC（アスコルビン酸）が必要である．Hypはコラーゲン線維を安定化する働きがあるが，ビタミンC摂取不足による壊血病ではコラーゲン分子内中のHyp合成が低下してコラーゲン線維が不安定化する．この結果，血管壁のコラーゲンが影響を受け，出血などの症状を引き起こす．

- ミノ酸である．γ-カルボキシグルタミン酸はビタミンK依存的な反応により合成される．
- 尿素回路の代謝中間体であるシトルリンやオルニチンは特殊アミノ酸である．
- メチオニン代謝の中間体であるホモシステインやS-アデノシルメチオニン（SAM）は特殊アミノ酸である．

2 ペプチド

ペプチド結合

- アミノ酸のカルボキシ基と，別のアミノ酸のアミノ基の間で脱水縮合により形成されるアミド結合をペプチド結合と呼ぶ．
- アミノ酸がペプチド結合により結びついた分子をペプチドと呼ぶ．
- ペプチド鎖のアミノ基側をN末端（アミノ末端），カルボキシ基側をC末端（カルボキシ末端）と呼ぶ．
- アミノ酸数が10個程度より多いペプチドをポリペプチドと呼ぶ．アミノ酸数が多いポリペプチドをたんぱく質と呼ぶ．ポリペプチドやたんぱく質という呼称の区別はアミノ酸の数を目安としているが，明確な基準，定義はなく習慣的なものである．
- ペプチド結合はペプチダーゼやプロテアーゼによって加水分解される．
- ペプチダーゼはペプチド（比較的低分子のペプチド）を，プロテアーゼはたんぱく質（高分子ペプチド）のペプチド結合を加水分解する．
- エキソペプチダーゼ（エキソプロテアーゼ）はN末端もしくはC末端のアミノ酸のペプチド結合を加水分解する．
- エンドペプチダーゼ（エンドプロテアーゼ）はペプチド鎖の非末端ペプチド結合を加水分解する．

生理活性ペプチド

- 生理的に重要な機能を担うペプチドを生理活性ペプチドと呼ぶ．
- 生理活性ペプチドは，ホルモン，サイトカイン，神経伝達物質，神経栄養因子，増殖因子に分類され，それら以外のものをオータコイドに分類する．

ホルモン[*3]

- 内分泌細胞によって生産，血中に分泌されて遠位の標的細胞に作用する物質をホルモンと呼ぶ．
- 代表的なペプチドホルモンには，視床下部で生産されるオキシトシン，膵β細胞から分泌されるインスリン，脂肪細胞から分泌されるレプチンなどがある（❼）．

サイトカイン

- 細胞から放出され，免疫や炎症反応の制御，あるいは細胞間相互作用に関わるペプチド性因子をサイトカインと呼ぶ．
- 代表的なサイトカインには，すべての細胞から生産されるインターフェロン（IFN）や，リンパ球など免疫細胞が生産するインターロイキン（IL），活性化マクロファージなどが生産する腫瘍壊死因子（TNF）がある．

神経伝達物質

- 神経細胞で生産され前シナプスから放出されて，後シナプスの細胞に直接受け取られる情報分子を神経伝達物質と呼ぶ．
- 代表的な神経伝達ペプチドにはサブスタンスPやエンケファリンなどがある．

神経栄養因子

- 神経細胞の分化促進や生存の維持に働く分子を神経栄養因子と呼ぶ．
- 代表的な神経栄養因子には神経成長因子（NGF）やニューロトロフィン（NT）がある．

増殖因子

- 細胞の増殖や肥大，分化促進，アポトーシス誘導などに働くペプチド性因子を増殖因

【用語解説】
S-アデノシルメチオニン（SAM）：生体内でメチル化反応の基質となる重要な特殊アミノ酸である．SAMはメチル化反応でメチル基を供与したあとS-アデノシルホモシステイン（SAH）となり，これがアデノシンとホモシステインに加水分解する．ホモシステインはビタミンB_{12}依存的に5-テトラヒドロ葉酸（5-THF）からメチル基供与を受けてメチオニンに戻るか，ビタミンB_6（PLP）要求性酵素反応によってシステイン合成経路に利用される．ホモシステイン生成のインバランス（過剰生産）は高ホモシステイン血症と呼ばれ種々の先天性疾患に付随してみられる[*2]．この代謝経路に深く関与している葉酸やビタミンB_6（PLP），ビタミンB_{12}の母体投与は有効な予防策となる．

[*2] 第11章の「メチル基供与体としてのメチオニン」（p.95）および第15章の「先天性アミノ酸代謝異常症」（p.146）を参照．

● MEMO ●
コブラ科の蛇の神経毒にはアミノ酸60〜66個のものがあるが，これらについては「たんぱく質」と論文で記述されている[1, 2]．一方，インスリンはアミノ酸数が51個で，「ペプチドホルモン」とされる．このことからアミノ酸60個前後くらいが，「ポリペプチド」と「たんぱく質」の呼称の習慣的な分かれ目と言えるかもしれない．もちろん習慣的なものなので，これより長い「ペプチド」も存在する．

[*3] ホルモンの詳細については，第9章「ホルモン」（p.73）を参照．

豆知識
インスリンは1本の前駆体ポリペプチド（プロインスリン）として生合成されたあと，トリプシン様エンドペプチダーゼとカルボキシペプチダーゼB様エキソペプチダーゼによって分解（プロセッシングという）を受けて成熟体となる[3]．

❼ 代表的なペプチドホルモンとそのアミノ酸残基数

生産組織・細胞		名　称	略　記	成熟体アミノ酸残基数（ヒト）
視床下部		甲状腺刺激ホルモン放出ホルモン	TRH	3
		成長ホルモン放出ホルモン	GHRH	44
		成長ホルモン分泌抑制ホルモン（ソマトスタチン）	SRIH	14
		副腎皮質刺激ホルモン放出ホルモン	CRH	41
		性腺刺激ホルモン放出ホルモン	GnRH	10
下垂体前葉		成長ホルモン	GH	191
		プロラクチン	PRL	198
		甲状腺刺激ホルモン	TSH	116＋112
		黄体形成ホルモン	LH	89＋116
		卵胞刺激ホルモン	FSH	89＋118
		副腎皮質刺激ホルモン	ACTH	39
下垂体後葉		バソプレシン	VP	9
		オキシトシン	OT	9
甲状腺		カルシトニン	CT	32
副甲状腺		副甲状腺ホルモン（パラトルモン）	PTH	84
胃	G細胞	ガストリン	G-17	17
十二指腸	S細胞	セクレチン	SCT	27
	I細胞	コレシストキニン	CCK	33
小腸	K細胞	胃抑制性ポリペプチド	GIP	42
膵臓	β細胞	インスリン	INS	21＋30
	α細胞	グルカゴン	GCG	29
腎臓		エリスロポエチン	EPO	165

> 代表的なペプチドホルモンとオータコイドについては、機能や分泌組織などを把握しておこう！ 第9章や第16章の理解にも役立つよ

子と呼ぶ．
- 代表的な増殖因子には上皮増殖因子（EGF），線維芽細胞増殖因子（FGF），血小板由来増殖因子（PDGF）などがある．

オータコイド
- ペプチド性のオータコイドにはアンジオテンシンやブラジキニンがある．
- アンジオテンシンはレニン-アンジオテンシン系と呼ばれる血圧や体液量調節を担う内分泌系制御機構を構成している[*4]．
- ブラジキニンは血圧低下や疼痛作用，血管透過性亢進，内臓平滑筋収縮作用があり，カリクレイン-キニン系と呼ばれる内分泌機構を構成している．

3　たんぱく質

アミノ酸配列と高次構造
- たんぱく質[*5]とは，アミノ酸がペプチド結合で重合したポリペプチドである．
- ポリペプチド鎖中のペプチド結合とα-炭素の連続した部分を主鎖と呼ぶ．
- たんぱく質（ポリペプチド）中のアミノ酸は脱水重合しているため，アミノ酸残基と呼ばれる．

一次構造
- たんぱく質中のアミノ酸の並び順（配列）を一次構造と呼ぶ．
- アミノ酸配列に加え，ポリペプチド鎖中のシステイン残基間に生じるジスルフィド結合（S-S結合）の位置表示を含めて一次構造という場合がある．
- たんぱく質の一次構造（アミノ酸配列）はコードする遺伝子の塩基配列により決定する．

【用語解説】
レニン-アンジオテンシン系（レニン-アンジオテンシン-アルドステロン系ともいう）：肝臓から分泌されたアンジオテンシノーゲン（17アミノ酸）は腎臓から分泌されたレニン（加水分解酵素）によって血中でプロセッシングを受けてアンジオテンシンI（10アミノ酸）となる．その後，肺のアンジオテンシン変換酵素（加水分解酵素）によってさらに分解を受け8アミノ酸のアンジオテンシンIIとなって血管収縮およびアルドステロン分泌作用を示す．アルドステロンは副腎皮質から分泌されるミネラルコルチコイド（ステロイドホルモン）である．

[*4] 第9章「ホルモン」の❺（p.77）を参照．

[*5] たんぱく質の代謝については，第11章「アミノ酸・たんぱく質の代謝」（p.90）を参照．

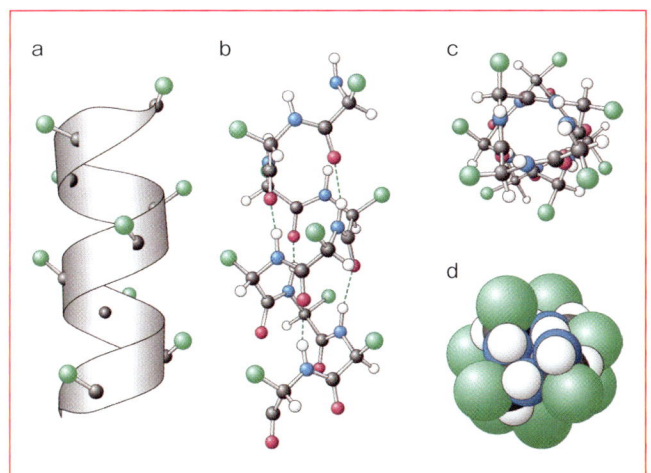

❽ α-ヘリックスの構造
(Tymoczko JL, et al. 入村達郎ほか監訳. ストライヤー基礎生化学. 東京化学同人；2010. p.46 図4.11より)
a：α-炭素（黒球）と側鎖（緑球）の位置を併せて表示したリボンモデル. 主鎖をリボンで表しているため, リボンの面上に黒球がある. 側鎖がらせん構造の外に向くことがわかる.
b：球棒モデルで表したα-ヘリックスの構造. 赤球が酸素, 白球が水素, 青球が窒素である. 点線が水素結合を表す.
c：bのモデルを軸方向から見たもの. この図からも側鎖がらせんの外に向いていることがわかる.
d：cの空間充填モデル. らせん内部は空間ではなく密に詰まった状態である.

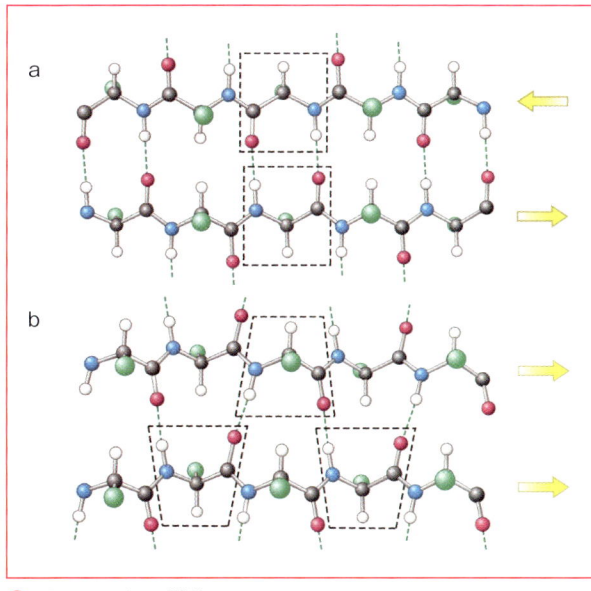

❾ β-シートの構造
(Tymoczko JL, et al. 入村達郎ほか監訳. ストライヤー基礎生化学. 東京化学同人；2010. p.48 図4.16より)
黒点線で囲われた部分が1つのアミノ酸残基を, 緑の点線が水素結合を表す. 黄色の矢印は主鎖の向き（N→C）を表す.
a：逆平行β-シート. シートを構成するポリペプチド鎖が逆方向を向いている.
b：平行β-シート. シートを構成するポリペプチド鎖が同じ方向を向いている.

二次構造
- たんぱく質の二次構造とは, ペプチド鎖骨格（主鎖）内のカルボニル基（>C＝O）とイミノ基（−NH−）間で生じる水素結合により形成される局所的な立体的構造を指す.
- 代表的な二次構造にはα-ヘリックス構造, β-シート構造などがある（❽, ❾）.
- α-ヘリックス構造はペプチド鎖がらせん状に巻いた構造で, らせん1回転あたり3.6個のアミノ酸から成る（❽）. α-ヘリックス構造を安定化している水素結合は1本のペプチド鎖内で形成されている.
- β-シート構造は近接する2本以上のペプチド鎖の主鎖間に生じる水素結合によって安定化しているシート状の構造である（❾）. β-シート構造は, その構造を形成している2本のペプチド鎖の向きによって, 逆並行型と並行型に分けられる.

三次構造
- 1本のポリペプチド鎖の折りたたみ（フォールディング）によって生じる立体的な形状をたんぱく質の三次構造と呼ぶ（❿）.
- 三次構造はポリペプチド内のアミノ酸残基側鎖間や主鎖-側鎖間の相互作用により安定化する.
- 三次構造の安定化に寄与する相互作用には水素結合, イオン結合, 疎水性相互作用, ジスルフィド結合がある（⓫）.
- 細胞内での三次構造の折りたたみのミス（ミスフォールディング）はシャペロンによって阻止されている[*6].

四次構造
- 複数のポリペプチド鎖が, 主に非共有結合的な相互作用で会合して特有の空間配置をとる複合体構造のことを四次構造と呼ぶ（⓬）.
- 四次構造を形成している個々のポリペプチド鎖をサブユニットと呼び, 会合体をオリゴマーと呼ぶ.
- 四次構造を形成しているサブユニットの種類や数はたんぱく質により異なり, さまざ

[*6] 第15章「3 翻訳後修飾」(p.142) を参照.

 豆知識

たんぱく質のミスフォールディングが起きるとたんぱく質同士が絡まって凝集塊を形成する. このような凝集体の形成と蓄積はアルツハイマー病やプリオン病など多くの神経変性疾患においてみられ, 細胞死と密接に関係していると考えられている.

まである．
- 四次構造のコンホメーション変化（空間的なずれ等による立体構造変化）によりオリゴマーの機能調節が生じる場合がある．
- 立体的な構造（二〜四次構造）をまとめて，たんぱく質の高次構造と呼ぶ．たんぱく質には必ず一〜三次構造があるが，四次構造はとるものととらないものがある．
- たんぱく質の機能は適切な立体的構造が保たれることで発揮される．

変　性
- たんぱく質の高次構造が破壊され，機能・性質に変化が生じたとき，これをたんぱく質の変性と呼ぶ．
- 二次構造（局所の立体構造）は保たれていても，三次，四次の構造が破壊されること

 豆知識
ヘモグロビンの酸素結合は四次構造のコンホメーション変化による機能調節の代表例である．ヘモグロビンはαサブユニット2個とβサブユニット2個から成る四量体である．酸素がサブユニットの一つに結合すると，サブユニット間の空間配置がずれ，他のサブユニットにも酸素が結合しやすくなる．このような調節をアロステリックと呼ぶ．これが酸素濃度によってヘモグロビンが酸素と結合したり離れたりするしくみの重要な核である．

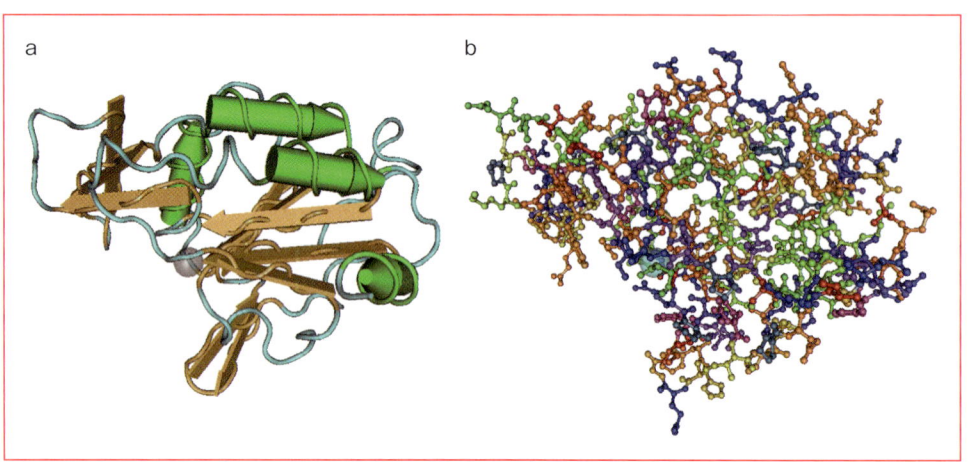

❿ 2種類のモデルで表したヒトsmall C-terminal domain phosphatases 2（SCP2：NP_005721）の三次構造（PDB ID：2Q5E）
a：ワームモデルで表示したSCP2．円筒矢印に巻き付いた部分（緑色）がα-ヘリックスを，板状の矢印を縫っている部分（黄色）がβ-シートを構成する主鎖を示している．
b：SCP2をaと同じ方向から見た棒球モデル．20種のアミノ酸残基が色分けされている．

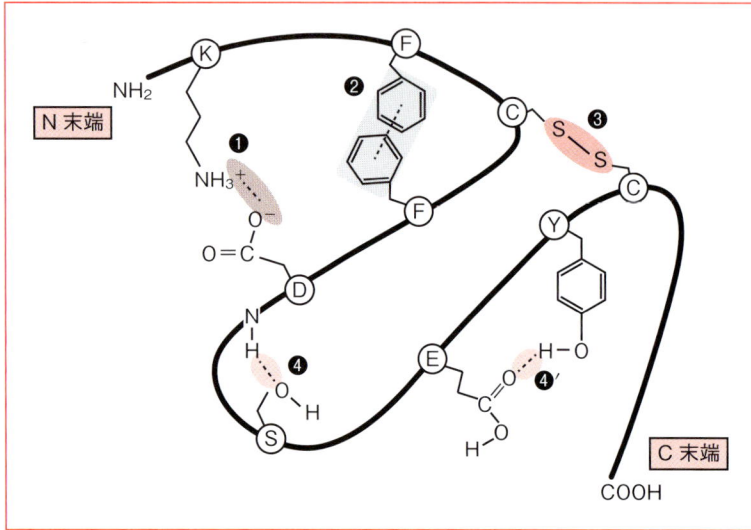

⓫ たんぱく質の三次構造を安定化する化学結合（引力）
❶イオン結合，❷疎水性相互作用，❸ジスルフィド結合，❹水素結合（主鎖-側鎖間），❹'水素結合（側鎖-側鎖間）．
太線はペプチド結合により結ばれたたんぱく質の主鎖を模式的に表したもの．網かけ部分の実線は共有結合，点線は非共有結合的な引力を表す．❸以外は可能性のある任意のアミノ酸残基と置き換えて考えることができる（❸のジスルフィド結合はシステイン残基間にのみ生じる結合である）．

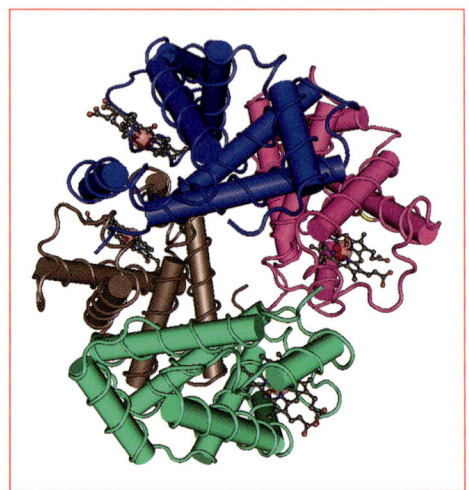

⓬ ヒトヘモグロビン（4つのヘムすべてに酸素結合した状態）の四次構造（PDB ID：1GZX）
ヘモグロビンは2種類，4本のポリペプチドから成る四量体たんぱく質（$α_2β_2$）として四次構造を構成している．赤紫と茶色のワイヤーがαサブユニット，青と緑のワイヤーがβサブユニット，棒球モデルで描かれているのが酸素が結合したヘムである（ヘム中心の大きな球が二価の鉄イオン）．円柱部分はα-ヘリックスを表す．サブユニット1個について1つのヘムが結合している．

で変性は生じる．
- 変性は加熱，凍結（冷凍），撹拌，高圧など物理的要因のほか，酸性・塩基性の変化，界面活性剤，有機溶媒などの化学的要因により生じる．
- 変性には可逆的変性と不可逆的変性がある．

たんぱく質の性質

- たんぱく質はアミノ酸の重合体であり，含有アミノ酸の種類や立体構造に依存した等電点が存在する．
- 等電点付近でたんぱく質の溶解度は最も低くなる．
- たんぱく質の立体構造は，親水基が分子表面に露出し疎水基は内部に閉じ込められることで安定化する．
- 水溶液中のたんぱく質表面には親水基と水分子の結合により水和層が形成される．
- 変性により，内部に閉じ込められていた疎水基が露出すると水溶性が低下する．変性したたんぱく質はたんぱく質分解酵素による消化を受けやすい．
- たんぱく質はそれぞれ特有の機能をもち，生理的な役割を担っている．
- ポリペプチド単体で機能を示すものもあるが，多くの場合，修飾や**補助因子**との結合が機能発現に重要である．
- たんぱく質の修飾は，糖鎖修飾のようにたんぱく質の合成過程で生じるものと，リン酸化やアセチル化のように機能発現に伴って生じるものがある．リン酸化やアセチル化などの修飾は，酵素により可逆的に制御され，たんぱく質の機能制御の鍵となる現象である．

たんぱく質の分類

- たんぱく質にはさまざまな分類がある．

局在による分類（❸）

- 局在による分類には，分泌たんぱく質，膜たんぱく質，細胞質たんぱく質，核内たんぱく質（nuclear protein）などがある．

分泌たんぱく質
- 細胞膜外へ分泌されるたんぱく質．
- 多くの分泌たんぱく質はN末端にシグナルペプチドと呼ばれる部分をもつ．
- 分泌たんぱく質は，たんぱく合成において小胞体膜を通過する際にシグナルペプチドが切断されて成熟体となる．
- 消化酵素や輸送たんぱく質は分泌たんぱく質である．

膜たんぱく質
- 生体膜（脂質二重層）に組み込まれているたんぱく質．
- 膜たんぱく質は，膜内外に突き抜けている膜貫通たんぱく質や膜内に埋もれている膜内在性たんぱく質など，さらに細分化される．
- 細胞外の生理活性物質と結合する膜貫通型受容体たんぱく質や細胞内外の物質移動に関わるチャネル，細胞接着因子は膜たんぱく質である．

細胞質たんぱく質
- 細胞の可溶性画分（細胞質）に存在するたんぱく質．
- 解糖系の酵素や脂肪酸合成に関わる酵素は細胞質たんぱく質である．

核内たんぱく質
- 細胞の核内に見出されるたんぱく質．
- DNAの複製や転写に関わるたんぱく質，染色体構造に関わるたんぱく質は核内たんぱく質である．

形状による分類（❹）

- 形状による分類では球状たんぱく質と繊維状たんぱく質に分けられる．

【用語解説】
補助因子：補因子とも呼ばれる．酵素とともに存在してその活性化を補助する物質の総称．補酵素も補助因子に含まれる．補助因子の例としてはZn^{2+}やCa^{2+}などの二価金属イオン，ヘム（ポルフィリン錯体）やFDAなどの補欠分子族，CoAやTPPなどの補酵素などがある（p.19参照）．

●MEMO●
核内たんぱく質（nuclear protein）と核たんぱく質（nucleoprotein）は別物なので注意が必要である．日本語の文献では両者を「核たんぱく質」としている場合があるが，本項ではnuclear proteinをその意味に基づき「核内たんぱく質」と訳した．「核たんぱく質」をRNAと結合している複合体に限定して用いる場合もある．
https://www.nlm.nih.gov/mesh/MBrowser.html

❸ **たんぱく質の局在による分類**

分類	代表的たんぱく質
分泌たんぱく質	アルブミン，トリプシン，ヘモグロビンなど
膜たんぱく質	インスリン受容体，カドヘリンなど
細胞質たんぱく質	ヘキソキナーゼ，ファッティーアシッドシンターゼ（脂肪酸合成酵素）など
核内たんぱく質	ヒストン，プロタミン，RNAポリメラーゼなど

❺ **たんぱく質の構成要素による分類**

分類	代表的たんぱく質
単純たんぱく質	アルブミン，グルテン，ケラチンなど
複合たんぱく質	リポたんぱく質，フェリチン，ヘモグロビンなど

❹ **たんぱく質の形状による分類**

分類	代表的たんぱく質
球状たんぱく質	アミラーゼ，カゼインなど
繊維状たんぱく質	ケラチン，コラーゲン，ミオシンなど

❻ **たんぱく質の機能による分類**

分類	代表的たんぱく質
構造たんぱく質	アクチン，ケラチン，コラーゲン，カテニンなど
輸送たんぱく質	アルブミン，ヘモグロビン，ハプトグロビン，リポたんぱく質など
貯蔵たんぱく質	フェリチン，カゼイン，ミオグロビンなど
酵素	ヘキソキナーゼ，アミラーゼなど
防御たんぱく質	抗体たんぱく質（免疫グロブリン），補体系たんぱく質
収縮たんぱく質	アクチン，ミオシンなど
受容体たんぱく質	インスリン受容体，ビタミンD受容体など

球状たんぱく質
- 全体的な形状が球，もしくは楕円体で近似できるたんぱく質．
- 繊維状たんぱく質に含まれないものは球状たんぱく質である．

繊維状たんぱく質
- 全体的な形状が細長く，球で近似できないたんぱく質．
- 会合体の全体的な形状が繊維状を示す場合も繊維状たんぱく質と呼ぶ．

構成要素による分類（❺）
- 構成要素による分類には単純たんぱく質と複合たんぱく質がある．

単純たんぱく質
- アミノ酸のみで構成されるたんぱく質．

複合たんぱく質
- アミノ酸に加え，有機物質や無機物質を含むたんぱく質．
- 複合たんぱく質はさらに，糖たんぱく質，リポたんぱく質，ヘムたんぱく質，金属たんぱく質，フラビンたんぱく質，リンたんぱく質，核たんぱく質（nucleoprotein）に細分化される．

機能による分類（❻）
- 機能による分類では，構造たんぱく質，輸送たんぱく質，貯蔵たんぱく質，酵素，防御たんぱく質，収縮たんぱく質，受容体たんぱく質などに分けることができる．

構造たんぱく質
- 生体の構造を形成・保持する機能をもつたんぱく質を構造たんぱく質と呼ぶ．
- 構造たんぱく質は自己会合性があるものが多い．

輸送たんぱく質
- さまざまな物質と結合し複合体として血中を循環して物質を運搬するたんぱく質を輸送たんぱく質と呼ぶ．
- 脂質やビタミンAなどの難溶性物質も輸送たんぱく質との結合により可溶化した複合体として運搬される．

貯蔵たんぱく質
- そのたんぱく質自体が栄養源として貯蔵されているか，もしくは結合物質の貯蔵体となっているたんぱく質を貯蔵たんぱく質と呼ぶ．
- 結合物質の貯蔵体となるたんぱく質は移動しないので運搬体とはならない．

⑰ 酵素の分類

分類主群		反応の種類と概要
EC1	酸化還元酵素（オキシドレダクターゼ）	酸化還元反応を触媒する
EC2	転移酵素（トランスフェラーゼ）	基質中のある特定の官能基を他の基質分子に転移させる反応を触媒する
EC3	加水分解酵素（ヒドロラーゼ）	エステル結合，ペプチド結合，グリコシド結合，リン酸エステル結合などの単結合を加水分解する反応を触媒する
EC4	脱離酵素（リアーゼ）	基質から非加水分解的にある原子団（基）を離し，二重結合もしくは環状化構造を形成する反応もしくはこの逆反応を触媒する
EC5	異性化酵素（イソメラーゼ）	異性体間の転換反応を触媒する 原子組成は変えない
EC6	合成酵素（リガーゼ）	ATPの分解に伴い，2つの分子を結合させる反応を触媒する

酵　素 [*7]

- 触媒作用をもつたんぱく質のことを酵素と呼ぶ．
- 酵素は，触媒する化学反応によって6種類に大別され，EC番号により分類されている（⑰）．EC番号は，酸化還元酵素（EC1），転移酵素（EC2），加水分解酵素（EC3），脱離酵素（EC4），異性化酵素（EC5），合成酵素（EC6）と決められている．
- 代謝経路が複数の酵素反応で構成されるとき，出発物質の反応開始から最終生成物が得られるまでの時間を決めるうえで最も影響が大きい（時間がかかる）酵素反応を律速反応という．律速反応に関わる酵素を律速酵素と呼び，代謝経路の中で最も遅い反応を触媒する．
- 酵素活性の調節様式には補助因子による調節，アロステリック調節，阻害剤による調節，化学修飾がある．
- 補助因子が結合した酵素をホロ酵素（活性型）と呼び，補助因子がはずれて不活性になったものをアポ酵素と呼ぶ．
- 補助因子は，可逆的な結合をする二価金属イオンや補酵素と，共有結合などで強く結合する補欠分子族に分けられる．
- 代表的な補酵素にはATPやビタミンB群（TPP，FAD，NAD，PLPなど）がある．
- 代表的な補欠分子族にはビオチンやヘムがある．
- 酵素反応の速度はpH，反応温度，基質濃度，酵素濃度の影響を受ける．十分な基質濃度があるとき，反応速度が最大となるpHや温度を，至適pH，至適温度という．
- 同一個体内に存在し，基質特異性は同じであるが酵素特性（基質親和性，熱安定性，阻害剤特性など）や構造が異なる酵素の一群をアイソザイムと呼ぶ．

防御たんぱく質

- 個体の生体防御に関わるたんぱく質を防御たんぱく質と呼ぶ．
- 防御たんぱく質には抗体たんぱく質（免疫グロブリン）と補体系たんぱく質などがある．
- 抗体たんぱく質はL鎖2本とH鎖2本，計4本のポリペプチドから成るY字形の基本構造をもつ．
- 抗体たんぱく質はH鎖の種類により5つの分子種にクラス分けされる（IgG，IgM，IgA，IgD，IgE）．
- IgG，IgE，IgDは単量体（基本構造1つ）で分泌され機能する．IgAは単量体（血清），もしくは二量体（母乳，唾液，腸管など）として分泌され機能する．IgMは五量体として分泌され機能する．
- IgAやIgMのように，抗体たんぱく質が基本構造を複数もつ多量体として生産されるときには，H鎖，L鎖以外にJ鎖が必要である．

[*7] 酵素の詳細については，第8章「酵素」（p.63）を参照．

【用語解説】
触媒：化学反応に関与してその反応の進行を促進するが自身は変化しないものを触媒という．反応の活性化エネルギーを下げることで促進に寄与する．生体内では酵素の働きによって体温程度のおだやかな温度で，あるいは生理的に有意な短い時間で化学反応が進行している．

● MEMO ●
ECは国際生化学分子生物学連合（IUBMB：International Union of Biochemistry and Molecular Biology）の国際酵素委員会（EC）によって定められた国際標準の分類である．「アルコールデヒドロゲナーゼ（EC 1.1.1.1.）」のように4つの数字で階層化され個々の酵素に付与されるID番号である．

【用語解説】
アポ酵素，ホロ酵素：補助因子を含む酵素から補助因子がはずれて活性をもたない酵素たんぱく質をアポ酵素，アポ酵素に補助因子が結合して活性をもつようになったものをホロ酵素という．"アポ"とは「離れた」を，"ホロ"とは「完全な」を意味する接頭辞であることを覚えておくとよい．

● MEMO ●
アイソザイムは異なる遺伝子に由来するものが多い．分子進化の過程で重複を起こした遺伝子などにみられ，発現の組織特異性や細胞内局在なども異なる場合が多い．また，選択的スプライシングによって生じるものもアイソザイムに含まれる．

J鎖が必要なのは多量体のIgAとIgMだよ！

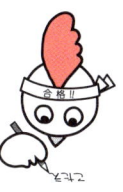

- 抗体たんぱく質の基本構造1つにつき2か所の抗原認識部位がある．
- 補体系たんぱく質は約30種あり，異物として認識された細菌などの細胞表面に結合して穴を開ける．

収縮たんぱく質
- 筋収縮に関わるたんぱく質のことを収縮たんぱく質という．
- アクチンは単量体では球状たんぱく質だがフィラメント（線維）を形成する．フィラメントを形成して筋収縮に関わるミオシンはII型である．
- 筋収縮はアクチンフィラメントとミオシンフィラメントの滑り運動により生ずる．

調節たんぱく質
- 細胞間および細胞内シグナル伝達に関与して細胞の機能制御を行うたんぱく質やペプチドホルモンを調節たんぱく質と呼ぶ場合がある．
- 細胞内シグナル伝達の基本的な構成因子には，①各種キナーゼ，ホスファターゼ，②セカンドメッセンジャー，③α，β，γ型Gたんぱく質，④低分子量GTP結合たんぱく質がある．
- カルモジュリンはセカンドメッセンジャーのカルシウムと結合してさまざまな酵素の活性を調節することで細胞内シグナル伝達に関与する．

受容体たんぱく質
- 各種生理活性物質を特異的に認識し，その作用を伝達するたんぱく質を受容体と呼ぶ．
- 受容体は細胞の外から情報を受け取り内部に伝える働きをする．受容体が受け取る情報はホルモン，味覚分子，匂い，光など，さまざまである．
- 受容体には細胞膜上に存在するもの（細胞表面受容体）と，細胞内に存在するもの（核内受容体）がある．
- 細胞表面受容体には酵素活性（キナーゼ活性やホスファターゼ活性）をもつものがある．
- 細胞表面受容体などの膜貫通たんぱく質には脂質二重層を貫通できる疎水性アミノ酸に富む領域（膜貫通領域）がある．
- 膜貫通たんぱく質のなかには，膜貫通領域を複数もち，膜を縫うように細胞表面に保持されているものがある．
- β_3アドレナリン受容体は，7回膜貫通型のポリペプチド1本から成る細胞表面受容体である．
- インスリン受容体は1回膜貫通型のポリペプチド2本が会合した構造をもつ細胞表面受容体である．
- インスリン受容体は細胞内ドメインにチロシンキナーゼ活性をもつ．
- 核内受容体は細胞内でリガンドと結合して核内移行し，標的遺伝子の転写を活性化する．
- 遺伝子の転写は，RNAポリメラーゼと転写因子と呼ばれる一群のたんぱく質により進行する．転写因子のうち転写反応に必須のものを基本転写因子と呼ぶ．
- RNAポリメラーゼと基本転写因子によって起こる基本レベルの転写を増減させる因子を転写調節因子と呼ぶ．転写調節因子はエンハンサーなどの転写調節エレメントに結合して転写を制御し，個々の遺伝子の転写特性（時期や組織の特異性）を制御している．

引用文献
1) Endo Y, et al. The disulphide bonds of erabutoxin a, a neurotoxic protein of a sea-snake (Laticauda semifasciata) venom. Biochem J 1971；122：463-7.
2) Obara K, et al. Sequence analysis of a cDNA encoding a erabutoxin b from the sea-snake Lati-

3 たんぱく質

cauda semifasciata. Nucleic Acids Res 1989；17：10490.
3) Davidson HW.（Pro）Insulin processing：a historical perspective. Cell Biochem Biophys 2004；40（3 suppl）：143-58.

参考文献
- Tymoczko JL, et al. 入村達郎ほか監訳. ストライヤー基礎生化学. 東京化学同人；2010.
- 猪飼　篤ほか編. たんぱく質の事典. 朝倉書店；2008.
- 後藤祐児ほか編. たんぱく質科学―構造・物性・機能. 化学同人；2005.
- Conn EE, Stumpf PK. 田宮信雄, 八木達彦訳. コーン・スタンプ生化学, 第5版. 東京化学同人；1988.
- Parham P. 笹月健彦監訳. エッセンシャル免疫学. メディカル・サイエンス・インターナショナル；2007.
- 早石　修監修. プロテアーゼとそのインヒビター―生理的意義および病態との関連. メジカルビュー社；1993.
- 中村丁次編. 食生活と栄養の百科事典. 丸善；2005.
- 今堀和友, 山川民夫監修. 生化学辞典, 第3版. 東京化学同人；1998.
- 村松正実ほか編. 分子生物学辞典. 東京化学同人；1997.

カコモンに挑戦!!

◆ 第25回（追）-21
ヒトのたんぱく質に関する記述である．正しいのはどれか．
(1) ヘモグロビンは，酸素結合部位を1つもつ．
(2) インスリンは，サブユニットを3つもつ．
(3) IgGは，抗原結合部位を5つもつ．
(4) アドレナリン受容体は，膜貫通領域を7つもつ．
(5) 血清アルブミンは，一次構造をつくるアミノ酸を9つもつ．

◆ 第27回-23
酵素に関する記述である．正しいのはどれか．1つ選べ．
(1) アミラーゼは，酸化還元酵素である．
(2) HMG-CoA還元酵素は，アセチルCoAによってフィードバック阻害をうける．
(3) フェニルアラニン水酸化酵素は，チロシンからフェニルアラニンを生成する．
(4) アンギオテンシン変換酵素は，プロテインキナーゼである．
(5) α-グルコシダーゼは，加水分解酵素である．

解答＆解説

◆ 第25回（追）-21　正解(4)
解説：正文を提示し，解説とする．
(1) ヘモグロビンは，酸素結合部位を4つもつ．
(2) インスリンは，サブユニット構造ではない．
(3) IgGは，抗原結合部位を2つもつ．
(4) アドレナリン受容体は，膜貫通領域を7つもつ．
(5) 血清アルブミンは，一次構造をつくるアミノ酸を585個もつ．

◆ 第27回-23　正解(5)
解説：正文を提示し，解説とする．
(1) アミラーゼは，加水分解酵素である．
(2) HMG-CoA還元酵素は，コレステロールによってフィードバック阻害をうける．
(3) フェニルアラニン水酸化酵素は，フェニルアラニンからチロシンを生成する．
(4) アンギオテンシン変換酵素は，ペプチダーゼである．
(5) α-グルコシダーゼは，加水分解酵素である．

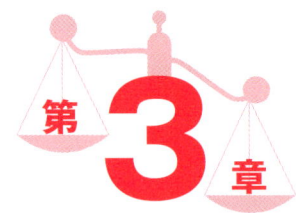

糖質の構造と機能

- 単糖類の種類とその誘導体の構造と機能について理解する
- 二糖類と多糖類の構造と機能について理解する
- 複合糖質の構造と機能について理解する

- ✓ 糖質は炭水化物とも呼ばれ，単糖の場合は炭素原子と酸素原子が同数のため$Cn(H_2O)n$と表され，アルデヒド基あるいはケトン基をもつカルボニル化合物である．多くの立体構造異性体があり，多種類の機能の異なる生体成分を形成することができる．また，二糖類を含むオリゴ糖や多糖類では互いの単糖から水分子が脱水縮合しており$Cm(H_2O)n$の形をとっている．
- ✓ アルデヒド基をもつ糖をアルドース，ケトン基をもつ糖をケトースと呼び還元性を示す．炭素原子を5個以上もつ単糖はカルボニル基の炭素と他の炭素上の水酸（ヒドロキシ）基が結合し五員環あるいは六員環の環状構造をもち，その形で他の糖とグリコシド結合により重合体を形成する．
- ✓ グルコース，フルクトース，ガラクトース，スクロース，マルトース，ラクトースおよびでんぷんが，エネルギー貯蔵糖質として重要である．消化吸収はできないが，ホモ多糖類のセルロースをはじめ多くのヘテロ多糖類は植物の構造糖質ならびに貯蔵糖質として，一方，キチンは昆虫などの外骨格生物の構造糖質として重要である．
- ✓ アミノ糖を含むオリゴ糖ならびに多糖類は，結合組織，関節液など組織や細胞外間質の構成成分となり各種の機能をもつ．そのほか多様な生物活性をもつ情報糖質として機能している．

1 単糖

単糖の種類

- 糖質（saccharide）[*1]はギリシャ語で砂糖を意味し，炭水化物（carbohydrate）とも呼ばれ，一般式$Cm(H_2O)n$で表される．
- 単糖（monosaccharide）は，多数のヒドロキシ基（−OH）と1つのアルデヒド基（−CHO）あるいはケトン基（−CO）をもつカルボニル（−C(=O)−）化合物であり（❶），英語の接尾語オース（-ose）をつけて，リボース，グルコース，フルクトースなどと呼ばれる．
- 単糖は官能基の違いにより，アルデヒド基をもつアルドースと，ケトン基をもつケトースとに分類される．これらの官能基による還元作用をもつ．
- 最も小さい単糖は，アルドースのグリセルアルデヒドであり，ケトースのジヒドロキシアセトンである．自然界に多いグルコースはアルドースであり，フルクトースはケトースである（❶）．
- 炭素数の違いによる分類では，三炭糖（トリオース），四炭糖（テトロース），五炭糖（ペントース），六炭糖（ヘキソース），七炭糖（ヘプトース）などに分類される（❷）．
- 核酸に含まれるリボースはアルデヒド基をもつ五炭糖なのでアルドペントース，ショ糖や乳糖に含まれるグルコースやガラクトースはアルデヒド基をもつ六炭糖なのでアルドヘキソースとも呼ばれ，フルクトースはケトン基をもつ六炭糖なのでケトヘキソースとも呼ばれる．

[*1] 糖質の代謝については，第12章「糖質の代謝」(p.99)を参照.

● MEMO ●

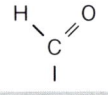

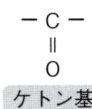

リボース，グルコース，ガラクトースはアルデヒド基をもつのでアルドースといい，フルクトースはケトン基をもつのでケトースというんだ！

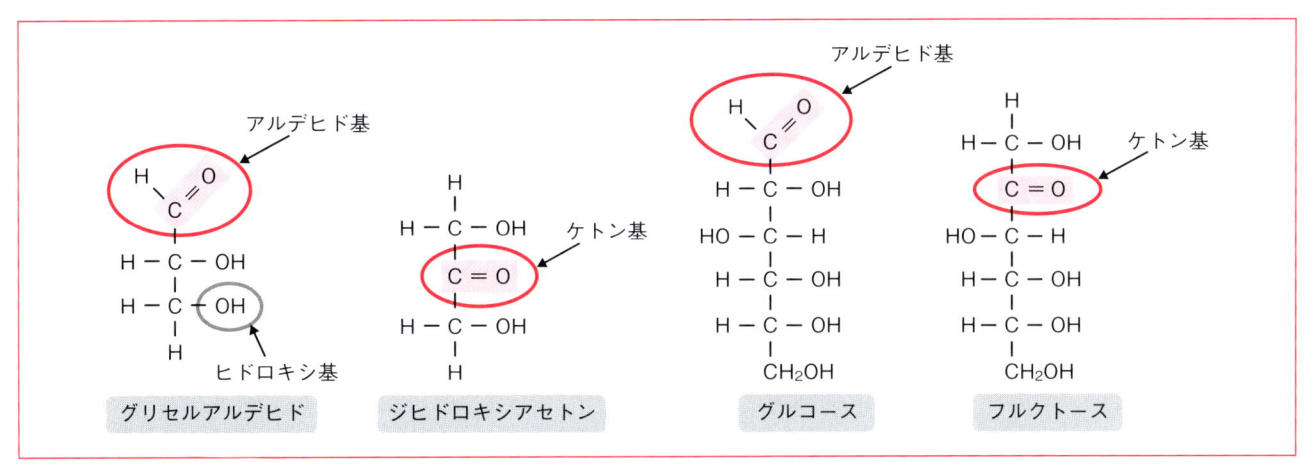

❶ 単糖の構造
赤丸で囲んだ部分がアルデヒド基あるいはケトン基を示し，桃色の網掛けしている部分がカルボニル基を示す．

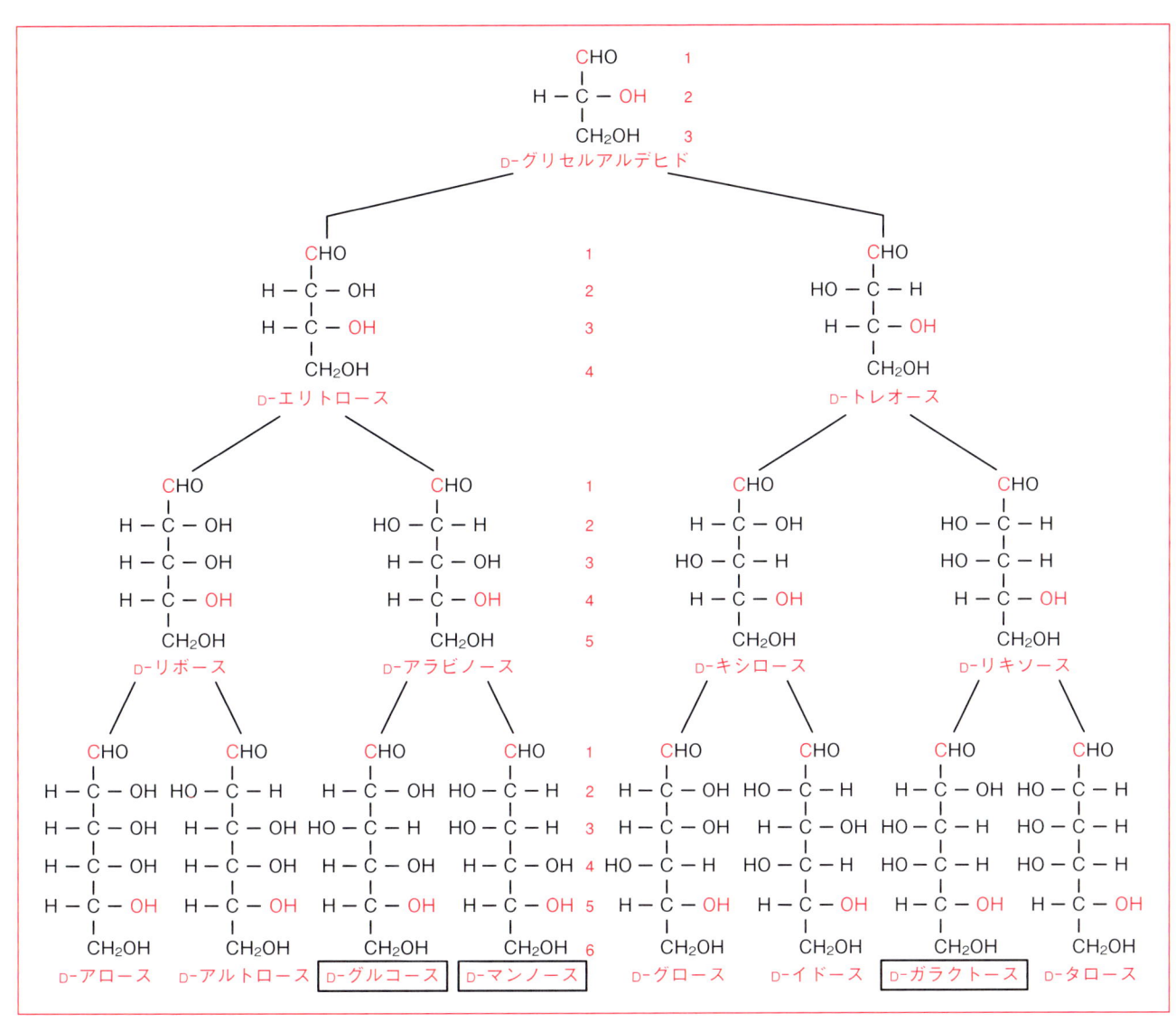

❷ 3〜6個の炭素原子をもつD型のアルドース
数字は炭素の番号を示す．

単糖類の構造異性体
- グリセルアルデヒドとジヒドロキシアセトンは $C_3H_6O_3$ という同じ分子式で表されるが，官能基の構造が異なり，性質の異なる物質でもある．これらを互いに構造異性体

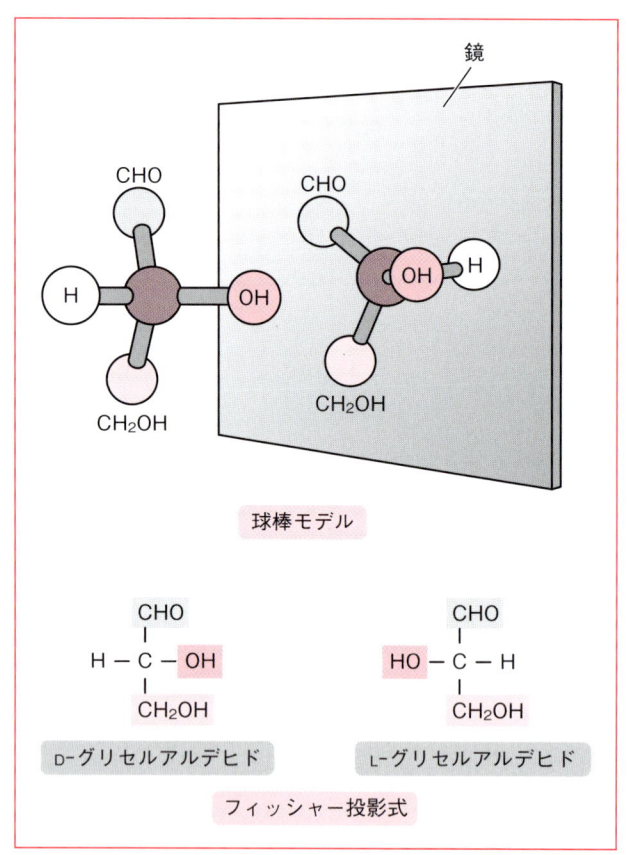

❸ D-グリセルアルデヒドとL-グリセルアルデヒドの鏡像異性体を表す方法
(Nelson DL, Cox MM. 川嵜敏祐監修. レーニンジャーの新生化学, 第6版. 廣川書店；2015. p.352より)

という（❶）．分子内官能基の立体的な配置構造が異なる異性体を，立体異性体（stereoisomer）という．

- 不斉炭素を1個もつ分子は2種の立体異性体をもち，互いに鏡像異性体（エナンチオマー〈enantiomer〉）といい，あるいは偏光性が異なるので光学異性体（optical isomer）とも呼ばれる．グリセルアルデヒドは1個の不斉炭素をもち，ジヒドロキシアセトンは不斉炭素をもたない（❶）．
- グリセルアルデヒドには2つの鏡像異性体があり，アルデヒド基を上に書く記述法を用いて，慣例としてC-2位のヒドロキシ基が右に描かれるものをD型，左に描かれるものをL型とする（❸）．自然界に存在する多くの糖質はD型のものである（❷）．
- D型のアルドースは，五炭糖の場合には4種類，六炭糖の場合8種類存在する．D-グルコースとD-ガラクトースのように炭素1個（C-4位）の立体配置だけが異なる糖同士をエピマー（epimer）と呼び，D-グルコースとD-マンノースも互いにエピマーである（❷）．

単糖の環状構造

- 五炭糖あるいは六炭糖は通常，直鎖構造よりむしろ環状構造の分子として存在しており，グルコースの場合には，C-1位のアルデヒド基とC-5位のヒドロキシ基が反応してヘミアセタール（hemiacetal）を形成する（❹）．フルクトースの場合には，C-2位のケトン基とC-5位のヒドロキシ基が反応してヘミケタール（hemiketal）を形成する．
- ヘミアセタール，ヘミケタールのカルボニル炭素はアノマー炭素（anomeric carbon）と呼ばれる新しい不斉炭素となる．そのため，環状構造の単糖はヒドロキシ基の立体位置によりαアノマーとβアノマーとで示される異なる2つの分子状態を形成する．
- グルコースは，六員環のピランに似たグルコピラノースを形成しやすく，フルクトー

豆知識

4つの異なる置換基を有する炭素原子は不斉（asymmetric）であるといわれ，不斉炭素はキラル中心（chiral center）（ギリシャ語でキラルは「手」を意味し，いくつかの構造異性体は右手と左手のような関係にある）とも呼ばれる．ラテン語でdextro-は「右」，levulo-は「左」を意味する．炭素鎖の長さが同じ単糖の構造異性体は，カルボニル基から最も離れた不斉炭素の立体配置の違いによって2つのグループに分けられる．この不斉炭素の立体配置において水酸基が右側にあるD-グリセルアルデヒドと同じものをD型異性体，水酸基が左側にあるL-グリセルアルデヒドと同じものをL型異性体と呼ぶ．

【用語解説】
エナンチオマー，エピマー：エナンチオマー（enantiomer）のenantio-はギリシャ語で反対側を意味しており，鏡の面に対して互いに反対側にある立体構造の関係といえる．エピマー（epimer）のepi-はギリシャ語で「近い」や「前後」を意味しており，1か所だけの不斉炭素の立体構造の違いという，似ているものであるが異なるものという関係である．

【用語解説】
アノマー（anomer）：直鎖状の単糖が環状構造をとった場合に新たな不斉炭素となり，その炭素において新しく形成されるヒドロキシ基が環状平面に対しCH₂OH基と反対側に存在するときα-，同じ側に存在するときβ-という関係の構造異性体のことである．

❹ **直鎖構造のD-グルコースと，環状構造のα-D-グルコピラノースおよびβ-D-グルコピラノース**
(Campbell MK, Farrell SO. 川嵜敏祐，金田典雄監訳. キャンベル・ファーレル生化学，第6版. 廣川書店；2010. p.597より)

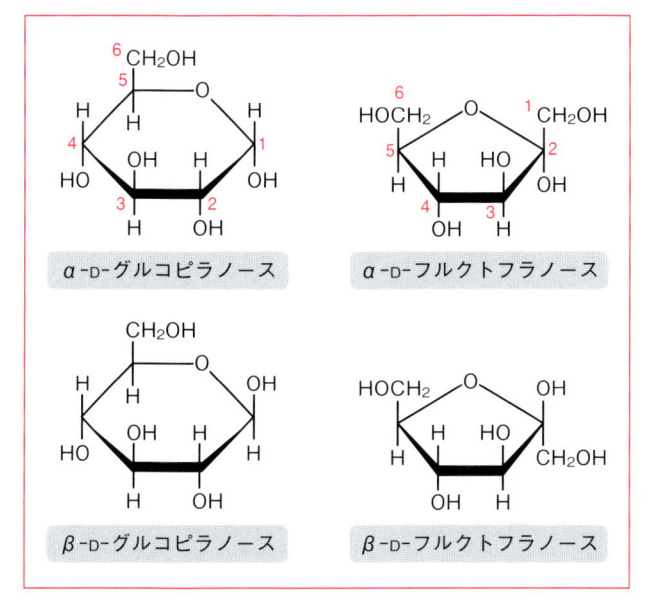

❺ **グルコピラノースとフルクトフラノース**
環状平面構造の6位の炭素残基（−CH$_2$OH）に対し，新たな不斉炭素の1位あるいは2位のヒドロキシ基が反対側に位置するものをαアノマー，同じ側に位置するものをβアノマーと呼ぶ.

スは，五員環のフランに似たフルクトフラノースを形成しやすい（❺）.

単糖の誘導体

- グルコースやガラクトースなどの六炭糖には，各種の誘導体が存在する（❻）.
- グルコースのアルデヒド炭素（C-1）がカルボン酸に酸化されるとアルドン酸の一つのグルコン酸となり，もう一方の末端の炭素（C-6）がカルボン酸に酸化されるとウロン酸の一つのグルクロン酸に酸化される.
- グルコースの6位の炭素（C-6）がリン酸エステル化されると，糖リン酸エステル化合物のグルコース6-リン酸となり，種々の糖リン酸化合物は糖代謝の中間物質として働く.
- 五炭糖のβ-D-リボースの2位の炭素が還元されると，デオキシ糖のβ-D-2-デオキシリボースとなり，DNAを構成する重要な糖となる.

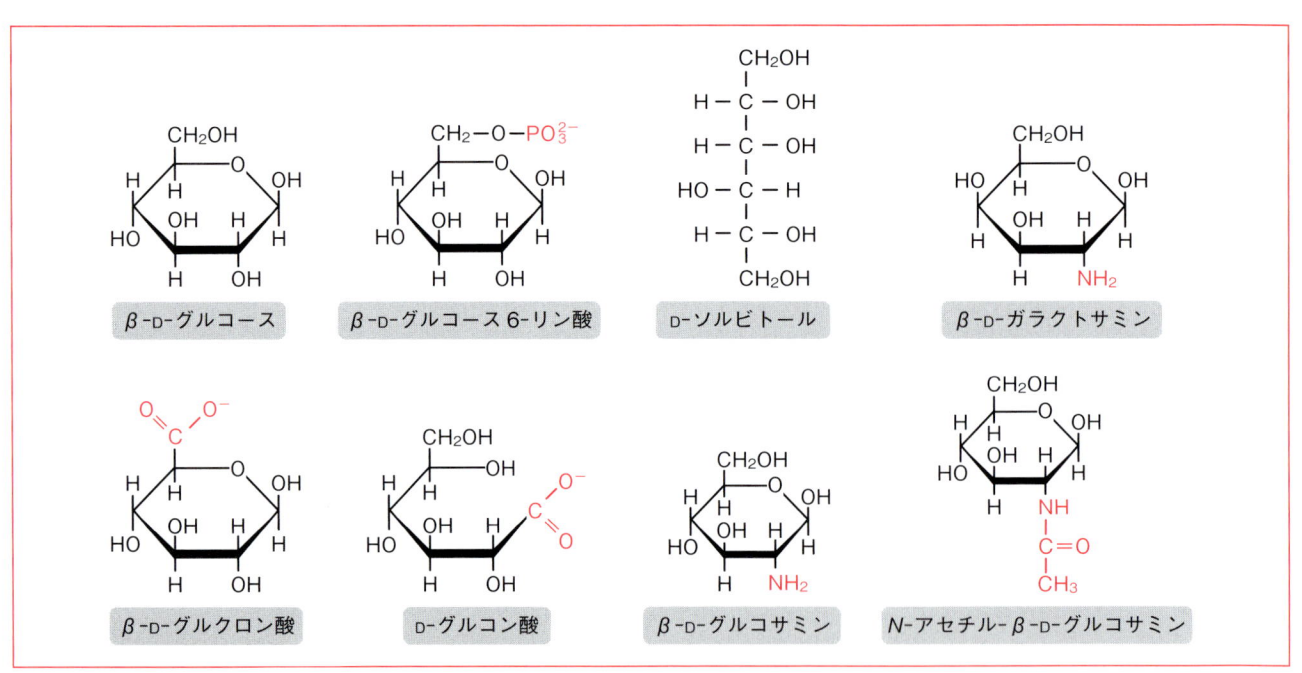

[図6: 単糖の各種誘導体]
β-D-グルコース、β-D-グルコース6-リン酸、D-ソルビトール、β-D-ガラクトサミン、β-D-グルクロン酸、D-グルコン酸、β-D-グルコサミン、N-アセチル-β-D-グルコサミン

❻ 単糖の各種誘導体

- 糖のカルボニル基がヒドロキシ基に還元されると，ポリヒドロキシアルコールの一種である一般名アルジトールと呼ばれる誘導体となり，グリセロール，キシリトール，ソルビトール，マルチトールなどは甘味料としても利用される．
- グルコースやガラクトースなどの六炭糖のC-2位の炭素のヒドロキシ基がアミノ基に置換されて，グルコサミンやガラクトサミンのアミノ糖となる．アミノ基はさらにアセチル化されN-アセチルグルコサミンなどとなり，多種類のオリゴ糖や多糖の構成糖として働く．

2 オリゴ糖

- 糖のオリゴマー（二糖類〈disaccharide〉を含むオリゴ糖〈oligosaccharide〉）は，2～9個程度の単糖分子がグリコシド結合（glycosidic bond）により連結したものである．

グリコシド結合

- グリコシド結合は，ヘミアセタールあるいはヘミケタールのアノマー炭素のもつヒドロキシ基と，別の糖のもつヒドロキシ基とから脱水縮合により，炭素―酸素―炭素（O-グリコシド結合ともいう）の形で共有結合したものである（❼）．
- グリコシド結合には，O-グリコシド結合のほか，ヌクレオシドのようにペントースのアノマー炭素（β位で）と核酸塩基の窒素と結合したものや，単糖のアノマー炭素とたんぱく質のアスパラギン（Asn）残基のアミド基の窒素とが脱水縮合により，炭素―窒素―炭素の形で共有結合したN-グリコシド結合がある．

二糖類，オリゴ糖の種類と機能

- マルトース，ラクトース，スクロースは，食事中に含まれる最も重要な二糖類であり，一方の糖のアノマー炭素がもう一方の糖のヒドロキシ基と反応し，脱水縮合してグリコシド結合して形成している（❼）．
- マルトース，ラクトース，イソマルトース，セロビオースは，❼の右側のグルコース残基のC-1位の炭素がアノマー炭素であるので還元性をもつ．しかし，スクロースならびにトレハロースは，アノマー炭素同士がグリコシド結合に係わっているので非還元性である．
- 動物の消化酵素では，セロビオースはほとんど消化されないが，他の二糖類は消化されて単糖となって吸収されてエネルギー源として利用される．

豆知識

糖の命名法の慣例は，その非還元末端を左側にし，以下の順序のように「組み立てて」示していく．

①第1の単糖単位（左側に位置する）と第2の単糖単位を連結するアノマー炭素の立体配置（αまたはβ）を書く．
②非還元末端残基の名前をつける．五員環と六員環の構造区別をするために，「フラノ (furano)」か「ピラノ (pyrano)」を名前に加える．
③グリコシド結合によって結合している2つの炭素原子を，矢印によって連結された2つの数字でカッコ内に示す．例えば，（1→4）は，第1の糖残基のC-1位と第2の糖残基のC-4位が結合していることを示す．
④第2の糖残基の名前を書く．例えば，マルトースはα-D-グルコピラノシル-（1→4）-D-グルコピラノースとなり，略式では，Glc（α1→4）Glcと表される．

(Nelson DL, Cox MM. 川嵜敏祐監修. レーニンジャーの新生化学, 第6版. 廣川書店, 2015[1]より)

❼ 二糖類の構造

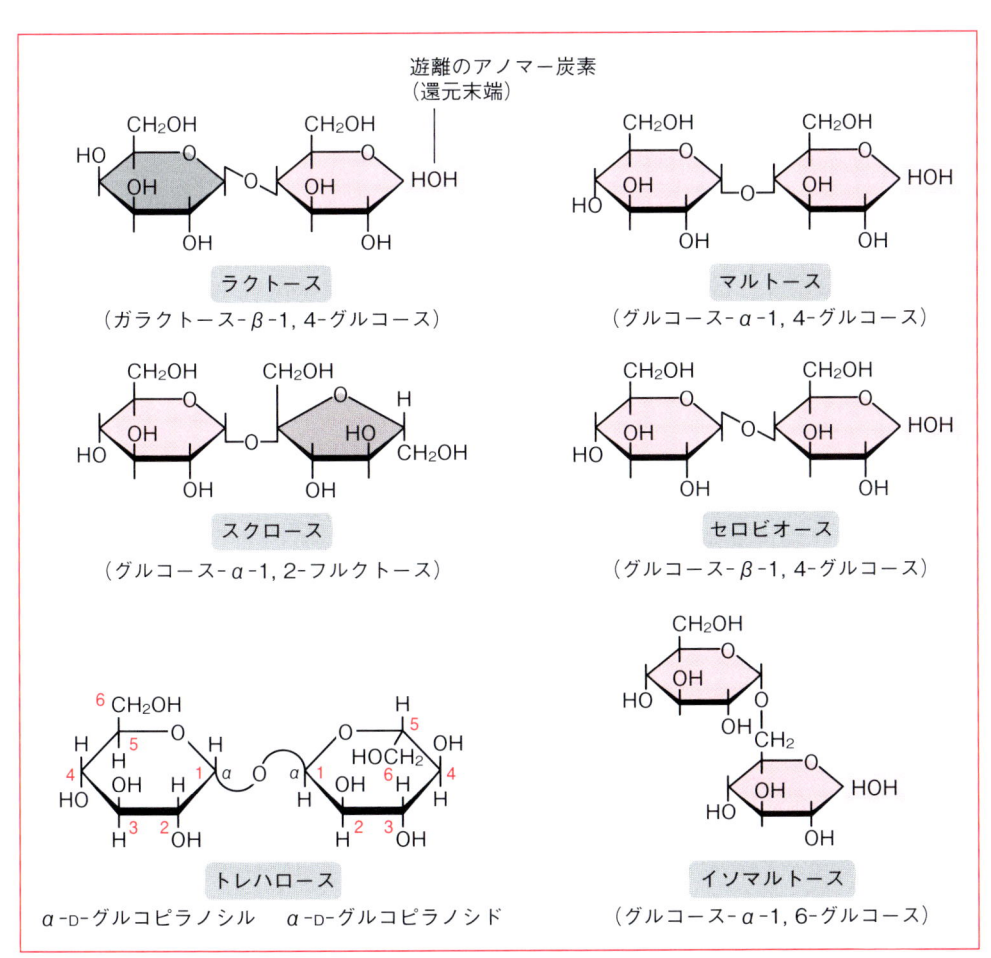

- マルトテトラオース，α-限界デキストリンなども消化吸収されるが，三糖類のラフィノース，四糖類のスタキオース，その他，ガラクトオリゴ糖，フラクトオリゴ糖などは，これらのグリコシド結合を加水分解する酵素をもたないので消化吸収されない．

3 多糖類

ホモ多糖類の種類と機能

- 多くの単糖が結合しているものを多糖（polysaccharide）といい，グリカン（glycan）とも呼ばれる．
- 1種類の単糖から成る多糖をホモ多糖（homopolysaccharide），2種類以上の単糖から成る多糖をヘテロ多糖（heteropolysaccharide）という．
- グルコースが最も普通の構成単糖であり，植物性のでんぷんならびにセルロース，動物性のグリコーゲンがある（❽）．
- でんぷんやグリコーゲンは，グルコースのホモ多糖であり，直鎖構造のα-1,4-グリコシド結合と所々にα-1,6-グリコシド結合で分枝鎖状をしている．いずれも貯蔵糖質として機能する．
- でんぷんのうち，ほぼ直鎖構造だけから成る部分をアミロースといい，分枝構造の多い部分をアミロペクチンという（❽）．
- グリコーゲンはアミロペクチンよりも多く枝分かれしており（約25残基ごとに対して約10残基ごと），より稠密である．
- アミロースの形態はグルコース6分子で1回転するらせん構造をしており，ヨウ素分子がらせん構造の内側にはまり，でんぷん-ヨウ素複合体を形成して特徴的な濃青色を呈する．

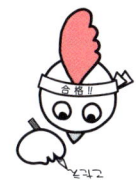

でんぷんやグリコーゲンは，α-1,4-グリコシド結合とα-1,6-グリコシド結合をもち，枝分かれ構造の多糖なんだ

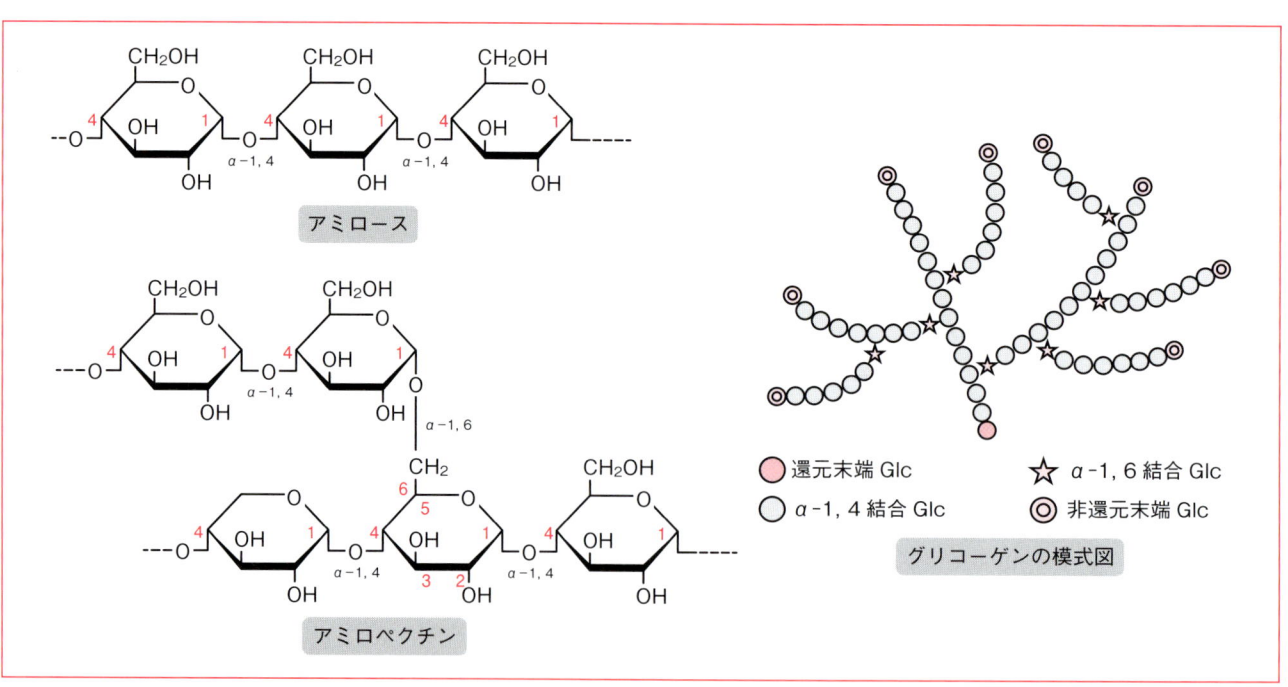

❽ でんぷんとグリコーゲンの構造

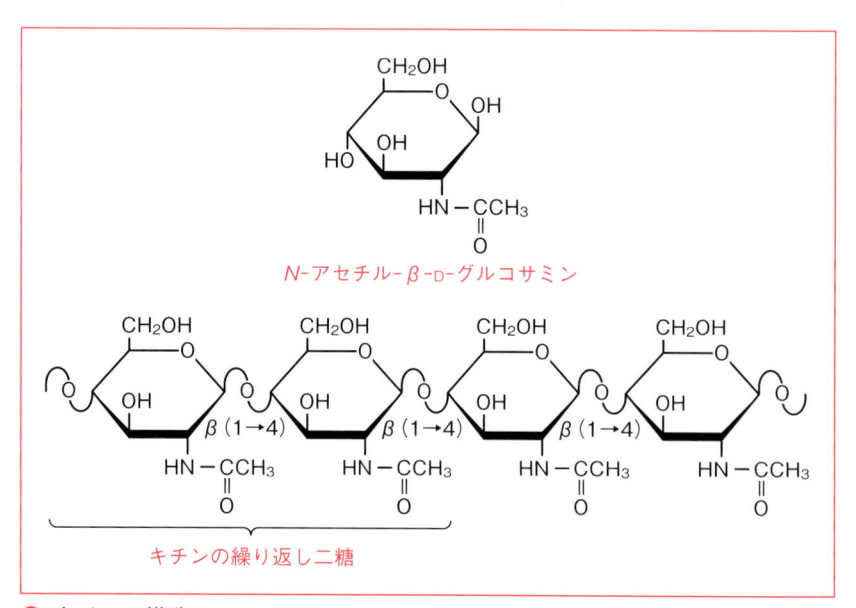

❾ キチンの構造
(Campbell MK, Farrell SO. 川嵜敏祐, 金田典雄監訳. キャンベル・ファーレル生化学, 第6版. 廣川書店；2010. p.617より)

- 植物の主要な構造多糖であるセルロースもグルコースから成るホモ多糖であるが, β-1,4-グリコシド結合によるため, 動物の消化酵素では加水分解されない. 腸内微生物のセルラーゼなどにより分解される.
- キチン(chitin)は, N-アセチル-β-D-グルコサミンがβ-1,4-グリコシド結合した直鎖状のホモ多糖であり, セルロースと同様に動物では消化されない(❾).
- キチンは, 各分子が水素結合などにより安定な構造をしているので機械的に強く, 昆虫, エビ, カニなどの無脊椎動物の硬い外骨格の構造多糖である.

ヘテロ多糖類の種類と機能

- 微生物, 藻類や植物の細胞壁および細胞質には, 代表的な構造多糖であるセルロースをはじめ, 一般に食物繊維として呼ばれるガラクトースとアンヒドロガラクトースから成るガラクタン(寒天の主成分), グルコースとマンノースから成るグルコマンナ

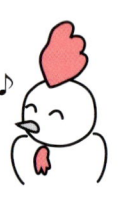

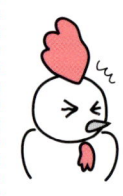

❿ 多糖の構造と機能

ポリマー	タイプ	繰り返し単位*	大きさ（単糖単位の数）	役割/重要性
でんぷん				エネルギー貯蔵：植物中
アミロース	ホモ	(α1→4) Glc，直鎖	50〜5,000	
アミロペクチン	ホモ	(α1→4) Glcと24〜30残基ごとの(α1→6) Glc分枝	10^6まで	
グリコーゲン	ホモ	(α1→4) Glcと8〜12残基ごとの(α1→6) Glc分枝	50,000まで	エネルギー貯蔵：細菌および動物細胞中
セルロース	ホモ	(β1→4) Glc	15,000まで	構造：植物中，細胞壁の剛性と強度
キチン	ホモ	(β1→4) GlcNAc	非常に大きい	構造：昆虫，クモ，甲殻類の外骨格の剛性と強度
デキストラン	ホモ	(α1→6) Glcと(α1→3) 分枝	幅広い	構造：細菌における細胞外接着
ペプチドグリカン	ヘテロ；ペプチドに結合	4) Mur2Ac (β1→4) GlcNAc (β1	非常に大きい	構造：細菌における外膜の剛性と強度
アガロース	ヘテロ	3) D-Gal (β1→4) 3,6-アンヒドロ-L-Gal (α1	1,000	構造：藻類における細胞壁成分
ヒアルロナン（グリコサミノグリカンの一種）	ヘテロ；酸性	4) GlcA (β1→3) GlcNAc (β1	100,000まで	構造：脊椎動物において皮膚や結合組織の細胞外マトリックスに存在；関節においては粘性と潤滑

*ペプチドグリカンとヒアルロン酸の繰り返し構造の略称は，ポリマーはこの二糖単位の繰り返しであることを示す．例えば，ペプチドグリカンでは二糖単位のGlcNAcが (β1→4) で次の二糖単位の一つめの残基に結合していることを示す．
(Nelson DL, Cox MM. 川嵜敏祐監修. レーニンジャーの新生化学, 第6版. 廣川書店；2015. p.376より)

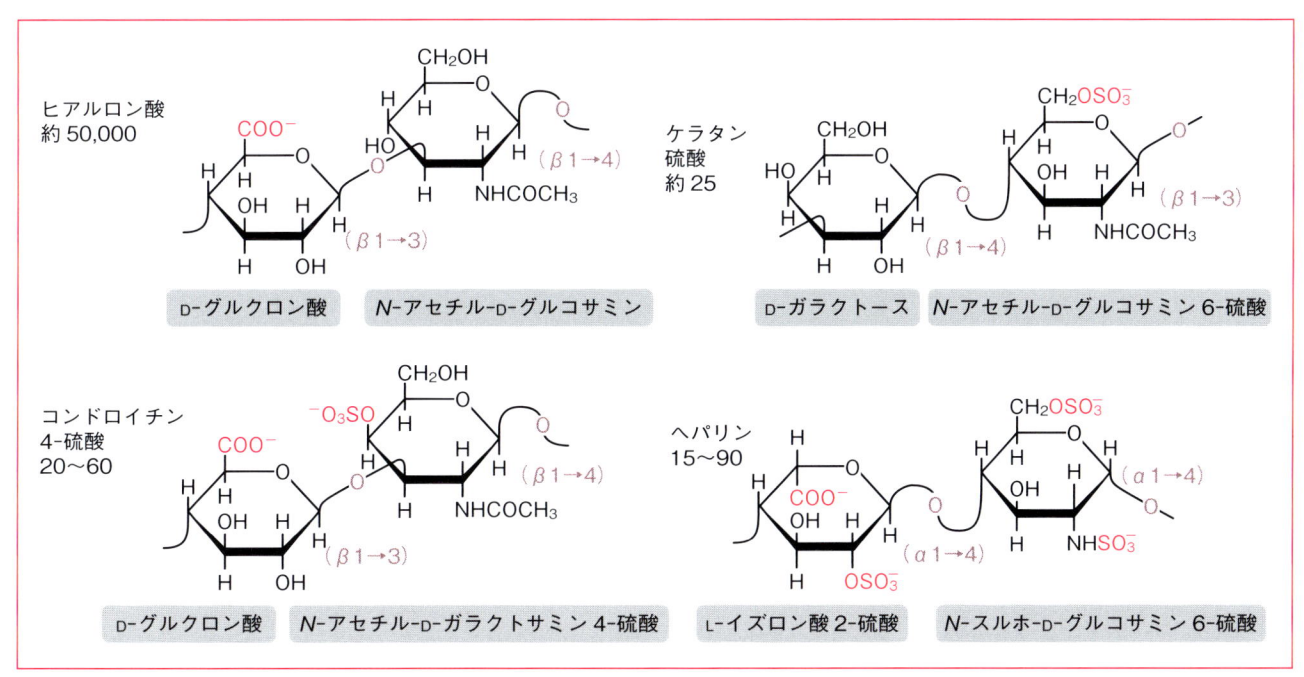

⓫ グリコサミノグリカンの繰り返し二糖の構造

- ン（こんにゃくの主成分）など多種類のヘテロ多糖が存在している（❿）．
- 細菌細胞壁では，N-アセチル-D-グルコサミンとN-アセチルムラミン酸とが$β$-1,4-グリコシド結合した二糖単位の繰り返し直鎖状のヘテロ多糖をオリゴペプチドが連結して，強固な三次元網目構造をなしている．
- 動物細胞の細胞外空間は，ヘテロ多糖のグリコサミノグリカンを構成成分とするゲル様の物質から成り，これらはたんぱく質と結合し複合糖質を形成する．
- グリコサミノグリカンは枝分かれのない二糖単位の繰り返し直鎖状の多糖であり，一方は主にウロン酸であり一方はアミノ糖である．また，硫酸基をもつものが多い（⓫）．
- ヒアルロン酸は，分子量が大きく，水を吸着すると透明できわめて粘性が高くなり，

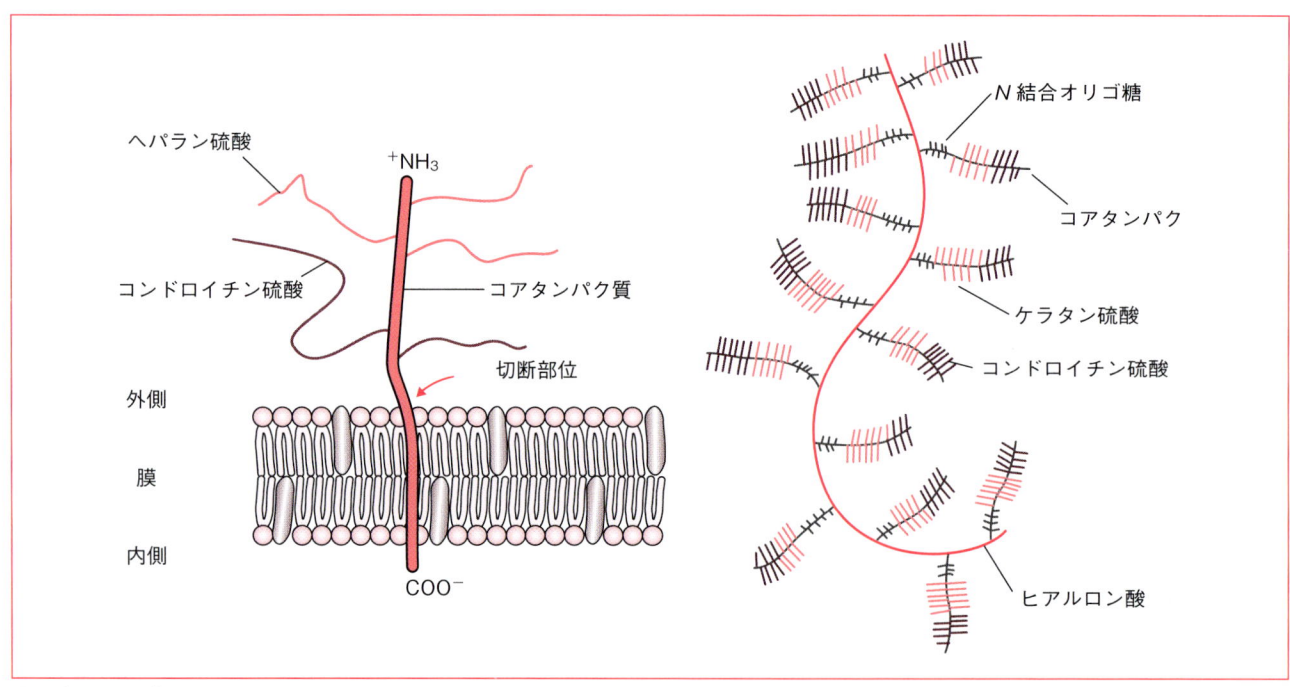

⓬ **プロテオグリカンの構造モデル**
(左：Nelson DL, Cox MM. 川嵜敏祐監修. レーニンジャーの新生化学, 第6版. 廣川書店, 2015. p.379／右：Voet D, et al. 田宮信雄ほか訳. ヴォート基礎生化学, 第4版. 東京化学同人；2014. p.152より)
左側に示すように細胞外のコアたんぱく質に多様なグリコサミノグリカンが結合した高分子が切断され，それが多数，細胞外間質に存在する1本のヒアルロン酸に結合して，右側に示す巨大なプロテオグリカン集合体となる．

関節の潤滑液や眼球の硝子体液として機能する．
- コンドロイチン硫酸は，軟骨，腱，靱帯などの結合組織の張力に，また，血管壁，皮膚などの柔軟性に寄与している．ケラタン硫酸は，ウロン酸をもたず角膜，軟骨，骨，および，死んだ細胞でできた毛，爪，角，蹄などに存在する．
- ヘパリンはヘパラン硫酸の断片化したヘテロ多糖であり，白血球の一つであるマスト細胞（肥満細胞）で生合成されトロンビンと結合し血液凝固を阻害する．

4 複合糖質

複合糖質の種類と機能

- オリゴ糖ならびに多糖は，貯蔵糖質，構造糖質に加えて多くの情報を伝える情報糖質としても機能し，これらはたんぱく質あるいは脂質と共有結合して生物活性を有しており，複合糖質と呼ばれる．
- 複合糖質には，糖たんぱく質，プロテオグリカン，糖脂質があり，生体分子間相互の認識，細胞間認識，細胞内移送の通信情報，免疫応答情報などに糖鎖部分が機能している．
- プロテオグリカンは複数の硫酸化グリコサミノグリカンが1本のコアたんぱく質に共有結合している膜たんぱく質や分泌たんぱく質で，高分子の細胞外マトリックスの主成分である（⓬）．
- プロテオグリカンの糖鎖は，細胞の接着，組織化，増殖因子の活性化など，種々の細胞活性に影響する．
- 細胞外には1本のヒアルロン酸に多数のプロテオグリカンが共有結合して，コラーゲンと相互作用しながら，軟骨や結合組織の発生，強度あるいは弾力性に寄与している．
- 糖たんぱく質は多様な複雑さのオリゴ糖が共有結合しているたんぱく質で，細胞内外において存在する．糖鎖のアノマー炭素とたんぱく質のセリン残基，トレオニン残基のヒドロキシ基との間でO-グリコシド結合，またはアスパラギンのアミノ基との間

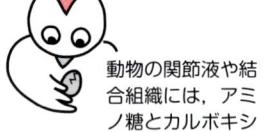

動物の関節液や結合組織には，アミノ糖とカルボキシ基や硫酸基をもつ糖から成る二糖単位の繰り返し構造の多糖を含んでいて，多量の水分子を保持しているんだ！

● MEMO ●
細胞外空間のヘテロ多糖や複合糖質の糖鎖も，生体内においては合成と分解が常に行われている．その分解はリソソームに含まれている多くの加水分解酵素が担っている．食事として摂取した場合には，剝がれ落ちた消化管の上皮細胞あるいは腸内細菌の加水分解酵素により分解されて代謝されるが，栄養素としての利用性は少ないものである．

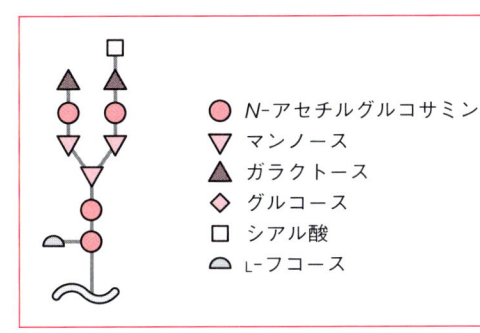

○ N-アセチルグルコサミン
▽ マンノース
▲ ガラクトース
◇ グルコース
□ シアル酸
⌒ L-フコース

⑬ 糖たんぱく質のペプチド鎖に結合したオリゴ糖の例
(Voet D, et al. 田宮信雄ほか訳. ヴォート基礎生化学, 第4版. 東京化学同人；2014. p.155より)

で N-グリコシド結合している．
- オリゴ糖鎖は，たんぱく質の細胞内移送の方向性，たんぱく質の水溶性，分解性あるいは ABO 式血液型抗原基などを決定するものとして機能する．
- 糖脂質は動物の生体膜成分としても存在するが，細菌の細胞外膜の主要な構成成分として存在し，結合している複雑なオリゴ糖は，それに対して形成される免疫抗体の主要な抗原決定基として重要である（⑬）．

糖たんぱく質のオリゴ糖鎖は多様で，各種の情報をもっていて，ABO 式血液型抗原基などの役割を担っているんだ！

引用文献
1) Nelson DL, Cox MM. 川嵜敏祐監修. レーニンジャーの新生化学, 第6版. 廣川書店, 2015.
2) Campbell MK, Farrell SO. 川嵜敏祐, 金田典雄監訳. キャンベル・ファーレル生化学, 第6版. 廣川書店, 2010.
3) Voet D, et al. 田宮信雄ほか訳. ヴォート基礎生化学, 第4版. 東京化学同人, 2014.

参考文献
・Murray RK, et al. 清水孝雄監訳. イラストレイテッド ハーパー・生化学, 原書29版. 丸善出版, 2013.
・奥 恒行, 山田和彦編. 基礎から学ぶ生化学, 改訂第2版. 南江堂, 2014.

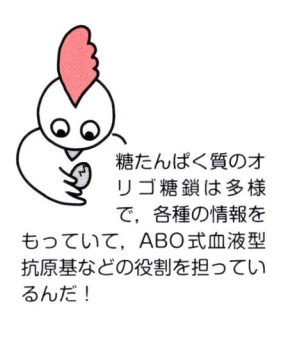

カコモンに挑戦!!

◆ 第23回-23
糖質の構造に関する記述である．正しいのはどれか．
(1) デオキシリボースは，6個の炭素原子をもつ．
(2) L-ガラクトースは，ラクトースの構成要素のひとつである．
(3) グリコーゲンは，α-1,6-グリコシド結合をもつ．
(4) でんぷんは，β-1,4-グリコシド結合をもつ．
(5) ヒアルロン酸は，硫酸基をもつ．

◆ 第29回-22
糖質と脂質に関する記述である．正しいのはどれか．1つ選べ．
(1) フルクトースは，アルドースである．
(2) フルクトースは，五炭糖である．
(3) グルコースは，ケトースである．
(4) リボースは，RNA の構成糖である．
(5) イノシトール1,4,5-三リン酸は，糖脂質である．

解答＆解説

◆ 第23回-23　正解(3)
解説：正文を提示し，解説とする．
(1) デオキシリボースは，5個の炭素原子をもつ．
(2) D-ガラクトースは，ラクトースの構成要素のひとつである．
(3) グリコーゲンは，α-1,6-グリコシド結合をもつ．
(4) でんぷんは，α-1,4-グリコシド結合をもつ．
(5) ヒアルロン酸は，カルボキシ基をもつ．

◆ 第29回-22　正解(4)
解説：正文を提示し，解説とする．
(1) フルクトースは，ケトースである．
(2) フルクトースは，六炭糖である．
(3) グルコースは，アルドースである．
(4) リボースは，RNA の構成糖である．
(5) イノシトール1,4,5-三リン酸は，糖アルコールリン酸化合物である．

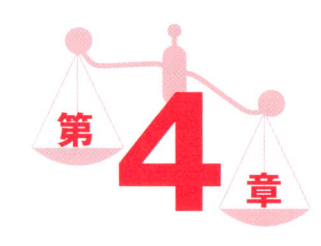

第4章 脂質の構造と機能

学習目標
- 脂質の基本構造と種類について理解する
- 脂質の分類（①単純脂質，②複合脂質，③誘導脂質）と機能について理解する
- 脂質の生体内での3つの役割（①生体膜成分，②エネルギー源，③脂溶性シグナル分子）について理解する

要点整理
- 脂質は水に不溶あるいは難溶で，クロロホルムやベンゼンなどの有機溶媒に可溶性を示す性質をもっている．
- 単純脂質としてアシルグリセロール，コレステロールエステルなど，複合脂質としてリン脂質，糖脂質，リポたんぱく質などがある．
- 誘導脂質は脂質の分解物で水に不溶の化合物をいい，脂肪酸やコレステロールおよびそれらの代謝物（胆汁酸，脂溶性ホルモン，脂溶性ビタミン，エイコサノイドなど）が含まれる．
- 脂肪酸は脂質の構成成分であり，炭素数の長さ，飽和脂肪酸，不飽和脂肪酸によって化学構造や生体内での機能が異なる．
- 脂質はトリアシルグリセロールとしてエネルギー貯蔵物質となる．
- リン脂質，コレステロールは，生体膜の基本構造を形成する．
- コレステロールは胆汁酸，ステロイドホルモン，プロビタミンDと同じくステロイド骨格をもつ．
- 不飽和脂肪酸は，エイコサノイドの原料になる．
- 脂質はたんぱく質と結合し，リポたんぱく質を形成する．

1 脂肪酸

- 脂肪酸は脂質[*1]を構成する基本成分であり，誘導脂質の一つでもある．
- 脂肪酸は炭化水素基とカルボキシ基（−COOH）から成る化合物であり，一般式としてR−COOHで表される（❶）．
- 生体内では，脂肪酸はグリセロールやコレステロールのエステルとして存在し，トリアシルグリセロール，リン脂質，コレステロールエステル，セラミドの構成成分となっている．
- 非エステル型として存在する脂肪酸を遊離脂肪酸と呼び，血中ではアルブミンと結合している．
- 脂肪酸は炭素数によって短鎖脂肪酸（C_4以下），中鎖脂肪酸（C_6〜C_{10}），長鎖脂肪酸（C_{12}以上）に分類される．天然の多くの脂肪酸の炭素数は偶数である．
- 脂肪酸は，分子内に二重結合（−CH＝CH−）をもたない飽和脂肪酸と，二重結合をもつ不飽和脂肪酸（❶，❷）とに大別される．
- 脂肪酸の融点は，炭素数が増加するのに伴い上昇する．
- 脂肪酸の融点は，二重結合の数が多いほど低下する．
- 天然に存在する不飽和長鎖脂肪酸は，シス型である（❸）．
- 不飽和脂肪酸のなかで二重結合を1つもつものを一価不飽和脂肪酸，2つ以上もつものを多価不飽和脂肪酸という．
- 脂肪酸の炭素原子はカルボキシ炭素（1位炭素）から数え，カルボキシ炭素に近接する

[*1] 脂質の代謝については，第13章「脂質の代謝」（p.119）を参照．

●MEMO●
不飽和脂肪酸の表記法（❶，❷）：不飽和脂肪酸の二重結合の位置と数を示すために用いられる．例えば「18:1;9」はオレイン酸を表すが，18は炭素数，1は二重結合の数，9はカルボキシ基から数えて9位と10位の間の炭素原子間の二重結合を示している．二重結合の位置を示すためにΔも使用されることがあり，オレイン酸は「18:1 Δ⁹」で表記される．

❶ 脂肪酸の種類

	名　称	炭素数：二重結合数（位置）	示性式	融点（℃）
飽和脂肪酸	酢　酸	2	CH₃COOH	16.7
	酪　酸	4	CH₃(CH₂)₂COOH	−7.9
	カプロン酸	6	CH₃(CH₂)₄COOH	−3.4
	カプリル酸	8	CH₃(CH₂)₆COOH	16.7
	カプリン酸	10	CH₃(CH₂)₈COOH	31.6
	ラウリン酸	12	CH₃(CH₂)₁₀COOH	44.2
	ミリスチン酸	14	CH₃(CH₂)₁₂COOH	53.9
	パルミチン酸	16	CH₃(CH₂)₁₄COOH	63.1
	ステアリン酸	18	CH₃(CH₂)₁₆COOH	69.6
	アラキジン酸	20	CH₃(CH₂)₁₈COOH	76.5
	ベヘン酸	22	CH₃(CH₂)₂₀COOH	81.5
	リグノセリン酸	24	CH₃(CH₂)₂₂COOH	86.0
不飽和脂肪酸	パルミトレイン酸	16:1；9	CH₃(CH₂)₅CH=CH(CH₂)₇COOH	−0.5
	オレイン酸	18:1；9	CH₃(CH₂)₇CH=CH(CH₂)₇COOH	13.4
	リノール酸	18:2；9, 12	CH₃(CH₂)₄(CH=CHCH₂)₂(CH₂)₆COOH	−5.0
	α-リノレン酸	18:3；9, 12, 15	CH₃CH₂(CH=CHCH₂)₃(CH₂)₆COOH	−11.3
	γ-リノレン酸	18:3；6, 9, 12	CH₃(CH₂)₄(CH=CHCH₂)₃(CH₂)₃COOH	−26.3
	アラキドン酸	20:4；5, 8, 11, 14	CH₃(CH₂)₄(CH=CHCH₂)₄(CH₂)₂COOH	−49.5
	エイコサペンタエン酸	20:5；5, 8, 11, 14, 17	CH₃CH₂(CH=CHCH₂)₅(CH₂)₂COOH	−54.0
	ドコサペンタエン酸	22:5；7, 10, 13, 16, 19	CH₃CH₂(CH=CHCH₂)₅CH₂CH₂CH₂CH₂COOH	−78.0
	ドコサヘキサエン酸	22:6；4, 7, 10, 13, 16, 19	CH₃CH₂(CH=CHCH₂)₆CH₂COOH	−44.0

（林　淳三監修．Nブックス，人体の構造と機能　改訂生化学．建帛社；2009．p.21より一部改変）

```
   ω(n)
   CH₃CH₂CH₂CH₂CH₂CH₂CH₂CH₂CH=CH(CH₂)₇COOH
    18  17                        10  9        1
   18:1；9, 18:1Δ⁹ もしくは 18:1(n-9)
```

❷ オレイン酸の表記法

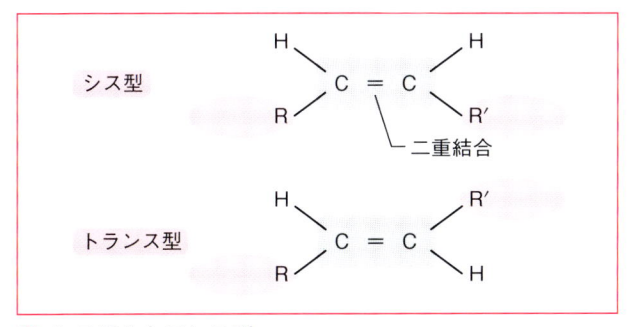

❸ シス型とトランス型

- 炭素原子（2, 3, 4位）をそれぞれ α，β，γ 炭素という．
- 末端メチル基（−CH₃）の炭素を ω 炭素あるいは n 位炭素という（❷）．
- 末端メチル基（ω 炭素）から数えて3番目と4番目の炭素原子間に二重結合がある脂肪酸を ω3系（n-3系），6番目と7番目の炭素原子間に二重結合がある脂肪酸を ω6系（n-6系），9番目と10番目の炭素原子間に二重結合がある脂肪酸を ω9系（n-9系）不飽和脂肪酸という（❹）．
- n-3系の代表的な脂肪酸として，食用油由来の α-リノレン酸，魚由来のエイコサペンタエン酸（EPA），ドコサペンタエン酸（DPA），ドコサヘキサエン酸（DHA）がある．
- n-6系の代表的な脂肪酸として，リノール酸，γ-リノレン酸，アラキドン酸がある．
- n-9系の代表的な脂肪酸として，オレイン酸がある．
- リノール酸，α-リノレン酸は生体内で合成することができず，また，アラキドン酸は必要量を合成できない．この3つの脂肪酸を必須脂肪酸という．
- EPA，DHAは魚油に多く含まれ，必須脂肪酸に分類されることもある．
- アラキドン酸，EPAはエイコサノイドの原料となる[*2]．

豆知識

炭素原子間が二重結合になると回転が束縛されて，2つの異なった分子の形（シス型とトランス型，❸）をとり，これを幾何異性体という．天然の不飽和脂肪酸のほとんどはシス型であるが，マーガリンやショートニングなどの食品製造過程で副産物としてトランス不飽和脂肪酸ができる．トランス脂肪酸はLDL-コレステロール値を上昇させることから，心筋梗塞や動脈硬化を悪化させるといわれている．

[*2] 本章「4　その他の脂質」（p.38）を参照．

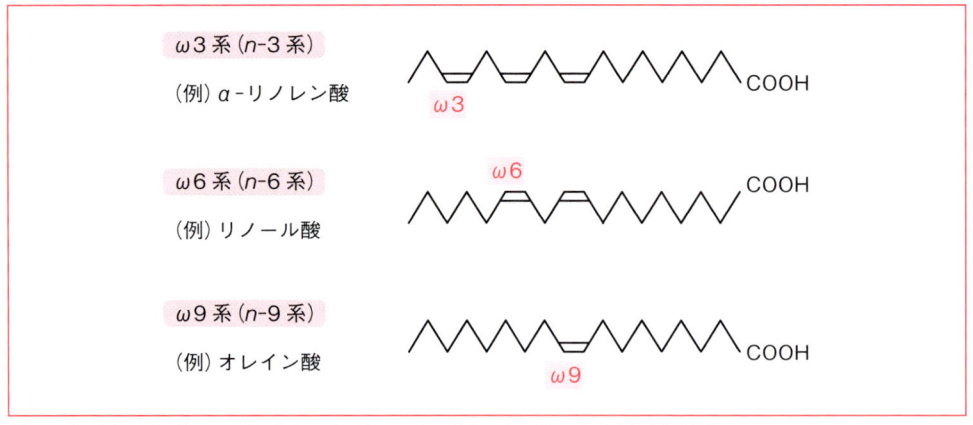

❹ ω3系（n-3系），ω6系（n-6系），ω9系（n-9系）の不飽和脂肪酸

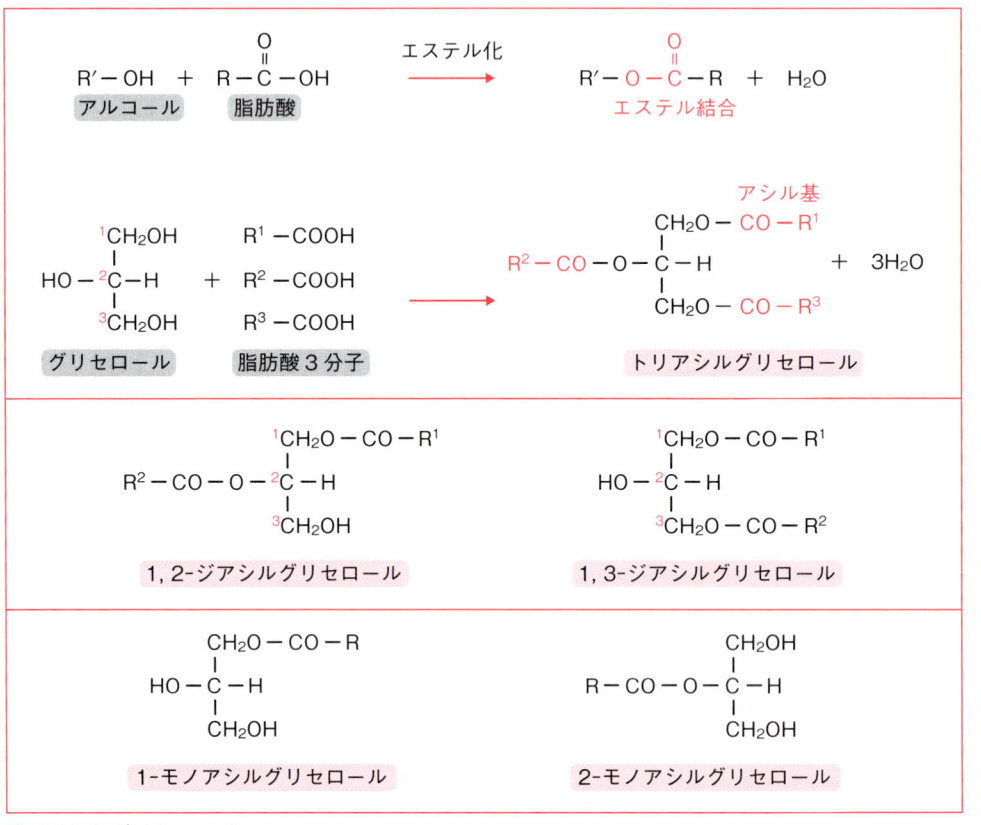

❺ アシルグリセロール

> n-3系脂肪酸は冠動脈疾患罹患を減少させることが報告されているから，生活習慣病の発症予防に有効とされているんだ！

●MEMO●
私たちが摂取する不飽和脂肪酸のなかに，リノール酸と炭素数，不飽和結合数が同じであるが，二重結合が共役型の構造をしている共役リノール酸がある．これは反芻動物の胃内に存在する微生物によって生成するため，これらの動物の肉および乳製品に含まれている．

2　単純脂質

- 単純脂質は脂肪酸とアルコールのエステルである．
- アシルグリセロール，コレステロールエステル，スフィンゴシンに脂肪酸がアミド結合したセラミドなどがある．

アシルグリセロール（❺）

- 脂肪酸とグリセロールのエステルをアシルグリセロールという．
- グリセロールは三価のアルコールであり，脂肪酸のカルボキシ基とエステル結合（－COO－）する．
- エステル結合したアシル基の数により，モノアシルグリセロール（脂肪酸が1つ），ジアシルグリセロール（脂肪酸が2つ），トリアシルグリセロール*3（脂肪酸が3つ）に大別される．
- アシルグリセロールは電荷をもたず，電気的に中性であることから中性脂肪という．

*3 トリアシルグリセロールはトリグリセリドともいい，中性脂肪と同義に使用されることが多い．

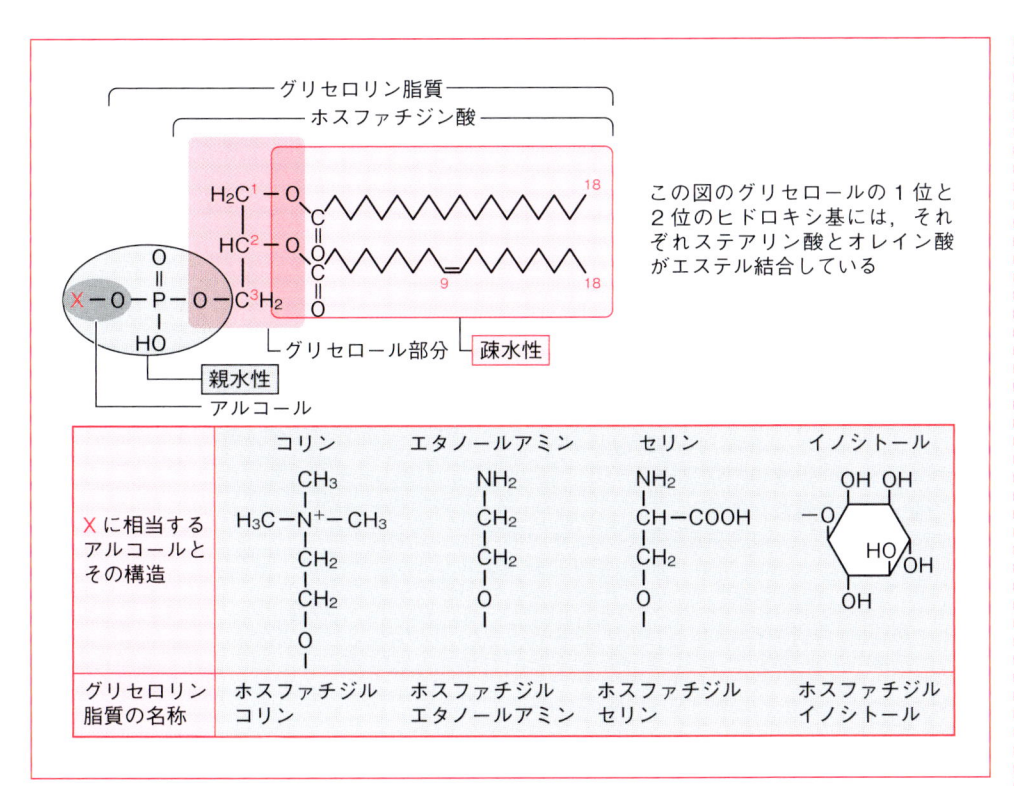

	コリン	エタノールアミン	セリン	イノシトール
Xに相当するアルコールとその構造	CH₃ H₃C-N⁺-CH₃ CH₂ CH₂ O	NH₂ CH₂ CH₂ O	NH₂ CH-COOH CH₂ O	OH OH -O HO OH OH
グリセロリン脂質の名称	ホスファチジルコリン	ホスファチジルエタノールアミン	ホスファチジルセリン	ホスファチジルイノシトール

❻ グリセロリン脂質の構造
(三輪一智, 中 恵一. 系統看護学講座 専門基礎分野, 人体の構造と機能2 生化学, 第13版. 医学書院; 2014. p.41より)

- トリアシルグリセロールは動植物の貯蔵エネルギーで, ヒトでは脂肪細胞に貯蔵される.
- 食事由来, 肝臓由来のトリアシルグリセロールはリポたんぱく質(キロミクロン, VLDL)の成分として, 生体内の各組織に運搬される[*4].

コレステロールエステル

- ステロイド骨格をもつ物質を総称してステロイドという[*5].
- コレステロールは, ステロイドの一つである.
- コレステロールエステルは遊離のコレステロールの3位の-OHに脂肪酸がエステル結合したものである.
- コレステロールエステルはリポたんぱく質(LDL, HDL)に多く含まれ, 運搬される[*6].

3 複合脂質

- 単純脂質である脂肪酸とアルコールのエステルに加え, リン酸, 糖などを含んでいるものを複合脂質という.
- 複合脂質としてリン脂質(グリセロリン脂質とスフィンゴリン脂質), 糖脂質, リポたんぱく質がある.

グリセロリン脂質 (❻)

- グリセロールの1位と2位に脂肪酸, 3位にリン酸が結合したものをホスファチジン酸といい, それを基本骨格とするものをグリセロリン脂質という.
- ホスファチジン酸のリン酸にコリンがエステル結合したものをホスファチジルコリン(レシチン)といい, 生体中に最も多く含まれるグリセロリン脂質である.
- ホスファチジン酸のリン酸にエタノールアミンが結合したものをホスファチジルエタノールアミン, セリンが結合したものをホスファチジルセリン, イノシトールが結合したものをホスファチジルイノシトールという.
- グリセロリン脂質のグリセロールと2つの脂肪酸部分は非極性であり, リン酸とそれに結合した置換基は極性であるため, 分子は両親媒性を示す.

豆知識
カルジオリピン(ジホスファチジルグリセロール)は2分子のホスファチジン酸と1分子のグリセロールから成るリン脂質であり, 動物では主にミトコンドリア内膜に局在している. 抗カルジオリピン抗体が検出される疾患として抗リン脂質抗体症候群(習慣性流産や動脈系・静脈系の血栓症を反復する疾患)があり, また膠原病の一つである全身性エリテマトーデス(SLE)に合併して現れることも多い.

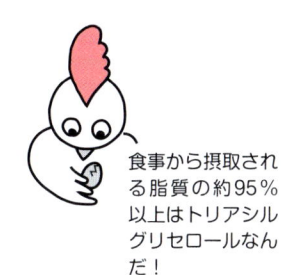

食事から摂取される脂質の約95%以上はトリアシルグリセロールなんだ!

[*4] 第13章「1 脂質の輸送とリポたんぱく質」(p.119)を参照.

[*5] 本章「4 その他の脂質」(p.38)を参照.

[*6] 第13章「1 脂質の輸送とリポたんぱく質」(p.119)を参照.

● MEMO ●
分子内にエーテル結合をもつリン脂質をエーテルリン脂質といい, 血小板活性化因子(PAF)やプラズマローゲンなどがある. PAFは血小板活性化, 白血球遊走, 血圧降下作用など広い生理活性をもっている.

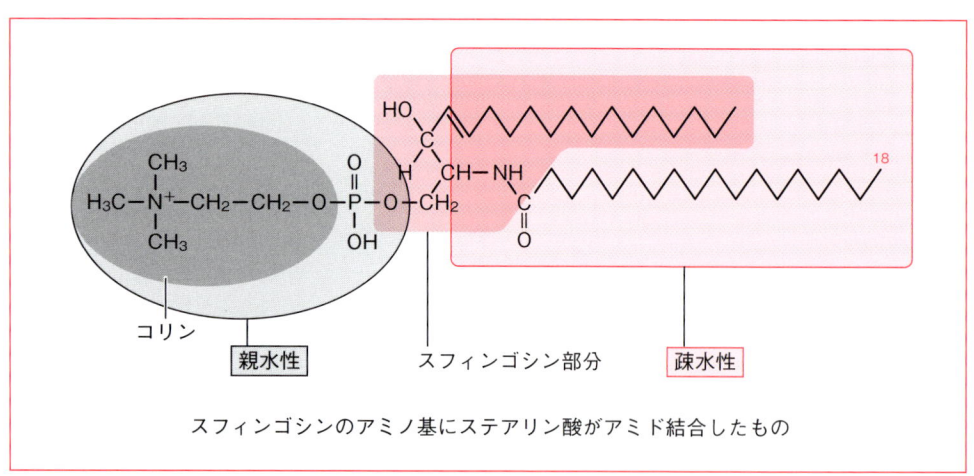

スフィンゴシンのアミノ基にステアリン酸がアミド結合したもの

❼ スフィンゴリン脂質（スフィンゴミエリン）の構造
（三輪一智，中 恵一．系統看護学講座 専門基礎分野，人体の構造と機能2 生化学，第13版．医学書院；2014．p.42より）

- 両親媒性の性質をもっているグリセロリン脂質は，リン脂質二重層として生体膜の主要な成分となる[*7]．

[*7] 第1章「4 生体膜」(p.5)を参照．

スフィンゴリン脂質

- スフィンゴリン脂質の代表的なものとしてスフィンゴミエリンがある（❼）．
- スフィンゴリン脂質はグリセロリン脂質と化学構造は異なるが，全体的な性質は似ている．
- スフィンゴミエリンはスフィンゴシンに脂肪酸がアミド結合したセラミドにリン酸，コリンが結合したものである．
- スフィンゴミエリンもグリセロリン脂質と同様に両親媒性を示す．
- スフィンゴシンは，パルミトイルCoAとセリンから合成される．
- スフィンゴミエリンは，特に脳や神経系に含まれ，神経軸索をおおうミエリン鞘に多くみられる．

糖脂質

- 分子内に糖を含む脂質を糖脂質という．
- 糖脂質はグリセロ糖脂質とスフィンゴ糖脂質に分類される．
- スフィンゴ糖脂質の代表的なものとして，スフィンゴシンに脂肪酸がアミド結合したセラミドにガラクトースが結合したガラクトセレブロシドがある（❽a）．ガラクトセレブロシドは脳灰白質に多く存在し，ミエリン鞘構成脂質である．
- セラミドにグルコースが結合したものをグルコセレブロシドという．
- 糖脂質として，分子内に硫酸基をもつスルファチドがある（❽b）．スルファチドはミエリン鞘構成脂質であり，腎臓にも特異的に存在する．
- 分子内にN-アセチルノイラミン酸[*8]をもつ糖脂質をガングリオシドという（❽c）．ガングリオシドは脳灰白質に多くみられ，多様な分子種の存在が確認されており，がん化や老化に関連する分子など多様な生理活性が知られている．

[*8] N-アセチルノイラミン酸は，シアル酸とも呼ばれる．炭素数9個のアミノ糖であるノイラミン酸にアセチル基が結合したものをいう．

リポたんぱく質

- 血漿中では脂質はたんぱく質と複合体をつくり，リポたんぱく質という形で存在する．
- リポたんぱく質は血漿中の脂質を輸送する働きがある[*9]．
- リポたんぱく質の構造は中心部に疎水性のトリアシルグリセロールやコレステロールエステルが存在しており，表面はリン脂質，コレステロール，アポリポたんぱく質によって構成されている（❾）．
- アポリポたんぱく質はリポたんぱく質の構造を安定させ，リポたんぱく質代謝に関連

[*9] 第13章「1 脂質の輸送とリポたんぱく質」(p.119)を参照．

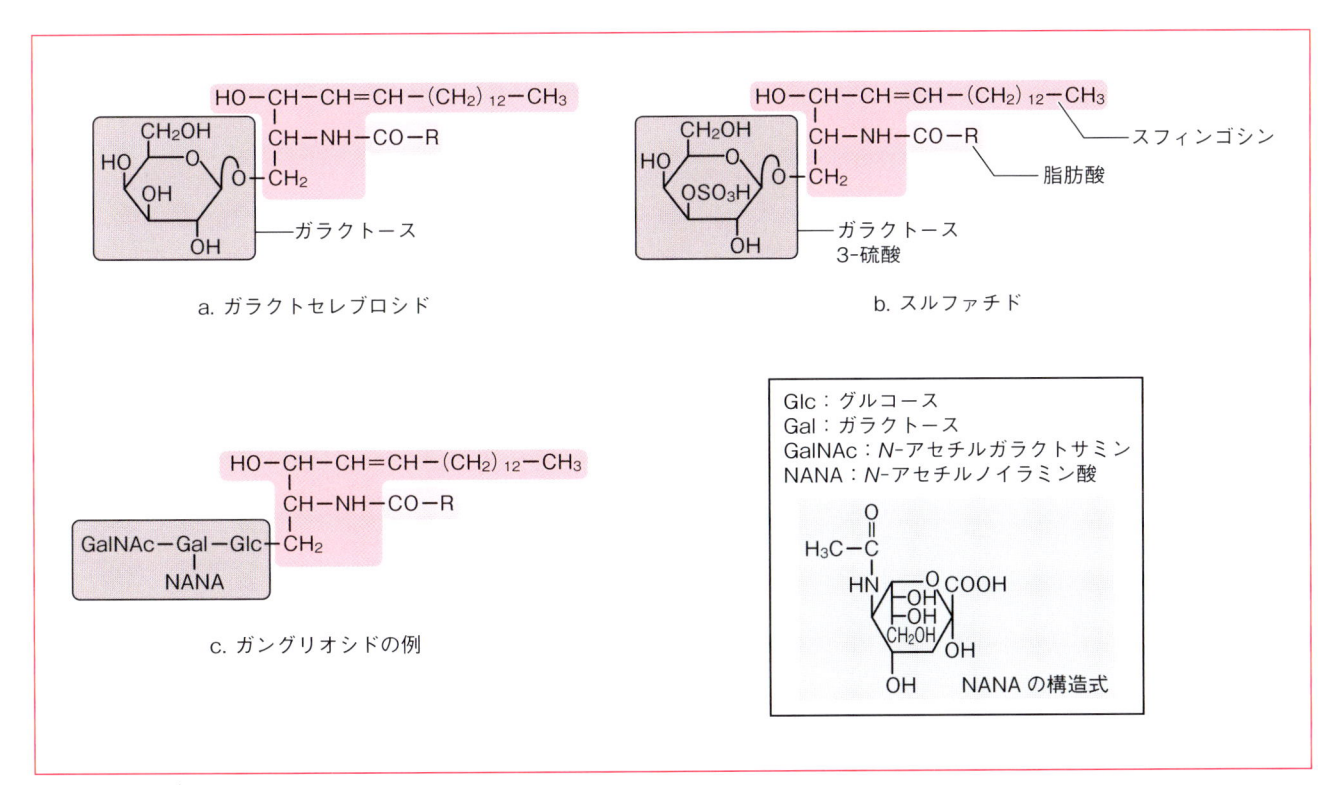

❽ **スフィンゴ糖脂質の構造**
（三輪一智，中 恵一．系統看護学講座　専門基礎分野，人体の構造と機能2　生化学，第13版．医学書院；2014．p.44より）

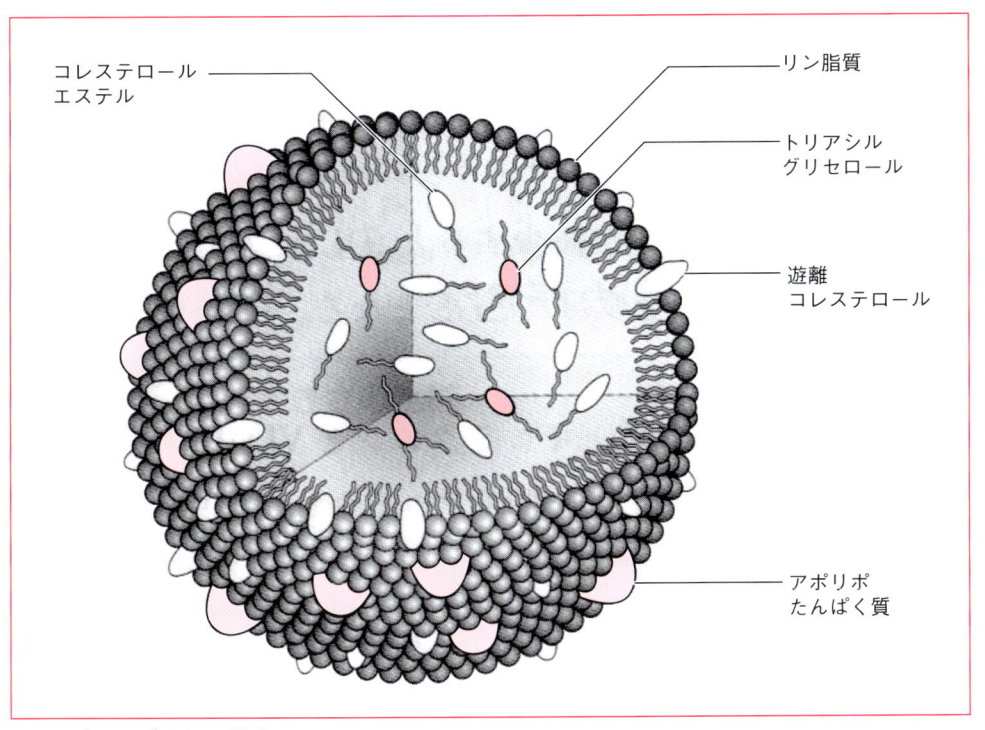

❾ **リポたんぱく質の構造**
（三輪一智，中 恵一．系統看護学講座　専門基礎分野，人体の構造と機能2　生化学，第13版．医学書院；2014．p.45より）

する酵素活性の調節やリポたんぱく質受容体との相互作用に関与する機能をもっている．
- リポたんぱく質は比重（密度）からキロミクロン，VLDL（超低密度リポたんぱく質），IDL（中間密度リポたんぱく質），LDL（低密度リポたんぱく質），HDL（高密度リポたんぱく質）の5つに大別される．

4　その他の脂質

ステロイドとステロール (⓾)

- ステロイド核（シクロペンタノペルヒドロフェナントレン）を基本構造にもつ化合物をステロイドという．
- ステロイド核の3位の炭素にヒドロキシ基が結合したステロイドを総称してステロールという．
- 動物ステロールとしてコレステロール，植物ステロールとしてスチグマステロール，菌類ステロールとしてエルゴステロール（プロビタミンD_2）がある．

コレステロール

- 生体内では遊離しているものと3位のヒドロキシ基に脂肪酸がエステル結合しているコレステロールエステルがある．遊離型とエステル型の比率は組織により異なるが，血漿リポたんぱく質ではエステル型の比率は約75％と高い．
- コレステロールはリン脂質とともに生体膜の重要な構成成分となっている[*10]．
- コレステロールは主として肝臓で1日約1g生合成されるが，食事による平均的な摂取量は約0.5gである．
- コレステロールはアセチルCoAを原料に生合成される[*11]．
- コレステロールは胆汁酸，ステロイドホルモン（性ホルモン，副腎皮質ホルモン）の原料であり，プロビタミンD_3はコレステロール合成の前駆体である．

胆汁酸 (⓾)

- 胆汁酸は，肝臓でコレステロールから1日約0.5g生合成され，ほぼ同じ量が大便に排泄される．
- 胆汁酸は，胆汁中に広くみられるステロイド系のカルボン酸であり，コール酸やケノデオキシコール酸がある．
- 多くの胆汁酸はグリシンやタウリンとアミド結合し，抱合型胆汁酸として胆嚢に貯蔵される．
- コール酸にグリシンが結合したものをグリココール酸，タウリンが結合したものをタウロコール酸といい，ケノデオキシコール酸にグリシンが結合したものをグリコケノデオキシコール酸，タウリンが結合したものをタウロケノデオキシコール酸という．
- 十二指腸に分泌された胆汁酸は脂質をミセル化し，消化吸収を助ける．
- 胆汁酸は脂溶性ビタミンの吸収の促進を行う作用もある．
- 小腸の胆汁酸の一部は腸内細菌により脱抱合と還元作用を受けて，二次胆汁酸（デオキシコール酸，リトコール酸）に変換される．
- 胆汁酸の約90％は小腸の回腸から肝臓へ再吸収されるが，これを腸肝循環という．
- 腸肝循環から再吸収されなかった胆汁酸は大便に排泄されるが，コレステロールの体外排泄は胆汁酸の形で行われる．

ホルモン (⓾)[*12]

- コレステロールから，女性ホルモン（エストロゲン）であるエストラジオール，エストロンおよび黄体ホルモン（ゲスターゲン）であるプロゲステロンがつくられる．
- コレステロールから男性ホルモン（アンドロゲン）であるテストステロンがつくられる．
- コレステロールから副腎皮質ホルモンである糖質コルチコイド（グルココルチコイド），鉱質コルチコイド（ミネラルコルチコイド）がつくられる．
- 糖質コルチコイドとしてコルチゾール，鉱質コルチコイドとしてアルドステロンがある．

ビタミン (⓾)[*13]

- 真菌に存在するエルゴステロールはプロビタミンD_2と呼ばれる．

[*10] 第1章「4　生体膜」(p.5)を参照．

[*11] 第13章「6　コレステロールの合成と代謝」(p.126)を参照．

コレステロールは生体膜の構成成分で，胆汁酸，ステロイドホルモンの原料になるなど重要な脂質の一つなんだ！　それぞれの基本構造や化合物名，機能を正確に理解しておこう

コレステロールは食事からの摂取量よりも生体内で生合成される量が多いから，コレステロールの生合成経路（第13章「6　コレステロールの合成と代謝」の⓭〈p.126〉を参照）について学習することも大切

● MEMO ●
脂溶性シグナル分子としての脂質：一部の脂質は，生体機能の調節や恒常性維持など生理活性物質として機能している．ステロイドホルモンやビタミンA，ビタミンDは核内受容体を介して転写調節を行うことにより，生理作用を発揮する（第16章「3　受容体による情報伝達」〈p.158〉を参照）．またエイコサノイドや血小板活性化因子（本章「3　複合脂質」〈p.35〉を参照）は産生されると周囲の細胞に作用し，ジアシルグリセロールやイノシトールリン脂質の誘導体は細胞内メッセンジャーとしての機能をもつ（第16章「情報伝達の機構」〈p.155〉を参照）．

[*12] 第9章「ホルモン」(p.73)および第13章「7　ステロイドホルモンの生成」(p.128)を参照．

[*13] 第6章「3　脂溶性ビタミン」(p.51)を参照．

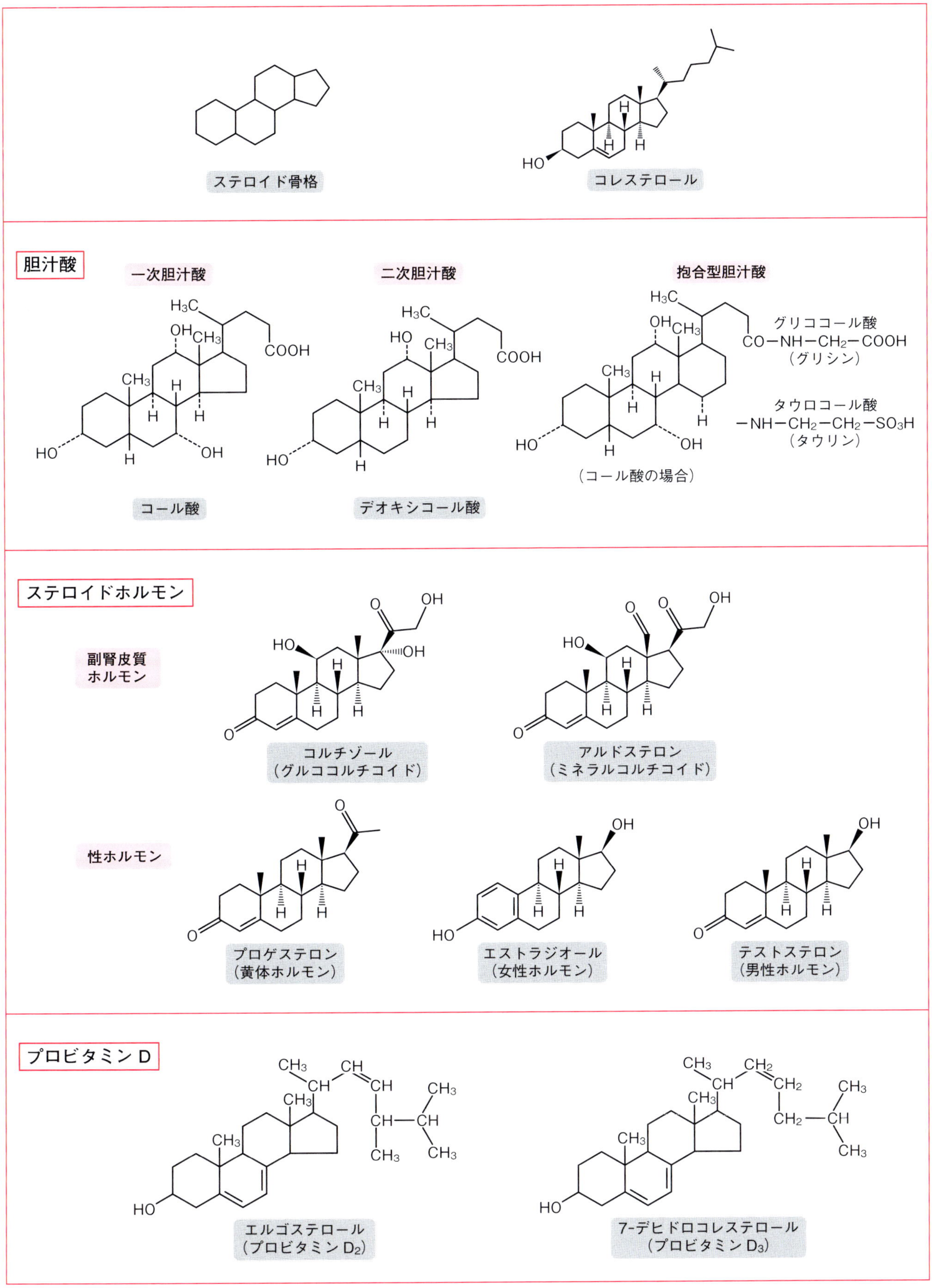

4 その他の脂質

ステロイド骨格　　　　コレステロール

胆汁酸

一次胆汁酸　　コール酸

二次胆汁酸　　デオキシコール酸

抱合型胆汁酸
- グリココール酸 −CO−NH−CH$_2$−COOH（グリシン）
- タウロコール酸 −NH−CH$_2$−CH$_2$−SO$_3$H（タウリン）

（コール酸の場合）

ステロイドホルモン

副腎皮質ホルモン
- コルチゾール（グルココルチコイド）
- アルドステロン（ミネラルコルチコイド）

性ホルモン
- プロゲステロン（黄体ホルモン）
- エストラジオール（女性ホルモン）
- テストステロン（男性ホルモン）

プロビタミンD

- エルゴステロール（プロビタミンD$_2$）
- 7-デヒドロコレステロール（プロビタミンD$_3$）

❿ ステロイド

脂質の構造と機能

⓫ イソプレンとテルペン類

⓬ エイコサノイド

- 7-デヒドロコレステロール（プロビタミンD₃）はコレステロール合成の前駆体である．
- プロビタミンDは紫外線の作用でプレビタミンDになり，自発的な異性化反応でビタミンDになる．
- ビタミンDは肝臓と腎臓でヒドロキシ化反応を受けて，活性型のビタミンDに変換される．

イソプレノイド（⓫）

- 天然ゴムの分解物であるイソプレンを基本構造にもつ化合物をイソプレノイドという（テルペンまたはテルペノイドとも呼ばれる）．
- イソプレノイドのなかにカロテン，ビタミンAがあり，β-カロテンはプロビタミンAとも呼ばれる*14．
- ビタミンE，ビタミンKの構造の一部にもイソプレン構造が含まれている．

エイコサノイド（⓬）

- 炭素数20のアラキドン酸やエイコサペンタエン酸などから合成される生理活性物質を総称してエイコサノイドという．
- リン脂質の2位に結合しているアラキドン酸がホスホリパーゼA₂によって切断され，原料となる．

*14 第6章「3 脂溶性ビタミン」（p.51）を参照．

4 その他の脂質

- アラキドン酸はシクロオキシゲナーゼやリポキシゲナーゼなどの酵素の作用を受けて，プロスタグランジン，トロンボキサン，ロイコトリエンなどのエイコサノイドに変換される．
- エイコサノイドは疼痛反応，発熱，血管収縮・拡張，分娩誘発，血小板凝集，白血球遊走作用など多様な生理活性をもっている[*15]．

[*15] 第13章「4 不飽和脂肪酸の合成とエイコサノイドの代謝」(p.124)を参照．

引用文献
1) 木元幸一，後藤 潔，大西淳之．Nブックス，人体の構造と機能 四訂生化学．建帛社；2021．
2) 畠山鎮次．系統看護学講座 専門基礎分野，人体の構造と機能2 生化学．第14版．医学書院；2019．

参考文献
・Victor W, et al. 清水孝雄監訳．イラストレイテッド ハーパー・生化学，原書30版．丸善出版；2016．
・今堀和友，山川民夫監修．生化学辞典．第4版．東京化学同人；2007．
・田地陽一編．栄養科学イラストレイテッド 基礎栄養学．改訂第2版．羊土社；2014．
・林 典夫，廣野治子監修．シンプル生化学．第7版．南江堂；2020．
・遠藤克己，三輪一智．生化学ガイドブック．改訂第3版増補．南江堂；2006．

カコモン に挑戦!!

◆ 第30回-19
脂肪酸に関する記述である．正しいのはどれか．1つ選べ．
(1) パルミチン酸は，不飽和脂肪酸である．
(2) エイコサペンタエン酸は，アラキドン酸と比べて炭素数が多い．
(3) β酸化される炭素は，脂肪酸のカルボキシ基の炭素の隣に存在する．
(4) オレイン酸は，ヒトの体内で合成できる．
(5) トランス脂肪酸は，飽和脂肪酸である．

◆ 第32回-19
脂質に関する記述である．正しいのはどれか．1つ選べ．
(1) ドコサヘキサエン酸は，中鎖脂肪酸である．
(2) アラキドン酸は，n-3系脂肪酸である．
(3) ジアシルグリセロールは，複合脂質である．
(4) 胆汁酸は，ステロイドである．
(5) スフィンゴリン脂質は，グリセロールを含む．

解答＆解説

◆ 第30回-19　正解(4)
解説：正文を提示し，解説とする．
(1) パルミチン酸は，飽和脂肪酸である．
(2) エイコサペンタエン酸とアラキドン酸の炭素数は同じである．
(3) β酸化される炭素は，脂肪酸のカルボキシ基から2番目の炭素である．
(4) オレイン酸は，ヒトの体内で合成できる．
(5) トランス脂肪酸は，不飽和脂肪酸である．

◆ 第32回-19　正解(4)
解説：正文を提示し，解説とする．
(1) ドコサヘキサエン酸は，長鎖脂肪酸である．
(2) アラキドン酸は，n-6系脂肪酸である．
(3) ジアシルグリセロールは，単純脂質である．
(4) 胆汁酸は，ステロイドである．
(5) スフィンゴリン脂質は，スフィンゴシンを含む．

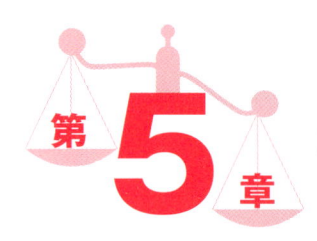

第5章 核酸の構造と機能

> - 核酸を構成する五炭糖と塩基の化学構造を理解する
> - DNAとRNAの構造を理解する
> - 細胞内の核酸の分布と構造とを理解する

要点整理
- 核酸は五炭糖 (リボース, デオキシリボース), 塩基, リン酸から成るヌクレオチドが構成単位で, ホスホジエステル結合により巨大な重合体となって機能している.
- リボースはRNAの骨格を形成し, デオキシリボースはDNAの骨格となっている.
- DNAにはアデニン, グアニン, シトシン, チミンの4種類の塩基が, RNAにはチミンの代わりのウラシルを含む4種類の塩基が含まれる.
- DNAは二重らせん構造をもち, らせん間の結合は塩基間に形成される水素結合 (塩基対) である.
- DNAはヒストンに巻きついてヌクレオソームを形成し, さらに折りたたまれて染色体を形成して核内に収容されている.

1 ヌクレオチド[*1]

ヌクレオチドの構造

- 核酸を構成する塩基には, プリン環構造をもつプリン塩基と, ピリミジン環構造をもつピリミジン塩基とがある (❶).
- プリン塩基にはアデニン (A) とグアニン (G) があり, DNAにもRNAにも含まれる.

[*1] ヌクレオチドの代謝については, 第14章「ヌクレオチドの代謝」(p.131) を参照.

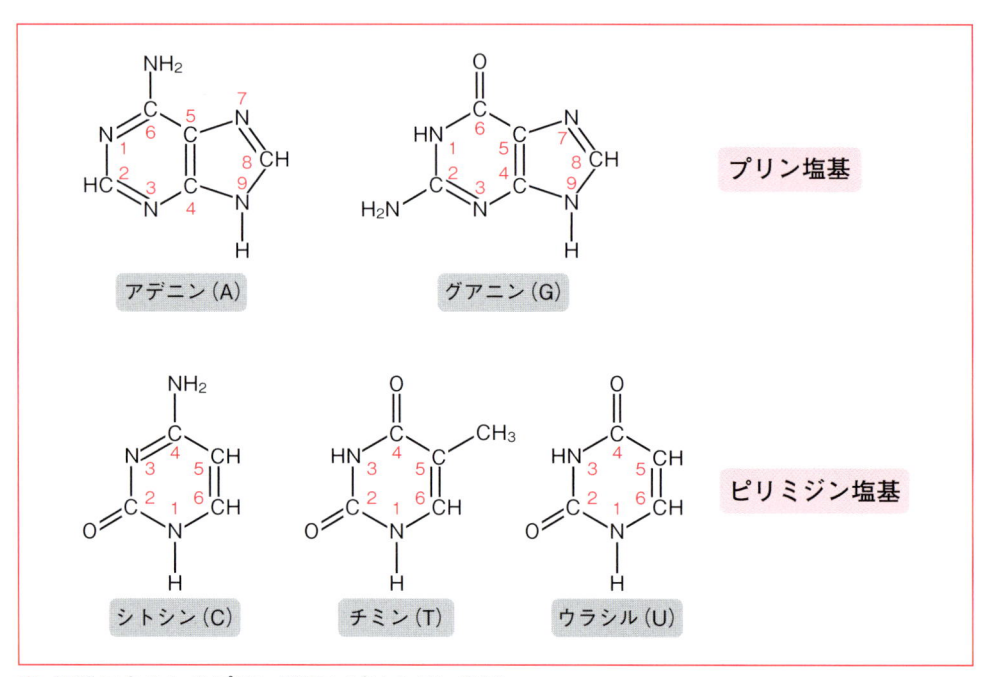

❶ 核酸に含まれるプリン塩基とピリミジン塩基
プリン環構造をもつプリン塩基にはアデニン (A) とグアニン (G) が, ピリミジン環構造をもつピリミジン塩基にはシトシン (C), チミン (T), ウラシル (U) があり, 塩基配列を示すときにはそれぞれアルファベット1文字で表される. 骨格となる炭素と窒素には順に番号が与えられている.

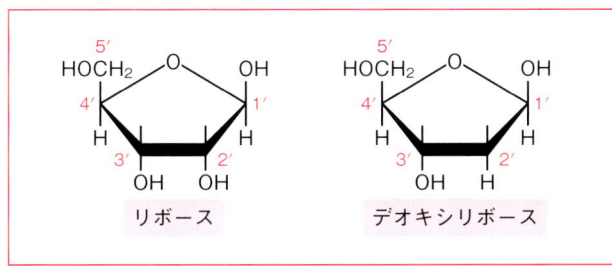

❷ **核酸を構成する五炭糖**

五炭糖であるリボースを骨格とする核酸をリボ核酸（RNA），デオキシリボースを骨格とする核酸をデオキシリボ核酸（DNA）と呼ぶ．五炭糖の炭素には塩基の構成原子の番号と混同しないように，1′〜5′の番号が与えられている．リボースの2′の炭素にはOHが，デオキシリボースは2′の炭素にはHが結合している．1′の炭素には塩基が結合する．

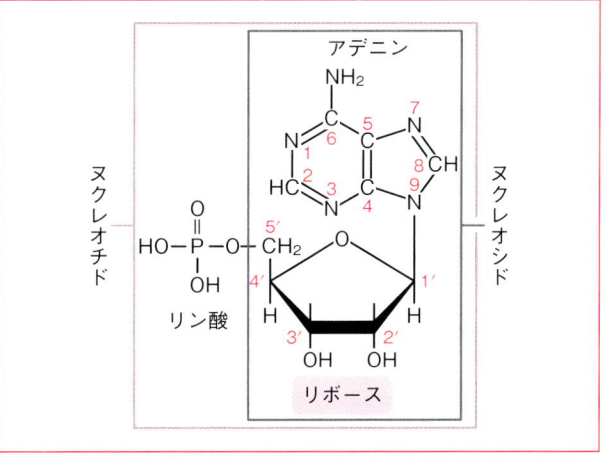

❸ **ヌクレオシドとヌクレオチド**

リボースの1′の炭素に塩基（アデニン）が結合し，ヌクレオシド（アデノシン）となり，さらに5′の炭素にリン酸が結合すると，ヌクレオチド（アデノシン5′-リン酸：AMP）となる．

❹ **核酸を構成するヌクレオチド**

核　酸	塩　基	ヌクレオシド	ヌクレオチド
DNA	アデニン（A）	デオキシアデノシン	デオキシアデノシン5′-リン酸（dAMP）
	グアニン（G）	デオキシグアノシン	デオキシグアノシン5′-リン酸（dGMP）
	シトシン（C）	デオキシシチジン	デオキシシチジン5′-リン酸（dCMP）
	チミン（T）	デオキシチミジン	デオキシチミジン5′-リン酸（dTMP）
RNA	アデニン（A）	アデノシン	アデノシン5′-リン酸（AMP）
	グアニン（G）	グアノシン	グアノシン5′-リン酸（GMP）
	シトシン（C）	シチジン	シチジン5′-リン酸（CMP）
	ウラシル（U）	ウリジン	ウリジン5′-リン酸（UMP）

DNAを合成する際の基質は，4種のデオキシヌクレオチド三リン酸（dATP, dGTP, dCTP, dTTP）である．

- ピリミジン塩基にはシトシン（C），チミン（T），ウラシル（U）があり，DNAにはシトシンとチミンが，RNAにはシトシンとウラシルが含まれる．
- 核酸を構成する五炭糖はリボースとデオキシリボースで（❷），それぞれRNA（リボ核酸）とDNA（デオキシリボ核酸）の骨格となる．
- 五炭糖の1′炭素に塩基が結合したものをヌクレオシドと呼び，さらにヌクレオシドの五炭糖の5′炭素にリン酸が結合したものをヌクレオチドと呼ぶ（❸，❹）．
- リン酸基が1個ついたものはヌクレオシド一リン酸（NMP），2個ついたものはヌクレオシド二リン酸（NDP），3個ついたものはヌクレオシド三リン酸（NTP）である．
- 1個目のリン酸はエステル結合によるが，2個目と3個目のリン酸の結合は高エネルギーリン酸結合と呼ばれ，3個目のリン酸の高エネルギーリン酸結合はさまざまな細胞活動のエネルギー源として使われる．
- ヌクレオチドは，核酸の構成成分以外にも，高エネルギー化合物や補酵素として重要な働きをしている．
- ヌクレオチドを含む補酵素としては，ピリジンヌクレオチド（NAD, NADP），フラビンヌクレオチド（FAD），コエンザイムA（CoA）などがある．

環状ヌクレオチド

- 環状ヌクレオチドは，ヌクレオチド五炭糖部分の5′炭素に結合したリン酸と五炭糖3′炭素のOH基がエステル結合して環状化した分子である（❺）．
- アデノシン三リン酸（ATP）からはアデニル酸シクラーゼによりサイクリックAMP（cAMP：環状アデノシン一リン酸）が，グアノシン三リン酸（GTP）からはグアニル酸シクラーゼによりサイクリックGMP（cGMP：環状グアノシン一リン酸）が誘導さ

● MEMO ●
五炭糖（ペントース）は，グルコース6-リン酸からつくられるリブロース5-リン酸を経て合成される．この合成経路をペントースリン酸回路と呼び，代謝の過程で二酸化炭素とNADPHとを生成する．

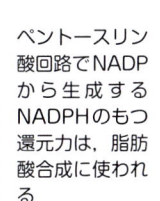

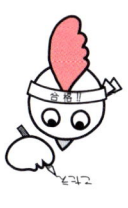

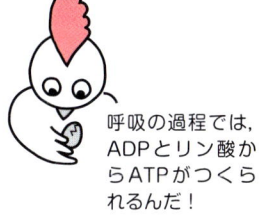

ペントースリン酸回路でNADPから生成するNADPHのもつ還元力は，脂肪酸合成に使われる

呼吸の過程では，ADPとリン酸からATPがつくられるんだ！

43

❺ 環状ヌクレオチド，サイクリックAMP（cAMP）

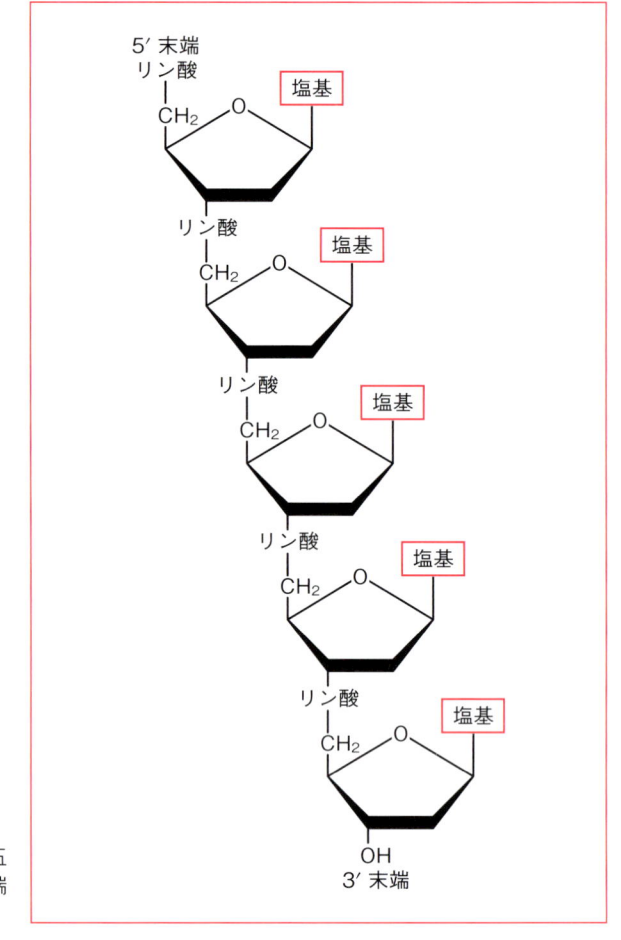

❻ 核　酸
ヌクレオチドが鎖状に結合して核酸ができあがる．鎖の一方の末端が五炭糖の5′炭素で終わる場合，この末端を5′末端と呼び，もう一方の末端には五炭糖の3′炭素が位置し，3′末端と呼ばれる．

れる．
- cAMP，cGMPともにセカンドメッセンジャーとして細胞内シグナル伝達に関わる[*2]．

2　DNAとRNA

- 核酸にはデオキシリボ核酸（DNA）とリボ核酸（RNA）の2種類がある．

DNAの構造

- DNAは遺伝子の本体で，たんぱく質のアミノ酸配列を決定する遺伝情報をもつ物質として細胞の核の中にある．
- ヌクレオチド同士がリン酸ジエステル結合（ホスホジエステル結合）して鎖状につながったものをポリヌクレオチドと呼ぶので，核酸はポリヌクレオチドである（❻）．
- 五炭糖の3′炭素と次の五炭糖5′炭素（リン酸がついている）の間でホスホジエステル結合が2つのヌクレオチドをつなぎ，鎖状に連結することで高分子の核酸となる（❻）．
- DNAに含まれるプリン，ピリミジン分子中の酸素（O）または窒素（N）原子と向かい合うプリン，ピリミジン分子中の水素（H）原子との間で，塩基同士が水素結合をつくりやすい部分がある（❼）．
- アデニン（A）とチミン（T）との対合では2か所の，グアニン（G）とシトシン（C）との対合では3か所の水素結合が形成される（❼）．
- アデニン（A）があると，それに対して水素結合を2か所形成して対をなすのは必ずチミン（T）であり，グアニン（G）があると，それに対して水素結合を3か所形成して対をなすのは必ずシトシン（C）が配置され，これらの対合を相補的塩基対と呼ぶ．
- 相補的塩基対の形成はポリヌクレオチド間でも起こるので，2本のDNAが相補的な塩基配列を連続的にもつと，2本の鎖の間で数多くの水素結合が形成されて二重らせ

【用語解説】
セカンドメッセンジャー：Gたんぱく質共役型受容体がリガンドの結合により活性化すると，GTPを結合したGαたんぱく質の結合によってアデニル酸シクラーゼが活性化され，セカンドメッセンジャー物質としてcAMPを合成する．細胞内につくられたcAMPは，たんぱく質リン酸化酵素を活性化することで細胞内シグナル伝達を担っている．

[*2] 第16章「4　細胞内シグナル伝達」（p.162）を参照．

2 DNAとRNA

❼ DNAの塩基対形成
アデニン(A)とチミン(T)との間には2か所の水素結合が，グアニン(G)とシトシン(C)との間には3か所の水素結合がそれぞれ形成される．左側の鎖が上から下へ5′から3′のときは，右側の鎖が反対向きの3′から5′となっている．

- ん構造をとる(❽)．
- DNA鎖の末端のデオキシリボースの5′炭素にリン酸がついて終わる側を5′末端と呼び，別の末端は3′炭素となるため，3′末端と呼ぶ．
- 二重らせんの対合する鎖は，それぞれの方向がが5′炭素の末端と3′炭素の末端が逆向きとなる(❼)．
- このような二重らせん構造は物質的に安定したもので，遺伝情報の保存には重要な性質である．
- 塩基同士の水素結合は，加熱すると離れて，DNAは変性し，二重らせんは離れて一本鎖となる．

RNAの構造

- RNAは，DNAの塩基配列をRNAポリメラーゼによって部分的に複写して(転写して)つくられ[*3]，細胞質内でたんぱく質を合成するために使われる．
- リボースの5′炭素と隣のリボースの3′炭素との間でリン酸を介したホスホジエステル結合が2つのヌクレオチドをつなぎ，鎖状に連結されて，一本鎖を形成する．
- 構造や機能により，メッセンジャーRNA(mRNA)，トランスファーRNA(tRNA)，リボソームRNA(rRNA)，マイクロRNA(miRNA)などがある．
- DNAから写し取られたRNA(一次転写産物)は，RNAプロセシングという過程で切断や修飾されることにより機能的なRNAとなる．
- DNAが安定であるのに対して，一本鎖のRNAは生体内で不安定な物質である．
- 部分的に同一鎖内で塩基同士の水素結合により塩基対を形成する場合があり，tRNAなどはこれによって安定化する．

クロマチンとたんぱく質

- 核酸という名前はリン酸を含む酸性の物質であることから付けられたもので，細胞

[*3] RNAの塩基配列は，遺伝子であるDNAの塩基配列を写し取ってつくられる．DNAのシトシン(C)に対するのはRNAではグアニン(G)，DNAのグアニン(G)に対するのはRNAではシトシン(C)，DNAのチミン(T)に対するのはRNAではアデニン(A)となるが，DNAのアデニン(A)に対するのはRNAではウラシル(U)となる．RNAには，A，U，G，Cの4種の塩基が含まれる．

● MEMO ●
mRNAは，必要なときにだけたんぱく質をつくるように，不安定さをもっていたほうが制御しやすい．mRNAの不安定さを安定化させるためには，RNAプロセシングの過程で3′末端にアデニンを30〜200個付加されたり(ポリアデニル化)，5′末端にメチルグアノシンが結合されたりしている(キャップ構造)．

たんぱく質を合成するリボソームには，リボソームたんぱく質(哺乳類では78種)と4種類のrRNA(28S，5.8S，5Sと18S)が含まれるんだよ

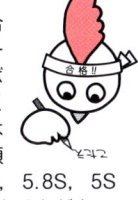

🫘 **豆知識**
マイクロRNA(miRNA)によって遺伝子発現を抑制する：miRNAは，数百〜数千塩基の一次転写産物として転写され，RNAプロセシングを経て21〜25塩基の二本鎖RNAとなり細胞質に移動する．細胞質では，mRNAに結合して分解を促進し，たんぱく質の合成を抑制する．哺乳類では2,000種類ほど見つかっている．

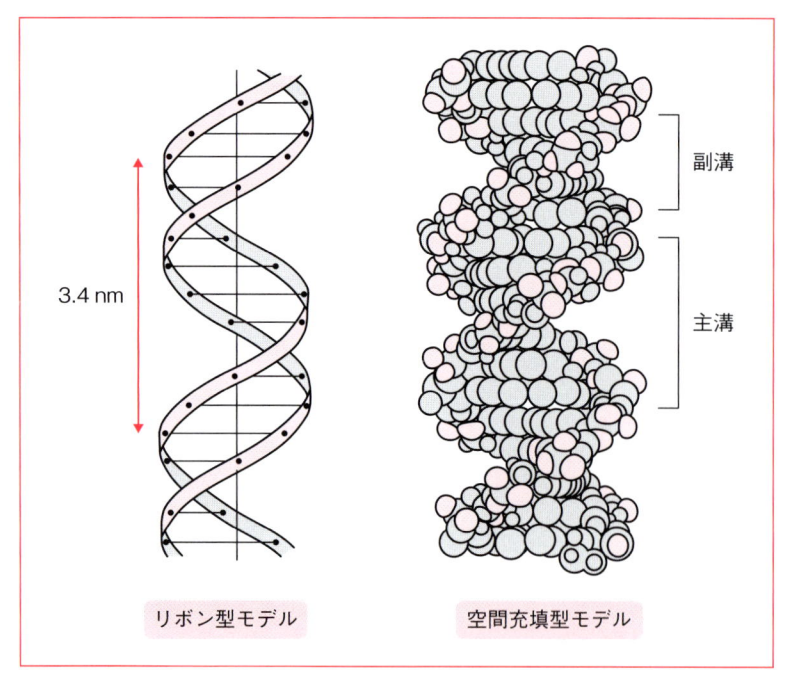

❽ 二重らせん構造

DNAの二重らせんは，3.4 nm周期の繰り返し構造で，1周期の間に10個の塩基対をもつ．らせんには幅広の主溝と幅の狭い副溝があり，DNA結合たんぱく質が結合できるようになっている．

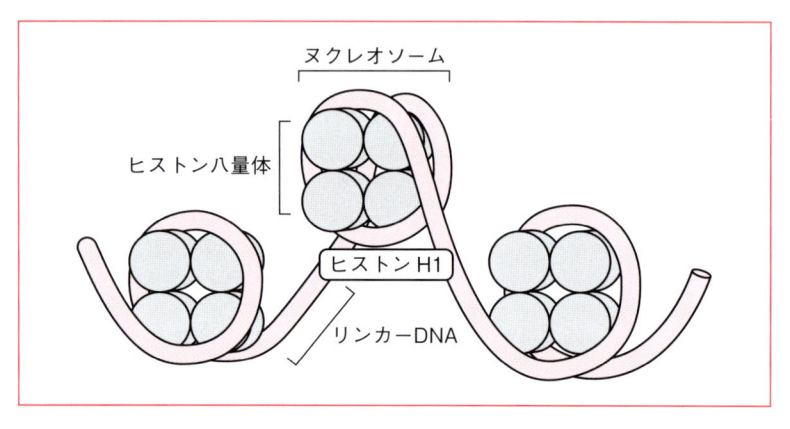

❾ ヌクレオソーム

ヌクレオソーム1個には，146塩基対分のDNAが左巻きに1.75回転巻きついている．

核や細胞質と，量は少ないがミトコンドリアにも分布している（ミトコンドリアDNA）．

- 酸性を示すDNAは，核内ではヒストンという塩基性のたんぱく質に結合している．
- ヒストンには，H1，H2A，H2B，H3，H4の種類があり，DNAは2個ずつのH2A，H2B，H3，H4（ヒストン八量体）に巻きついて，ヌクレオソームという構造をつくる（❾）．
- ヌクレオソームとヌクレオソームの間には，50塩基対ほどのDNA（リンカーDNA）があり，ヌクレオソーム1個あたり，ヌクレオソームに巻きついた部分を加えると200塩基対ほどが配置されている（❾）．
- リンカーDNAには，ヒストンH1（リンカーヒストン）が結合して，ヌクレオソームを安定化させている．
- ヒストンをアセチル化するヒストンアセチル化酵素が働くと，アセチル基が付加されたヒストンはDNAとの結合が弱まって，遺伝子発現が促進されやすくなる．
- ヒストンのN末端がヌクレオソーム構造からはみだしていて，この部分のリシン残基がメチル化，アルギニン残基がアセチル化されやすい．
- DNA全体がヌクレオソーム構造をとったあと，さらに何段階かにわたって折りたたまれることで圧縮され，塩基性色素に染まりやすいクロマチン（染色質）として核内に収容されている．

豆知識

ミトコンドリアDNAは母系性に伝わる：細胞質にあるミトコンドリアは，細胞分裂に際して，分裂して伝えられる．また，精子由来のミトコンドリアは卵細胞に入ったあと，オートファジーなどのしくみによって分解されるため，母親由来のミトコンドリアのみ遺伝する．ミトコンドリアに含まれるDNAの塩基配列を調べると，母親の系統をたどることができる．

カコモンに挑戦!!

◆ 第25回(追)-27
ヒトの核酸に関する記述である．正しいのはどれか．
(1) 核酸は，リン酸化合物である．
(2) tRNA (転移RNA) は，コドンをもつ．
(3) mRNA (伝令RNA) は，イントロンをもつ．
(4) RNAを構成するピリミジン塩基は，アデニンとチミンである．
(5) リボソームは，DNAを鋳型とするRNAの生合成 (転写) を行う．

◆ 第29回-23
核酸に関する記述である．正しいのはどれか．1つ選べ．
(1) RNAは，主にミトコンドリアに存在する．
(2) tRNA (転移RNA) は，アミノ酸を結合する．
(3) DNAポリメラーゼは，RNAを合成する．
(4) cDNA (相補的DNA) は，RNAポリメラーゼによって合成される．
(5) ヌクレオチドは，六炭糖を含む．

解答&解説

◆ 第25回(追)-27　正解(1)
解説：正文を提示し，解説とする．
(1) 核酸は，リン酸化合物である．(リン酸を介したホスホジエステル結合をもつ．)
(2) tRNAは，アンチコドンをもつ．
(3) mRNAは，イントロンをもたない．
(4) RNAを構成するピリミジン塩基は，シトシンとウラシルである．
(5) リボソームは，たんぱく質の合成を行う．

◆ 第29回-23　正解(2)
解説：正文を提示し，解説とする．
(1) DNAは，一部ミトコンドリアに存在する．
(2) tRNA (転移RNA) は，アミノ酸を結合する．(たんぱく質合成に必要なアミノ酸は，tRNAにより運ばれる．)
(3) DNAポリメラーゼは，DNAを合成する．
(4) cDNA (相補的DNA) は，逆転写酵素によって合成される．
(5) ヌクレオチドは，五炭糖を含む．

第6章 ビタミン

学習目標
- 脂溶性ビタミン，水溶性ビタミンの生理作用と欠乏症の発症機序を理解する
- ビタミンD_3（コレカルシフェロール）とナイアシン（ニコチンアミド）の合成経路を理解する
- 各種ビタミンの活性型への変換経路を理解する
- ビタミンが関与する代謝経路の概要を理解する
- ビタミンの異化代謝経路の概要を理解する

要点整理
- ビタミンは，①ヒトが必要量を合成することができない有機化合物で，②必要量は微量，③不足すると欠乏症が現れる．
- ビタミンには，脂溶性ビタミン（A, D, E, K）と水溶性ビタミン（B_1, B_2, B_6, B_{12}, ナイアシン, パントテン酸類，葉酸類，ビオチン類，C）がある．
- ビタミンには，さまざまな生理作用がある（❶参照）．
- ビタミンD_3（コレカルシフェロール）はコレステロール合成の前駆体であるプロビタミンD_3から生合成でき，ナイアシン（ニコチンアミド）はトリプトファンから生合成できる．

1 ビタミンの定義，種類，構造

定義
- ビタミンとは，ヒトが必要量を合成することができない有機化合物であり[*1]，必要量は微量だが，不足すると欠乏症が現れる．

種類
- ビタミンは，脂溶性ビタミンと水溶性ビタミンに大別される．
- 脂溶性ビタミンは，ビタミンA, D, E, Kである[*2]．
- 水溶性ビタミンは，8種類のB群ビタミン（B_1, B_2, B_6, B_{12}, ナイアシン, パントテン酸類，葉酸類，ビオチン類）とビタミンCである．
- 代表的なビタミン活性を有する化学物質名は，ビタミンAはレチノール，ビタミンDはコレカルシフェロール，ビタミンEは$α$-トコフェロール，ビタミンKはメナキノン-4，ビタミンB_1はチアミン，ビタミンB_2はリボフラビン，ビタミンB_6はピリドキサール，ビタミンB_{12}はシアノコバラミン，ナイアシンはニコチンアミド，パントテン酸類はパントテン酸，葉酸類はプテロイルモノグルタミン酸，ビオチン類はビオチン，ビタミンCはアスコルビン酸，である（❶）．

構造
- ビタミンには共通の化学構造はない．
- 脂溶性ビタミンの4種類とビタミンC（アスコルビン酸）は，C（炭素），H（水素），O（酸素）から成る．
- 8種類のB群ビタミンは，C, H, Oに加えてN（窒素）を含む．
- ビタミンB_1とビオチンはさらにS（硫黄）を含む．
- ビタミンB_{12}はCo（コバルト）を含む．
- プロビタミンDはステロイド骨格をもつ．

[*1] 例外はビタミンDとナイアシンである．両化合物ともに条件が整えば，必要量を合成することができる．前者はくる病，後者はペラグラという栄養素欠乏症が存在することからビタミンに分類されている．

[*2] それぞれ，いくつかの同族体がある．

1 ビタミンの定義，種類，構造

❶ ビタミンの生理作用

名　称 （代表的な化合物） （必要量の概数）	補酵素名あるいは 活性型名	代謝との関わりと主な酵素
脂溶性ビタミン		
ビタミンA （レチノール） （600 μg/日） 1 IUは0.3 μgのレチノールに相当	レチナール	**明暗順応** ● 網膜の光受容器細胞に存在するロドプシン中の11-シス-レチナールが光により**全トランスレチナール**へ異性化するとロドプシンのたんぱく質部分である**オプシン**が構造変化を起こし，会合しているGたんぱく質を活性化させ，セカンドメッセンジャーカスケードを引き起こす
	レチノイン酸	**遺伝子発現の調節作用** （角化した上皮細胞の正常化，細胞分化の誘導） ● レチノイン酸受容体（RAR）は転写調節因子として機能 ● レチノイドX受容体（RXR）は，レチノールとその類縁化合物であるレチノイドの核内受容体の一つで，もう一つのRARとヘテロ二量体を形成して転写因子として作用
ビタミンD （コレカルシフェロール） （6 μg/日） 1 IUは0.025 μgのコレカルシフェロールに相当	1α,25-ジヒドロキシビタミンD	**遺伝子発現の調節作用** 1. 骨塩量の維持 ● 小腸細胞に存在する1α,25-ジヒドロキシビタミンD受容体（VDR）と結合して，Ca結合たんぱく質（CaBP）などの合成を誘導．思春期前の女児の骨塩量がVDR遺伝子多型によって強い影響を受ける 2. 細胞の増殖抑制，分化誘導作用，免疫調節作用 ● 骨髄性白血病細胞をマクロファージに分化 ● 皮膚の表皮細胞の分化を促進 ● リンパ球の活性化を調節 ● 単球・マクロファージ系細胞の破骨細胞への分化を促進
ビタミンE （α-トコフェロール） （7 mg/日）	α-トコフェロール	**抗酸化作用** ● 細胞膜のリン脂質の不飽和脂肪酸の酸化を防止 **免疫賦活作用** ● 成熟T細胞から放出されるインターロイキン-2（IL-2）の産生を促進し，さらに，T細胞でのプロスタグランジンE$_2$（PGE$_2$）の産生を抑制することでIL-2の産生を促進．ただし，100 mg程度のビタミンEが必要 **血管障害の予防（アラキドン酸代謝の調節）** ● 血小板凝集作用や血管収縮作用をもつトロンボキサンA$_2$（TXA$_2$）と血小板凝集抑制作用ならびに血管拡張作用を有するプロスタグランジンI$_2$（PGI$_2$）の比率を適正に維持
ビタミンK （メナキノン） （150 μg/日）	還元型ビタミンK	**血液凝固の正常化** ● ビタミンK依存性凝固因子である第II，VII，IX，X因子のグルタミン酸のγ位の炭素の**カルボキシル化酵素**．第II因子はプロトロンビン前駆体たんぱく質．プロトロンビンはビタミンKが欠乏すると，活性のないPIVKA-II（protein induced by vitamin K absence or antagonist-II）となる **骨の強度の維持** ● 骨基質たんぱく質のオステオカルシン中のグルタミン酸のγ位の炭素のカルボキシル化酵素 ● 核内受容体を介して細胞外マトリックスたんぱく質の産生増加・コラーゲン増加を通じて骨質改善をもたらす
水溶性ビタミン		
ビタミンB$_1$ （チアミン） （1 mg/日）	TPP（チアミン二リン酸）	**2-オキソ酸の脱炭酸反応** ● ピルビン酸脱水素酵素（解糖系とTCA回路の橋渡しをする酵素）と2-オキソグルタル酸脱水素酵素（TCA回路）．B$_1$が欠乏するとTCA回路が回転しなくなる→解糖系で生じたNADHを再酸化できなくなる→解糖系を作動し続けるために，解糖系で生じたNADHをNAD$^+$に再酸化し，ピルビン酸→乳酸の反応亢進→乳酸アシドーシスをきたす ● 分岐鎖の2-オキソ酸脱水素酵素 **ケトースから炭素を2つアルドースに転移する反応** ● トランスケトラーゼ（五炭糖リン酸経路）
ビタミンB$_2$ （リボフラビン） （1 mg/日）	FMN（フラビンモノヌクレオチド） FAD（フラビンアデニンジヌクレオチド）	**アミノ酸・脂質・糖質の代謝（酸化・還元反応）** ● ピルビン酸脱水素酵素（解糖系とTCA回路の橋渡しをする酵素） ● 2-オキソグルタル酸脱水素酵素（TCA回路） ● コハク酸脱水素酵素（TCA回路） ● フラビンたんぱく質（電子伝達経路） ● アシルCoA脱水素酵素（β酸化経路）
ビタミンB$_6$ （ピリドキサール） （1 mg/日）	PLP（ピリドキサールリン酸）	**アミノ酸代謝** 1. アミノ基転移反応 ● アスパラギン酸アミノトランスフェラーゼ（AST） 2. 脱炭酸反応 ● グルタミン酸脱炭酸酵素 **グリコーゲン代謝** ● グリコーゲンホスホリラーゼ

ビタミンB₁₂ (シアノコバラミン) (2μg/日)	アデノシルコバラミン メチルコバラミン	アミノ酸代謝 ● R-メチルマロニルCoAムターゼ(バリン, イソロイシン, トレオニン, 奇数鎖脂肪酸から生成したプロピオニルCoAからスクシニルCoAの代謝に関与) ● メチオニン合成酵素(ホモシステインの消去と葉酸のポリグルタミン酸化反応の橋渡し)
ナイアシン (ニコチンアミド) (10 mg/日)	NAD⁺(ニコチンアミドアデニンジヌクレオチド) NADP⁺(ニコチンアミドアデニンジヌクレオチドリン酸)	糖質・脂質・アミノ酸の代謝 1. 酸化：還元反応 ● ピルビン酸脱水素酵素(解糖系とTCA回路の橋渡しをする酵素) ● 2-オキソグルタル酸脱水素酵素(TCA回路) ● グリセルアルデヒド3-リン酸脱水素酵素(解糖系) ● リンゴ酸脱水素酵素(TCA回路) ● グルコース6-リン酸脱水素酵素(五炭糖リン酸経路) ● 3-ヒドロキシアシルCoA脱水素酵素(β酸化経路) 2. ヒスチジンの代謝 ● ウロカナーゼ(生来の紫外線防御物質トランス-ウロカニン酸の代謝) 3. ガラクトースの生成 ● UDP-グルコース-4-エピメラーゼ(UDP-グルコース⇄UDP-ガラクトース. 乳児期の必須栄養素であるガラクトースの合成酵素. 離乳期から発現) たんぱく質の翻訳後修飾 1. ポリADP-リボシル化反応 ● 核内の機能性たんぱく質をポリADPリボシル化することにより, DNAの修復, DNAの合成, 細胞の分化に関与 2. 細胞の寿命に関与 ● ヒストンデアセチラーゼ(アセチル化されたヒストンの脱アセチル化反応をNAD⁺依存的に行うことで, ヒストンとDNAの結合を強化し, DNAを安定化させる)
パントテン酸 (5 mg/日)	4′-ホスホパンテテイン・CoA(コエンザイムA)	脂質・糖質の代謝 1. 脂肪酸生合成 ● アシルキャリヤーたんぱく質(ACP)の補欠分子族としての4′-ホスホパンテテイン ● アセチルACP, マロニルACPとして脂肪酸生合成の合成基質となる ● アセチルCoAとして, 解糖系と脂肪酸生合成の橋渡しをする 2. 脂肪酸の分解(β酸化系) ● さまざまな炭素鎖のアシルCoAとしてβ酸化系酵素の基質となる 3. アミノ酸の代謝 ● アミノ酸からアミノ基が外れた2-オキソ酸の代謝に関与. 2-オキソグルタル酸脱水素酵素(TCA回路), 分岐鎖の2-オキソ酸脱水素酵素 4. グルコースの代謝 ● アセチルCoAとして, 解糖系とTCA回路の橋渡しをする
葉 酸 (プテロイルモノグルタミン酸) (200μg/日)	ポリグルタミン酸型THF(テトラヒドロ葉酸)	アミノ酸・核酸代謝(C₁基の代謝) 1. アミノ酸の代謝 ● メチオニン合成酵素(酸化力の強いアミノ酸であるホモシステインの消去. 5-メチルテトラヒドロ葉酸を補酵素とする) ● グルタミン酸ホルムイミノトランスフェラーゼ(ヒスチジンの分解経路. 5-ホルムイミノテトラヒドロ葉酸を補酵素とする) 2. 核酸代謝 ● ホルミルトランスフェラーゼ(N^{10}-ホルミルテトラヒドロ葉酸を補酵素とするプリンヌクレオチドの生合成経路の酵素) ● dTMP合成酵素(DNA塩基の合成. 5,10-メチレンテトラヒドロ葉酸を補酵素とする)
ビオチン (50μg/日)	ビオシチン	アミノ酸代謝・糖新生, 脂肪酸生合成 1. アミノ酸の代謝 ● β-メチルクロトニルCoAカルボキシラーゼ(ロイシンの代謝) ● プロピオニルCoAカルボキシラーゼ(バリン, イソロイシン, トレオニンと奇数鎖脂肪酸の代謝) 2. 糖新生 ● ピルビン酸カルボキシラーゼ 3. 脂肪酸生合成 ● アセチルCoAカルボキシラーゼ
ビタミンC (アスコルビン酸) (80 mg/日)	アスコルビン酸	抗酸化反応 ● 各種の活性酸素を不活性化 水酸化反応 1. コラーゲン生合成 ● コラーゲンペプチド鎖中のプロリンの水酸化反応を触媒するプロリルヒドロキシラーゼの活性発現に必須 ● コラーゲンペプチド鎖中のリジンの水酸化反応を触媒する反応に関与 2. チロシン代謝 ● p-ヒドロキシフェニルピルビン酸オキシゲナーゼの活性化に関与 ● チロシンヒドロキシラーゼ活性に関与 ● ドーパミンβ-ヒドロキシラーゼの共同活性化因子

❷ 各種ビタミンの欠乏症と過剰症

	名　称	欠乏症	過剰症
脂溶性	ビタミンA	夜盲症，眼球乾燥症など	脳圧亢進，嘔吐，めまい，四肢の痛みなど
	ビタミンD	くる病，骨軟化症など	高カルシウム血症など
	ビタミンE	溶血性貧血など	
	ビタミンK	出血傾向，新生児メレナなど	成人の過剰症は報告されていないが，小児では過剰投与で核黄疸をきたしうる
水溶性	ビタミンB_1	末梢神経炎（脚気），うっ血性心不全（脚気心）など	
	ビタミンB_2	口角炎，口内炎，舌炎，皮膚症状，貧血，冷感など	
	ビタミンB_6	口角炎，口内炎，皮膚症状，神経炎，貧血など	
	ビタミンB_{12}	悪性貧血など	
	ナイアシン	ペラグラ（皮膚症状，消化器症状，神経症状）	
	パントテン酸	皮膚炎，脱毛症など．通常の食事をしていれば，欠乏症を起こすことはまずない	
	葉　酸	巨赤芽球性貧血，心悸亢進，めまい，舌炎，神経管閉鎖障害など	
	ビオチン	皮膚炎，角膜炎，手指振戦，筋力低下など．主に腸内細菌によって合成されるので，欠乏症は起こりにくい	
	ビタミンC	壊血病（歯肉出血，皮下出血）	

> ビタミン欠乏症の発症機序を理解すると自然に欠乏症が覚えられるよ

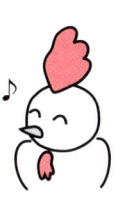

2　ビタミンの生理作用と欠乏症・過剰症（❷）

- ビタミンの生理作用を❶に示した．
- 脂溶性ビタミン欠乏症の発症機序は比較的解明が進んでいるが，水溶性ビタミンの欠乏症の発症機序は研究段階である．

3　脂溶性ビタミン

ビタミンA

- プロビタミンAのβ-カロテンおよびビタミンAのレチノールは活性型のレチナール・レチノイン酸に変換される．
- 活性型に変換されるためにはNAD^+が必要である．
- 余剰のレチノール，レチノイン酸は，グルクロン酸抱合を受けたのち，胆汁や尿中に排泄される．

ビタミンD

- ビタミンD_3（コレカルシフェロール）の合成経路を❸に示した．
- 最初の反応であるプロビタミンD_3からプレビタミンD_3への反応は皮膚表面で起こる．
- この合成経路の律速は，プレビタミンD_3からビタミンD_3への変換であり，この反応も酵素反応ではなく，純粋の化学反応であり，体内の温度で自然に熱異性化してビタミンD_3となる．
- 活性型は1,25-ジヒドロキシコレカルシフェロールである．
- 活性型への変換にはNADPHが必要である．
- 肝臓で生成した25-ヒドロキシコレカルシフェロールは，血漿中に放出され，体内を循環し，腎臓で1,25-ジヒドロキシコレカルシフェロールとなる．
- 余剰の活性型の1,25-ジヒドロキシビタミンDは，他の炭素原子が水酸化を受け，不

> **豆知識**
> ビタミンD_2と呼ばれるエルゴカルシフェロールもコレカルシフェロールと同等の活性がヒトでは認められている．

> 活性型・補酵素型への合成経路を化学構造式の変化で理解すると，楽に覚えられるよ．活性型・補酵素型への合成に障害がでると病気になる．治療食を考えるときに代謝経路の理解は必要なんだ

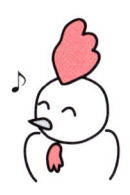

❸ ビタミンD₃の生合成経路
皮膚表面に存在するプロビタミンD₃に紫外線が当たるとステロイド核のB環が開くことからビタミンD₃の合成が始まる.

活性化されたのち,胆汁中へ排泄される.
- 25-ヒドロキシコレカルシフェロール濃度はビタミンD栄養状態の指標として使用されている.

ビタミンE
- ビタミンEは α-トコフェロールの形でビタミンCと共同して抗酸化作用を示す.
- 余剰の α-トコフェロールのクロマン環は保持されたまま,側鎖が酸化されて,CEHC(2′-カルボキシエチル-6-ヒドロクロマン)に代謝され,尿中に排泄される.

ビタミンK
- ビタミンKはたんぱく質中のグルタミン酸の γ 位の炭素にもう1つのカルボキシ基を付加する反応の補酵素として機能する.
- 余剰のフィロキノンおよびメナキノンの側鎖が酸化されたのち,グルクロン酸と抱合し,胆汁や尿中に排泄される.

4 水溶性ビタミン

ビタミンB₁
- チアミンにリン酸が2つ結合したTPP(チアミン二リン酸)が補酵素型である.
- 余剰のビタミンB₁は,チアミンのまま,あるいはチアミン酢酸,ピリミジンカルボン酸,チアゾール酢酸に異化されたのち,尿中に排泄される.

ビタミンB₂
- リボフラビンにリン酸が結合したFMN(フラビンモノヌクレオチド),FMNとAMPが結合したFAD(フラビンアデニンジヌクレオチド)が補酵素型である.
- 余剰のビタミンB₂は,主にリボフラビンのままで尿中に排泄される.

ビタミンB₆
- ピリドキサールにリン酸が結合したPLP(ピリドキサールリン酸)が補酵素型である.
- 余剰のビタミンB₆は,主に4-ピリドキシン酸に異化されたのち,尿中に排泄される.

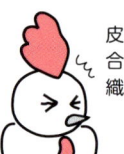

皮膚はビタミンD合成の大切な組織!

豆知識
ナイアシン:ニコチン酸という名称は,タバコに含まれる神経毒性物質ニコチンを連想するので,ナイアシンと改称された(nicotinic acid+n→niacin).「n」は化合物名には最後に「ン」がつくものが多いためである.のちに,国際栄養科学連合の命名委員会はニコチン酸およびニコチンアミドと同等の生理活性を現すものをナイアシンと総称することを提案した.この定義に従えば,等モルでニコチン酸・ニコチンアミドと同等の活性を示すNMN(ニコチンアミドモノヌクレオチド),NaMN(ニコチン酸モノヌクレオチド),NaAD(ニコチン酸アデニンジヌクレオチド),NAD⁺,NADP⁺,NADH,NADPHなどの化合物もナイアシンである.

4 水溶性ビタミン

❹ トリプトファン-ニコチンアミド変換経路
トリプトファン-ニコチンアミド変換経路の重要な酵素反応は3-HADO（3-ヒドロキシアンスラニル酸3,4-ジオキシゲナーゼ）とACMSD（アミノカルボキシムコン酸セミアルデヒドデカルボキシラーゼ）である．この変換経路の鍵中間代謝産物のキノリン酸はACMS（アミノカルボキシムコン酸セミアルデヒド）から非酵素的に生成する．キノリン酸の生成量がニコチンアミドの生成量を支配している．

ビタミンB_{12}
- アデノシルコバラミンとメチルコバラミンが補酵素型である．
- 余剰のビタミンB_{12}は，主にそのままの形で胆汁中に排泄されるが，腸肝循環で再吸収される．

ナイアシン
- 必須アミノ酸のトリプトファンから肝臓でニコチンアミドが合成される．トリプトファン-ニコチンアミド変換経路を❹に示した．
- 60 mgのトリプトファンから約1 mgのニコチンアミドが合成される．
- モル比で換算すると1/34程度である．
- 600 mg/日のトリプトファンを摂取すれば，ナイアシンの必要量を満たすことができる．たんぱく質量にすると60 g/日程度である．
- ニコチンアミドに5-ホスホリボシル-1-ピロリン酸のリボース5-リン酸が結合し，NMN（ニコチンアミドモノヌクレオチド）にAMPが結合したNAD$^+$，さらにNAD$^+$のAMP部分のリボースの2位がリン酸化されたNADP$^+$が補酵素型である．
- 余剰のナイアシンは異化代謝されてMNA（N^1-メチルニコチンアミド），2-Py（N^1-メチル-2-ピリドン-5-カルボキサミド）あるいは4-Py（N^1-メチル-4-ピリドン-3-カルボキサミド）として尿中に排泄される．

豆知識
ビタミンB_{12}の尿中への排泄量は摂取量の数％程度であり，体外排泄量が少ない．肝臓以外に，腎臓も大量にビタミンB_{12}を貯蔵しているのが特徴である．そのため胃術後のビタミンB_{12}欠乏症は術後数年に出現する．

ニコチンアミドはトリプトファンから合成できる．合成経路は肝臓にのみ存在するんだ！

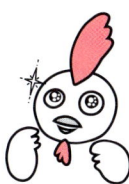

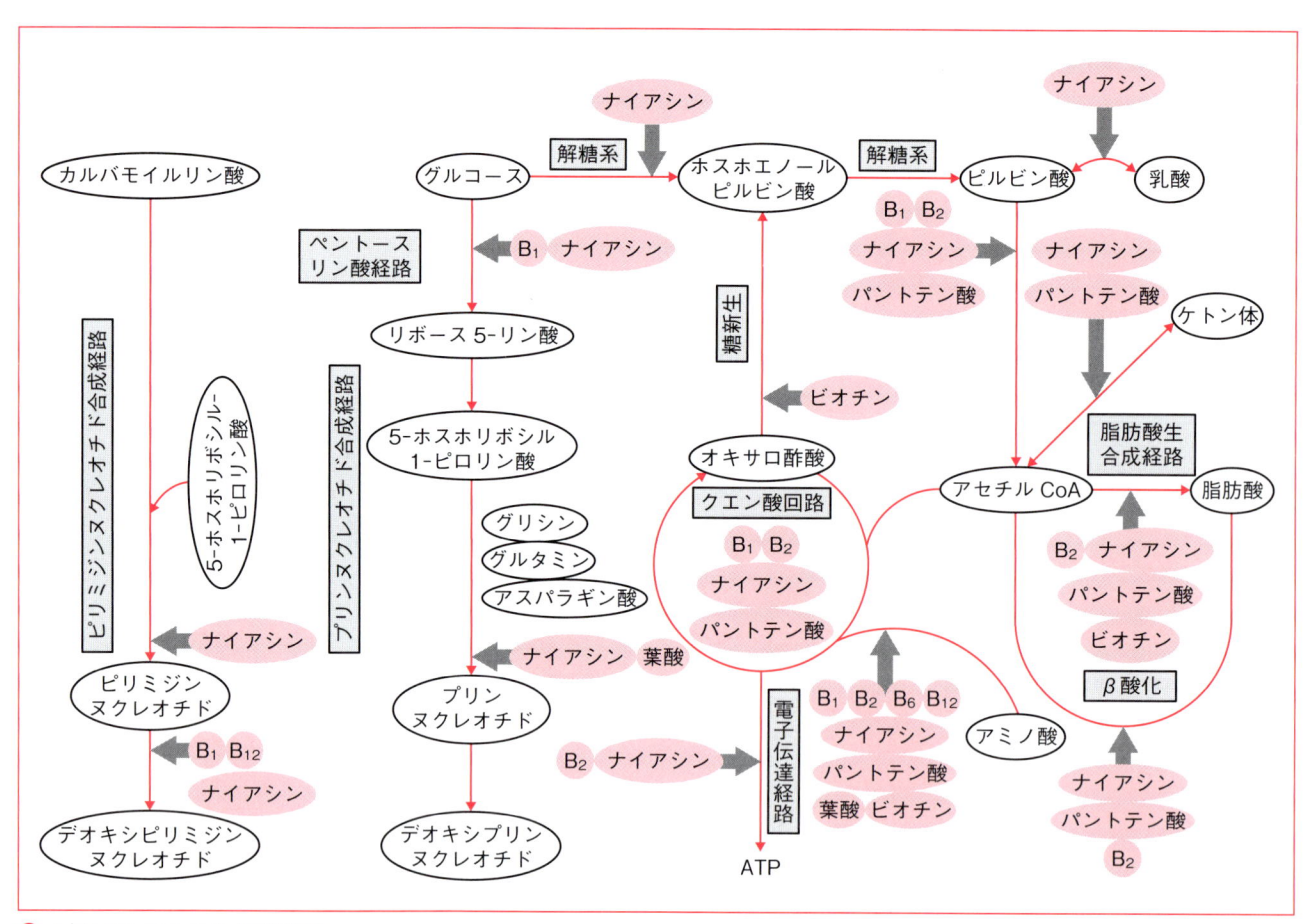

❺ ビタミンからみた代謝経路
（柴田克己，福渡 努編．ビタミンの新栄養学．講談社；2012．p.134より）

パントテン酸
- 4′-ホスホパンテテインとCoAがパントテン酸の補酵素型である．
- 余剰のパントテン酸は，パントテン酸のままで尿中に排泄される．

葉酸
- テトラヒドロプテロイルポリグルタミン酸およびその誘導体が補酵素型である．
- 余剰の葉酸は異化代謝され，N-アセチル-p-アミノベンゾイルグルタミン酸あるいはp-アミノベンゾイルグルタミン酸に異化されたのち，尿中に排泄される．

ビオチン
- たんぱく質の特定のリジンのεアミノ基とシッフ塩基を形成したビオシチンが補酵素型である．
- 余剰のビオチンは，そのままの形あるいは側鎖の吉草酸が代謝されたビスノルビオチンやテトラノルビオチンに異化されたのち，尿中に排泄される．

ビタミンC
- 還元型アスコルビン酸の形で抗酸化作用を発揮する．
- 余剰のビタミンCは，そのままの形であるアスコルビン酸，あるいは2,3-ジケトグロン酸，シュウ酸に異化されたのち，尿中に排泄される．

- ビタミンからみた代謝経路を❺にまとめた．

豆知識
ニコチンアミドそのものは尿中にはほとんど排泄されない．ニコチン酸はヒトでは検出されない．ヒトではニコチンアミドをニコチン酸に変換するニコチンアミダーゼが，生理的状態では作動していないからである．ナイアシンの供給源である肉類にあるのは，ニコチンアミドである．

引用文献
1) 柴田克己．日本人の食事摂取基準（2015年版）を理解するために（2）水溶性ビタミン．臨床栄養 2014；125：705-11．

参考文献
- KEGG PATHWAY Data base.（http://www.genome.jp/kegg/pathway.html）
- 柴田克己, 福渡 努編. ビタミンの新栄養学. 講談社；2012.
- 柴田克己. 最新知識 New Knowledgeシリーズ日本人の食事摂取基準 第3回 ビタミン. 予防医療 Aggressive 2015；2：98-101.

カコモン に挑戦 !!

◆ 第26回-32
ビタミンとその欠乏症の組合せである．正しいのはどれか．1つ選べ．
- (1) ビタミンE ——— 神経管閉鎖障害
- (2) ビタミンK ——— 新生児メレナ
- (3) ビタミンB_{12} ——— 角膜乾燥症
- (4) 葉酸 ——— 悪性貧血
- (5) パントテン酸 ——— ペラグラ

◆ 第29回-34
ビタミンとその欠乏による疾患の組合せである．正しいのはどれか．1つ選べ．
- (1) ビタミンA ——— 壊血病
- (2) ビタミンD ——— 骨軟化症
- (3) ビタミンB_1 ——— くる病
- (4) 葉酸 ——— 再生不良性貧血
- (5) ビタミンC ——— 夜盲症

解答&解説

◆ 第26回-32　正解（2）
解説：正文を提示し，解説とする．
- (1) ビタミンE ——— 溶血性貧血
- (2) ビタミンK ——— 新生児メレナ
- (3) ビタミンB_{12} ——— 悪性貧血
- (4) 葉酸 ——— 神経管閉鎖障害
- (5) パントテン酸 ——— 皮膚の感覚異常

◆ 第29回-34　正解（2）
解説：正文を提示し，解説とする．
- (1) ビタミンA ——— 夜盲症
- (2) ビタミンD ——— 骨軟化症，くる病
- (3) ビタミンB_1 ——— 脚気
- (4) 葉酸 ——— 巨赤芽球性貧血
- (5) ビタミンC ——— 壊血病

第7章 ミネラル

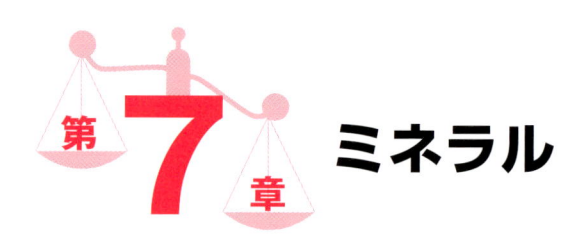

学習目標
- 主要ミネラルの生理機能を理解する
- ミネラルの欠乏症および過剰症を理解する
- 他のミネラルとの相互作用について理解する

要点整理
- ミネラル[*1]とは，身体を構成する元素のなかで水素・酸素・炭素・窒素を除く元素の総称であり，生体内に存在するミネラルは体重あたり約4％と少ない．
- 生体内存在量または1日の必要量，食事からの摂取量などから，便宜的に多量ミネラルと微量ミネラルに分類されている．
- 生理作用は多様であり，生体組織の構成成分のほか，体液の浸透圧調節，神経伝達などといった生体機能の調節に関与しており，生命活動には必須な成分である．
- 長期間の摂取の偏りにより欠乏症や過剰症を招くことが多く，日頃から適正量の摂取が求められる．

1 多量ミネラルの機能，欠乏症・過剰症

ナトリウム（Na）の機能および欠乏症・過剰症

機 能
- 細胞外液の主要な陽イオンであり，総陽イオンのうち90％以上を占めている．一方，細胞内液の濃度は細胞外液の1/10程度である（❶）．細胞内液の濃度は，ナトリウム-カリウムポンプ（Na^+/K^+-ATPase，❷）によって調節されている．
- ナトリウムイオンは，体液量の調節，浸透圧の維持，酸塩基平衡の調節，さらには物質の輸送（ナトリウム依存性輸送たんぱく質）などの生理学的役割をもっている．神経細胞ではナトリウムとカリウムの細胞内の濃度変化によって，活動電位が変化し，情報の伝達が起こる．
- 体内濃度の調節は中枢系（食塩摂取要求・のどの渇き），交感神経系，ホルモン系などによって維持されている．恒常性維持には，レニン-アンジオテンシン-アルドステロン系および心房性ナトリウム利尿ペプチドといったホルモン系が重要な役割を担っている．

欠乏症・過剰症
- 腎機能が正常であるならば，欠乏症や過剰症はまれである．

[*1] ミネラル（mineral）の語源は，鉱山や鉱脈を意味する「mine」である．

● MEMO ●
小腸における栄養素の吸収にはNaイオンが関係するものが多い．グルコースやガラクトースはNa^+/K^+-ATPaseによって生じたNaイオンの濃度勾配を利用し，Na依存性グルコース輸送体1型がグルコース吸収を担う．同様にアミノ酸の小腸吸収の一部の過程においても，Naイオン依存性の吸収過程が存在する．

❶ 細胞外液および細胞内液のイオン濃度（mEq/L）

陽イオン	細胞外液 血漿	細胞外液 細胞間液	細胞内液
Na^+	141	140	15
K^+	4.2	4.0	150
Ca^{2+}	4.7	4.6	0.001＞
Mg^{2+}	1.6	1.6	40

陰イオン	細胞外液 血漿	細胞外液 細胞間液	細胞内液
Cl^-	101	120	7
HCO_3^-	24	24	10
HPO_4^{2-}	2.2	2.0	100
SO_4^{2-}	1	1	16
たんぱく質	14	1	67
有機酸	6	6	―

（三輪一智，中 恵一．系統看護学講座 専門基礎分野，人体の構造と機能2 生化学，第13版．医学書院；2014．p.76より）

- 急激な下痢や嘔吐では，一時的な低ナトリウム状態を起こすが，すみやかに回復する．
- 長期にわたるナトリウムの欠乏は，低ナトリウム血症を招き，痙攣や昏睡が起こる．
- 腎機能が正常であれば，一過的に過剰摂取してもすみやかに尿中排泄され，症状は現れない．
- 調査研究から，長期的なナトリウムの多量摂取は血圧の上昇を導くとされている．

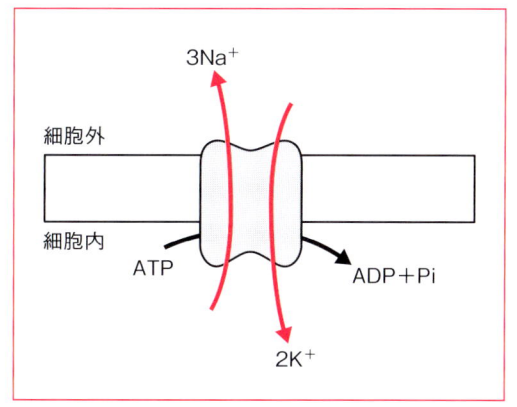

❷ Na$^+$/K$^+$-ATPase

カリウム（K）の機能および欠乏症・過剰症
機　能
- 細胞内液の主要な陽イオンであり（150 mEq/L），細胞外液中には少ない（約4.0 mEq/L）（❶）．
- 体液量の調節，浸透圧の維持，酸塩基平衡の調節，筋肉の収縮，膜輸送，糖代謝などに重要な生理学的役割を示す．
- ランゲルハンス島β細胞におけるインスリン分泌には，グルコース分解によって生じたATPが細胞膜に存在するATP感受性カリウムチャネルを閉じ，それによる膜電位の変化（脱分極）が起こる．その後，カルシウムイオン分泌を経てインスリン分泌が促される．
- 高血圧との関係が示唆されている．カリウム摂取が尿中ナトリウム排泄を促すためである．

欠乏症・過剰症
- 通常の食生活では欠乏症や過剰症は起こらない．
- 下痢や嘔吐，薬剤（抗利尿薬）の服用などに起因するカリウム喪失により，低カリウム血症となる．低カリウム血症の症状として，食欲不振，不安感などの精神症状や，弛緩性麻痺，不整脈などが起こる．
- 腎機能障害が起こると，尿中へのカリウム排泄が滞り，高カリウム血症を招く．高カリウム血症では，悪心・嘔吐などの消化器症状，四肢の知覚異常，筋脱力，不整脈が起こる．特に不整脈は心停止を招く可能性があり，危険である[2]．

クロール（Cl）の機能および欠乏症・過剰症
機　能
- 細胞外液の主要な陰イオン（約60%）である．クロールイオンは塩化ナトリウムの形で体内に供給される．クロールのみを調節する機序は明らかになっていない．
- 体液量の調節，浸透圧の維持，pHの調節を担っている．また胃酸（塩酸）の成分である．

欠乏症・過剰症
- クロールはナトリウムやカリウムとの関連が強いことから，クロール単独の欠乏や過剰は通常起こりえない．主要な陰イオンであることから，欠乏や過剰が起こると，浸透圧やpHの異常につながることが考えられる．

カルシウム（Ca）の機能および欠乏症・過剰症
機　能
- 細胞外液に多く存在し，細胞内液には少ない（❶）．細胞内カルシウムイオン濃度は厳密に保たれている．細胞内情報伝達を担うカルシウムシグナル伝達のためである．
- 血液中のカルシウム濃度は厳密に調節されている．骨はカルシウムの貯蔵庫であり，

豆知識
Na欠乏性脱水：細胞外液からのNa喪失は，細胞内外の浸透圧の変化を招き，Na欠乏性脱水を起こす．例えば下痢や嘔吐などのNaを含む体液喪失に水分のみを補充するといった処置を行うと，血清および細胞外液のNa濃度が低下する．Na欠乏性脱水の状態が悪化すると全身倦怠感や眠気，手足の冷えなどが認められる．

脱水には水分欠乏性脱水（高張性）とNa欠乏性脱水（低張性）があるよ．脱水のメカニズムが異なることから臨床症状も処置の仕方も異なるんだ！

豆知識
スルホニル尿素薬は，ATP感受性カリウムチャネルを閉じることで脱分極を促し，インスリン分泌を促す薬剤である．

豆知識
挫滅（圧挫）症候群：災害などで身体の一部が長時間圧迫され，その圧迫が解放された後に起こるさまざまな症候．挫滅症候群では筋組織・細胞の崩壊により，たんぱく質のミオグロビンの血液への漏出に加え，カリウムの漏出も認められる．前者は腎機能障害を起こし，後者は高カリウム血症による心室細動・心停止を起こし，非常に危険である．

● MEMO ●
ビタミンKは，たんぱく質中のグルタミン酸をカルボキシル化（γ-カルボキシグルタミン酸化）させ，カルシウムと結合可能となり，カルシウム利用を促進させる．

❸ 酵素活性にかかわるミネラル

Mg	
ヘキソキナーゼ	解糖系
グルコース-6-ホスファターゼ	糖新生
ポリメラーゼ	DNA・RNAの相補鎖の形成
アデニル酸シクラーゼ	Gたんぱく質共役受容体

Fe	
コハク酸デヒドロゲナーゼ	クエン酸回路

Zn	
カルボキシペプチダーゼ	ペプチド分解酵素
アミノペプチダーゼ	ペプチド分解酵素
アルコール脱水素酵素	エタノール→アセトアルデヒド
Cu・Zn依存性-SOD	活性酸素の消去（細胞質に存在）

Cu	
セルロプラスミン	銅輸送たんぱく
Cu・Zn依存性-SOD	活性酸素の消去（細胞質に存在）
シトクロムc酸化酵素	電子伝達系

Mn	
ピルビン酸カルボキシラーゼ	ピルビン酸→オキサロ酢酸
グリコシルトランスフェラーゼ	糖転移酵素
Mn依存性-SOD	活性酸素の消去（肝ミトコンドリアに存在）

Mo	
キサンチンオキシダーゼ	プリン代謝・尿酸合成
アルデヒドオキシダーゼ	アルデヒド↔カルボン酸

SOD：スーパーオキシドジスムターゼ．

血液中のカルシウム濃度の調節に関与する[*2]．

- 神経や筋肉の興奮性維持，筋収縮，生体内情報伝達，酵素の活性化（金属酵素），体液pHの調節，血液凝固に関与する．カルシウムは血液凝固因子Ⅳである．
- セカンドメッセンジャーとしての作用をもつ．細胞内に存在する小胞体からのカルシウムイオン放出によって情報伝達が行われる機構が存在する．
- 骨格筋ではトロポニンに，平滑筋ではカルモジュリンに結合し，筋収縮に関与する．

欠乏症・過剰症
- 短期的な摂取不足では，骨から血液に不足分が補てんされるため症状は現れにくい．長期的な不足は骨への影響（骨形成不全や骨量低下）が認められる．
- カルシウムを過剰摂取しても小腸での吸収率の低下により，健康障害が起こることはまれであり，軽度な便秘が起こる程度である．しかし，カルシウム給源（薬剤や牛乳）と制酸薬（炭酸カルシウムなどのアルカリ）を同時摂取すると小腸吸収が高まり，高カルシウム血症を起こすとされている（ミルク・アルカリ症候群〈バーネット症候群〉）．

マグネシウム（Mg）の機能および欠乏症・過剰症

機　能
- 生体内では約50～60％が骨中に，残りは筋肉などの軟組織，血液中に存在する．
- 細胞外液よりも細胞内液に多く存在する（❶）．イオンが代謝調節において重要な役割をもつ．
- 生理作用は多岐にわたり，神経の興奮，神経の伝達，各栄養素の代謝などに関与している．
- カルシウムとの拮抗作用により血圧の調節に関与している．
- マグネシウムイオンは各種酵素の活性化を促進する補因子として働く（❸）．例えばエネルギー代謝（ATP合成）やクエン酸回路，糖新生，プリン・ピリミジン代謝などにも関与する．

欠乏症・過剰症
- 短期的な不足では，症状は現れにくい．長期的な不足により不整脈や心疾患，神経疾患などが現れる．またカルシウムとの関連が強く，欠乏により骨の形成に異常をきたす．
- 過剰摂取では下痢などの消化器症状が起こる．もし小腸においてマグネシウムが過剰に吸収されたとしても，すみやかに尿中へ排泄されるため，症状が起きることはほとんどない．

[*2] Ca調節ホルモンについては，第9章「3　その他のホルモン」（p.78）を参照．

● MEMO ●
骨はカルシウムをはじめとする各種ミネラルの貯蔵庫として考える．

● MEMO ●
Na⁺/K⁺-ATPaseやCa²⁺-ATPaseなどのATP依存性ポンプは，マグネシウムイオンを必要とする．

豆知識
腎臓は体内のミネラル濃度調節に大切な臓器である．腎機能が低下しているときは排泄機能低下や再吸収能低下により，欠乏症や過剰症（貯留）が起きやすい．マグネシウムも腎機能低下時には注意が必要で，貯留により過剰症状（低血圧，吐き気，嘔吐，筋力低下など）が現れやすい．

2 微量ミネラルの機能，欠乏症・過剰症

リン（P）の機能および欠乏症・過剰症

機　能

- 生体内のリン含有量は成人体重の約1％であり，大部分（80％）はリン酸塩（カルシウムやマグネシウムと結合）として骨などに存在している．
- たんぱく質やヌクレオチド，リン脂質などの構成成分として重要である．またATPやクレアチンリン酸などの高エネルギー化合物として，リン酸化反応による情報伝達といった生命活動にも重要なミネラルである．
- 血液中の多くのリンは，イオン（HPO_4^{2-}）として存在し，血液検査における測定値はこのイオン濃度（無機リン濃度）である．
- 1日におよそ1,000〜1,200 mgを摂取し，この量はたんぱく質の摂取と相関する．
- リンの体内バランスの調節には小腸（小腸吸収），腎臓（尿中リン排泄調節），副甲状腺（調節ホルモン分泌）が関与し，さらに最近の知見から骨（FGF23分泌）も生体内リン濃度の調節に関与することが示されている．

欠乏症・過剰症

- リンは，たんぱく質をはじめ多くの食品に含まれることから，通常の欠乏におちいることはまずない．
- 遺伝子疾患の一種である家族性低リン血症では，くる病などの骨形成不全が観察される．
- 一方でリンの過剰摂取が懸念される．リンの過剰な摂取は生体内カルシウム利用の低下を招き，カルシウムバランスの不平衡，骨形成不全や副甲状腺の機能亢進などが起こるとされている．特に腎機能が低下している場合や透析患者などには注意が必要である．
- 一部の加工食品などには添加物としてリン酸塩が使用されていることもあり，過剰な摂取には注意を要する．

2 微量ミネラルの機能，欠乏症・過剰症

鉄（Fe）の機能および欠乏症・過剰症

機　能

- 体内の鉄は**機能鉄**（酸素運搬や酵素機能）と**貯蔵鉄**に分類される．
- 酸素の運搬や酸化的リン酸化，酵素反応，核酸の合成など多様な生理作用をもつ．
- ヘムはポルフィリンの中心に鉄（Ⅱ）が結合した化合物であり（❹），このヘムを含むたんぱく質をヘムたんぱく質と呼ぶ．

欠乏症・過剰症

- 鉄は小腸からの吸収が悪いことから，長期的な鉄の摂取不足は貯蔵鉄の不足を招き，ヘモグロビン合成に異常をきたす．その結果，鉄欠乏性貧血を起こす．
- 小腸吸収が悪いことから，過剰症の発症はまれである．鉄の過剰症として，輸液による鉄投与や，長期間にわたる鉄剤経口摂取のような要因があれば，起こる可能性はある．
- 生体内の鉄の過剰蓄積はフリーラジカルの過剰産生や，ヘモジデリン沈着症を起こし，臓器障害などが認められる．

亜鉛（Zn）の機能および欠乏症・過剰症

機　能

- 全身に存在するが，主に筋肉や骨に存在する．
- 酵素の補因子として働き（❸），活性化・安定化に関与している．その他，免疫機能の維持や感覚機能（味覚），成長，生殖機能に関与する．

欠乏症・過剰症

- 欠乏すると，成長阻害，皮膚の障害，味覚障害，神経系への障害（食欲不振，行動異

【用語解説】
FGF23（線維芽細胞増殖因子23）：骨細胞より分泌される増殖因子の一つであり，リン調節ホルモンともよばれる．腎臓近位尿細管に作用し，リン再吸収を抑制する．またビタミンDの活性化（1α水酸化酵素）を抑制し，腸管からのリン吸収を抑制する．その結果，血中リン濃度を低下させる．

豆知識
ナトリウム依存性リン輸送担体：腎臓におけるリン再吸収にはナトリウム依存性のリン輸送担体が関与している．刷子縁膜上に存在し，ナトリウムとともにリンを細胞内に吸収する．この働きは副甲状腺ホルモン（PTH）やFGF23によって調節されている．腸管におけるリンの吸収についてもナトリウム依存性のリン輸送担体が関与していることが明らかになっている．

●MEMO●
生体内の鉄の70％が赤血球のヘモグロビン鉄として存在している．

【用語解説】
機能鉄：ヘモグロビン，ミオグロビン，シトクロムやカタラーゼに含まれる鉄．
貯蔵鉄：フェリチン，ヘモジデリンに含まれる鉄．

豆知識
亜鉛は膵臓ランゲルハンス島β細胞におけるインスリンの合成・貯蔵に関与している．亜鉛欠乏により含有量低下さらに耐糖能低下が報告されている．

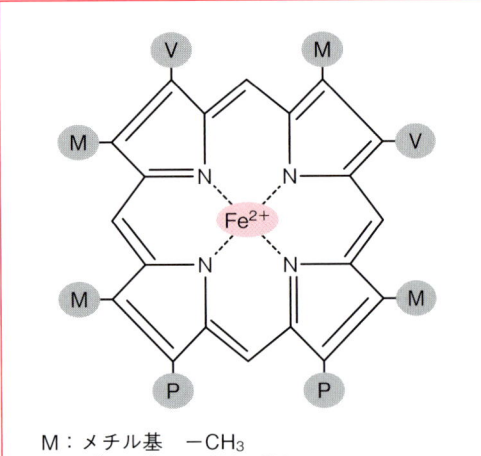

M：メチル基 －CH₃
V：ビニル基 －CH=CH₂
P：プロピオン酸基 －CH₂－CH₂－COOH

❹ ヘ ム

常など），免疫機能低下，生殖機能低下，貧血などが起こる．
- 妊娠期の母体の亜鉛不足は，胎児の発育・成長を阻害する．分娩障害や早産・流産との関係も示唆されている．
- 過剰症が起こることはまれである．長期間多量の亜鉛を摂取した場合，神経症状や嘔吐，消化器疾患，腎臓や膵臓の障害がみられる．

銅（Cu）の機能および欠乏症・過剰症

機 能
- 主に骨や筋肉に存在する．単位重量あたりでは，腎臓や肝臓・脳も銅を多く含んでいる．
- 酵素の補因子として働き（銅含有酵素）（❸），鉄代謝や骨代謝，心筋収縮に関与する．
- 銅輸送たんぱく質のセルロプラスミンは，フェロオキシダーゼとも呼ばれ，二価鉄（Fe^{2+}）を三価鉄（Fe^{3+}）に変換する作用があり，トランスフェリンに鉄を結合させる働きをもつ．

欠乏症・過剰症
- 銅の不足は，鉄代謝との関係から，貧血を起こす．
- 正常時には過剰症は認められない．銅含有物質の誤飲などでは嘔吐・下痢などの急性症状が現れる．重度の場合は溶血性貧血や循環虚脱を起こし，死に至ることもある．

マンガン（Mn）の機能および欠乏症・過剰症

機 能
- マンガン含有酵素としての機能のほか，アルギナーゼなどの多くの酵素の酵素活性に対して特異的に働くことが知られている（❸）．
- その他，成長や骨の形成，生殖機能，耐糖能，脳機能などへの関与がある．

欠乏症・過剰症
- 欠乏すると，成長阻害や骨形成異常，生殖能の低下，糖や脂質の代謝異常などが起こる．
- 過剰症には疲労感・倦怠感，不眠，歩行障害などがある．

ヨウ素（I）の機能および欠乏症・過剰症

機 能
- 生体内のヨウ素の70～80％が甲状腺に存在する．
- 甲状腺ホルモンの構成成分である．

欠乏症・過剰症
- ヨウ素欠乏により，甲状腺腫，甲状腺機能低下症が起こる．日本において欠乏症の発

豆知識
小腸における吸収過程において，亜鉛は，他の二価陽イオンである鉄や銅などと拮抗することから，過剰摂取は鉄利用の低下を招き，貧血症状を起こすこともある．

●MEMO●
先天性代謝異常症であるウィルソン病とメンケス病は，銅輸送たんぱく質の欠損により発症する．ウィルソン病は脳，肝臓，腎臓に銅の過剰蓄積が生じ，またメンケス病は腸管からの銅吸収障害のため欠乏症を生じ，さまざまな機能障害を招く．

豆知識
世界の大陸中央部ではヨウ素を摂取する機会がほとんどないため，ヨウ素欠乏症による甲状腺異常が多く発生している．国によっては，塩化ナトリウムに一定量のヨウ化ナトリウムを加えた添加塩を用いて，甲状腺異常を予防する施策が行われている．

症はまれである．
- 成長期の甲状腺ホルモンの不足は成長遅延や精神遅滞などを起こす．
- 通常，ヨウ素を過剰に摂取しても症状は現れない．長期にわたるヨウ素の過剰摂取により，甲状腺機能の異常，体重減少が起こるとされている．

セレン（Se）の機能および欠乏症・過剰症

機　能
- 生体の抗酸化因子であるグルタチオンペルオキシダーゼ（GSH-Px）の構成因子である（セレン含有酵素）．グルタチオンペルオキシダーゼの抗酸化能は，セレンに強く依存している．

欠乏症・過剰症
- 摂取不足により成長阻害，筋肉の機能低下，肝障害，不妊症，免疫機能低下などが現れる．
- サプリメントの大量摂取などによる過剰症には，脱毛，爪の変形，う歯の増加，疲労感，嘔吐などがある．

クロム（Cr）の機能および欠乏症・過剰症

機　能
- 生体において，糖代謝（クロム含有耐糖因子），脂質代謝（コレステロール），結合組織代謝（コラーゲン形成），たんぱく質代謝に関与する．

欠乏症・過剰症
- 欠乏の原因として低クロム食による摂取不足，糖尿病による排泄促進がある．欠乏により，耐糖能異常，成長障害，代謝異常，角膜疾患，動脈硬化などが現れる．
- クロムは呼吸器や皮膚からの吸収も知られている．クロム含有物質の吸入により呼吸器系が曝露されると，気管支炎や喘息，肺水腫などが起こる．経口による過剰摂取では，嘔吐，下痢などの消化器疾患，腎障害，肝障害，中枢神経障害がみられる．

モリブデン（Mo）の機能および欠乏症・過剰症

機　能
- 酵素の構成成分として，活性中心に関与する（モリブデン含有酵素）❸．

欠乏症・過剰症
- 欠乏症はまれである．報告は少ないが，頻脈，頭痛，悪心，嘔吐が起こるとされている．
- 比較的毒性が低いことから，過剰症は現れにくい．

引用文献
1) 三輪一智，中 恵一．系統看護学講座　専門基礎分野．人体の構造と機能2　生化学．第13版．医学書院；2014．
2) 飯野靖彦．一目でわかる水電解質．第3版．メディカル・サイエンス・インターナショナル；2013．
3) 近藤和雄ほか．スタンダード栄養・食物シリーズ．人体の構造と機能　II．生化学．東京化学同人；2003．

参考文献
- 糸川嘉則編．ミネラルの辞典．朝倉書店；2003．
- 木村修一，小林修平翻訳監修．最新栄養学．第9版．建帛社；2007．
- 木村美恵子．栄養素としてのマグネシウム．腎と骨代謝 2010；23：173-82．
- 岡村幹夫．体内におけるカリウムの役割．透析ケア 2009；15：24-5．
- 特集：リンの栄養学．腎と骨代謝 2013；26：7-72．

●MEMO●
アミノ酸の一種であるセレノシステインは，システインの硫黄（S）がセレン（Se）に置き換わったものである．セレノシステインは酸化・還元に関わる数種の酵素（GSH-Px，テトラヨードチロニン-5′-脱ヨウ素化酵素など）に存在する．セレノシステインを含むたんぱく質をセレノプロテインと呼ぶ．

●MEMO●
中国東北部で古くから知られている「克山病（Keshan disease）」は，セレン欠乏が関与した疾患であり，心臓疾患が多発した（克山病はセレン欠乏のみが原因ではないとされている）．

🫘 豆知識
クロムには三価と六価があるが，栄養素として重要なのは三価クロムである（六価クロムは栄養素として扱われない）．三価クロムに比べ，六価クロムは毒性が強く，過剰症が現れやすい．

カコモン に挑戦!!

◆ 第30回-79
ミネラルとそれを構成成分とするたんぱく質の組合せである．正しいのはどれか．1つ選べ．
(1) 亜鉛 ──── アルカリホスファターゼ
(2) セレン ──── トランスフェリン
(3) 鉄 ──── セルロプラスミン
(4) 銅 ──── グルタチオンペルオキシダーゼ
(5) ヨウ素 ──── ヘモグロビン

◆ 第34回-78
ミネラルに関する記述である．最も適当なのはどれか．1つ選べ．
(1) 骨の主成分は，シュウ酸カルシウムである．
(2) 血中カルシウム濃度が上昇すると，骨吸収が促進する．
(3) 骨中マグネシウム量は，体内マグネシウム量の約10%である．
(4) モリブデンが欠乏すると，克山病が発症する．
(5) フッ素のう歯予防効果は，歯の表面の耐酸性を高めることによる．

解答&解説

◆ 第30回-79　正解（1）
解説：正しい組合せを提示し，解説とする．
(1) 亜鉛 ── アルカリホスファターゼ
（局在部位によって，マグネシウムなどの場合もある）
(2) セレン ── グルタチオンペルオキシダーゼ
(3) 鉄 ── ヘモグロビン，トランスフェリン
(4) 銅 ── セルロプラスミン
(5) ヨウ素 ── 甲状腺ホルモン

◆ 第34回-78　正解（5）
解説：正文を提示し，解説とする．
(1) 骨の主成分は，リン酸カルシウムである．
(2) 血中カルシウム濃度が上昇すると，骨吸収が抑制される．
(3) 骨中マグネシウム量は，体内マグネシウム量の約60（50〜60）%である．
(4) セレンが欠乏すると，克山病が発症する．
(5) フッ素のう歯予防効果は，歯の表面の耐酸性を高めることによる．

第8章 酵素

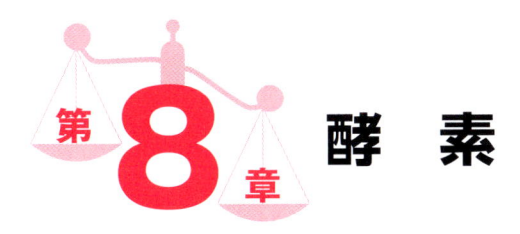

学習目標
- 酵素の分類について理解する
- 酵素のもつ特徴について理解する
- 酵素反応速度論について理解する
- 酵素活性の調節がどのように行われているかについて理解する

要点整理
- ✓ 酵素は，触媒する反応に必要な活性化エネルギーを低下させ，化学触媒よりも反応速度が速い．
- ✓ 酵素によって，至適pH，至適温度は異なる．
- ✓ アイソザイムは，同一の触媒反応を行う複数の種類の酵素を指し，酵素たんぱく質の構造が異なる．
- ✓ ミカエリス定数 (K_m) は，最大反応速度 (V_{max}) の1/2になるときの基質濃度 [S] であり，酵素と基質の親和性を示す指標となる．K_m値が小さいほど，酵素との親和性が高い．
- ✓ 補因子を必要とする酵素の場合，酵素たんぱく質のみ (アポ酵素) は単独では酵素活性をもたない．アポ酵素に補因子が結合したホロ酵素となり，触媒作用を示す．
- ✓ アロステリック酵素は，酵素の基質結合部位とは異なる場所にエフェクター (調節因子) が結合し，酵素の立体構造を変化させて，酵素活性を調節する．
- ✓ ある代謝経路の生成物がその経路の上流の特定の酵素を制御するしくみを，フィードバック制御という．
- ✓ 酵素活性の調節機構として，アロステリック調節や，チモーゲンの活性化，酵素たんぱく質の化学修飾などがある．

1 酵素の分類と名称 (❶)

酵素の分類
- 酵素は反応の種類によって7種類に分類される[*1]．
- すべての酵素は，国際生化学分子生物学連合 (IUBMB) の国際酵素委員会 (EC) に登録され，4つの数字の組み合わせから成る酵素番号 (EC □.□.□.□) により識別されている[*2]．

酵素の名称
- 酵素の名称には，推奨名，系統名，慣用名がある．
- 推奨名は，基質名のあとに接尾辞 "アーゼ (-ase)" を付ける (例：グルコシダーゼ，ウレアーゼ) か，基質名と触媒される反応様式のあとに "アーゼ" を付ける (例：アラニンアミノトランスフェラーゼ，乳酸デヒドロゲナーゼ)．
- 系統名は，基質名 (複数の場合は両者の間をコロン〈：〉で結ぶ) と触媒される反応の形式名のあとに接尾辞 "アーゼ (-ase)" が付けられる (例：乳酸デヒドロゲナーゼの系統名は (S) -乳酸：NAD^+ オキシドレダクターゼ)．
- 慣用名は，従来から使われている名称で，トリプシン，キモトリプシン，ペプシン，カテプシンなどがある．

[*1] 2019年6月に大幅な見直しが行われ，7種類となった．

[*2] アイソザイムは同一EC番号．

❶ 酵素の分類と名称

分類	反応の特徴	酵素の例（推奨名または慣用名）
EC 1　酸化還元酵素（オキシドレダクターゼ）	2種の基質間の酸化還元反応を触媒	乳酸デヒドロゲナーゼ（EC 1.1.1.27） HMG-CoAレダクターゼ（EC 1.1.1.34） カタラーゼ（EC 1.11.1.6） グルタチオンペルオキシダーゼ（EC 1.11.1.9） スーパーオキシドジスムターゼ（EC 1.15.1.1）
EC 2　転移酵素（トランスフェラーゼ）	基質のアミノ基やメチル基，アシル基，リン酸基などを他の基質へ転移	脂肪酸シンターゼ（EC 2.3.1.85） クエン酸シンターゼ（EC 2.3.3.1） グリコーゲンホスホリラーゼ（EC 2.4.1.1） アスパラギン酸アミノトランスフェラーゼ（EC 2.6.1.1） アラニンアミノトランスフェラーゼ（EC 2.6.1.2） ヘキソキナーゼ（EC 2.7.1.1） グルコキナーゼ（EC 2.7.1.2）
EC 3　加水分解酵素（ヒドロラーゼ）	チオエステル，リン酸エステル，多糖，たんぱく質などの加水分解	膵リパーゼ（EC 3.1.1.3） ホスホリパーゼA_2（EC 3.1.1.4） グルコース-6-ホスファターゼ（EC 3.1.3.9） プロテインホスファターゼ（EC 3.1.3.16） α-アミラーゼ（EC 3.2.1.1） アンジオテンシン変換酵素（EC 3.4.15.1） キモトリプシン（EC 3.4.21.1） トリプシン（EC 3.4.21.4） ペプシン（EC 3.4.23.1）
EC 4　脱離酵素（リアーゼ）	C-C，C-N，C-O結合などを切断し，CO_2，アルデヒド，水，NH_3などを遊離し，二重結合を残す	アルドラーゼ（EC 4.1.2.13） フマラーゼ（EC 4.2.1.2） アコニターゼ（EC 4.2.1.3） アデニル酸シクラーゼ（EC 4.6.1.1）
EC 5　異性化酵素（イソメラーゼ）	アミノ酸のラセミ化，糖のエピマー化，シス-トランス変換，原子団（基）の分子内転移による異性体の生成	トリオースリン酸イソメラーゼ（EC 5.3.1.1） グルコース-6-リン酸イソメラーゼ（EC 5.3.1.9） ホスホグルコムターゼ（EC 5.4.2.2）
EC 6　合成酵素（リガーゼ）	ATPの加水分解に伴い，2個の基質を結合させる	アシルCoAシンテターゼ（EC 6.2.1.3） ピルビン酸カルボキシラーゼ（EC 6.4.1.1）
EC 7　輸送酵素（トランスロカーゼ）	酸化還元反応や加水分解反応を利用して，膜をはさんだイオンや分子の輸送を触媒	ATP合成酵素（EC 7.1.2.2） Na^+/K^+-ATPase（EC 7.2.2.13）

2　酵素反応の特徴

酵素の特徴

- 酵素は生体内で起こる化学反応を触媒するたんぱく質である（例外：リボザイム）．
- 立体構造の形状は球状たんぱく質である．
- 酵素は単細胞生物から高等生物にいたるまで，いずれの生物にも存在が確認されている．
- 酵素は細胞内で合成される．
- 酵素の多くは細胞内で働くが，消化管に分泌される消化酵素や血液中の血液凝固因子などは細胞外で働く．
- 細胞内で働く酵素は細胞の中で一様に分布するのではなく，細胞膜や細胞質，細胞小器官など，特定の場所に分布している．

酵素反応

- 酵素は触媒する化学反応の活性化エネルギーを低下させて，反応速度を速める．
- 酵素は触媒[*3]なので，反応の前後で酵素濃度は変化しない．

●MEMO●
酵素の組成はアミノ酸のみから成る単純たんぱく質の場合もあれば，アミノ酸以外の成分を含む複合たんぱく質の場合もある．
酵素の構成はポリペプチド鎖1本で構成されている単量体たんぱく質の場合もあれば，2本以上のポリペプチド鎖（サブユニット）が集まってできるオリゴマーたんぱく質の場合もある．

豆知識
リボザイム：RNAを構成成分とする触媒の総称で，RNA酵素とも呼ばれる．
[*3] 触媒：特定の化学反応を促進する物質．

2 酵素反応の特徴

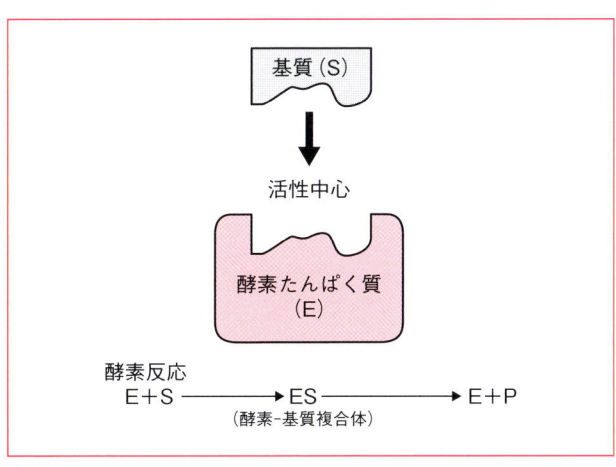

❷ 酵素の活性中心と酵素反応

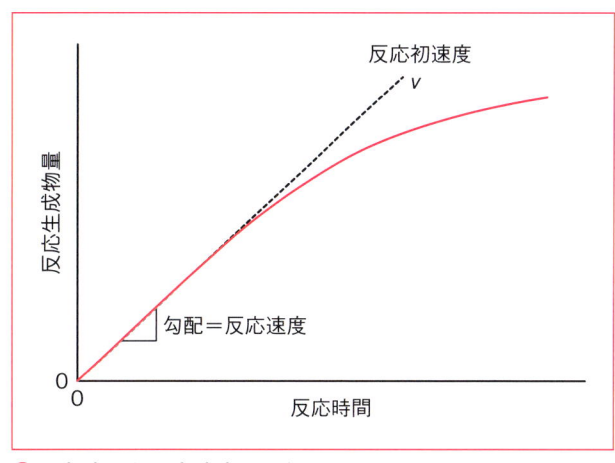

❸ 反応時間と反応速度の関係

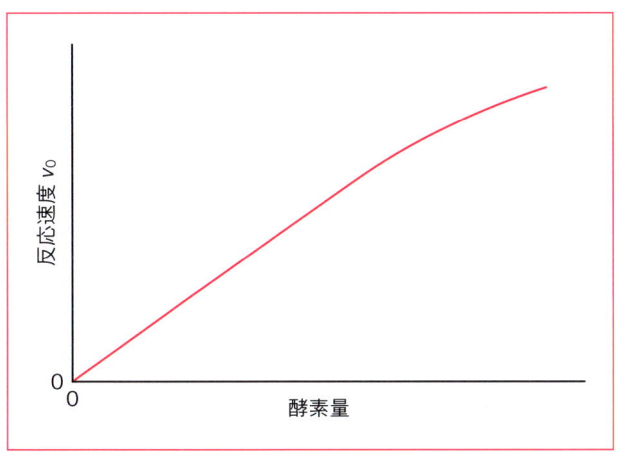

❹ 酵素量と反応速度の関係

- 酵素は反応の前後で自らが変化を受けることはない．
- 酵素（enzyme：E）の作用を受ける物質を基質（substrate：S），反応により基質が変化してできる物質を生成物（product：P）と呼ぶ．
- 酵素たんぱく質のなかで，基質との結合部位および触媒反応に直接関与する部分をあわせて酵素の活性中心（または活性部位）と呼ぶ（❷）．
- 適当な条件下で酵素（E）の活性中心に基質（S）が結合すると，まず酵素−基質複合体（ES）が生成される．さらに反応が進み，反応生成物（P）ができると，酵素から解離する．反応生成物（P）が解離した酵素（E）は，また別の基質が結合し酵素反応が行われる．
- 酵素反応には可逆的に反応するものと，不可逆反応のものがある．
- 酵素の反応速度に影響を与える因子には，時間，酵素量，基質濃度，pH，温度などがある．
- 反応速度と時間の関係は，ある一定時間内では反応速度が一定であるが，それを超えると反応速度は低下していく（❸）．
- 反応速度と酵素量の関係は，基質濃度が十分であれば，反応速度は酵素量に比例して増加するが，ある量を超えると反応速度の増加は少なくなる（❹）．

基質特異性と反応特異性

- 一般に酵素はそれぞれ特定の反応のみを触媒し，他の反応は触媒しない．
- 基質特異性とは，1つの酵素はある特定の基質にしか作用しないことをいう．
- 反応特異性とは，1つの酵素は1種類の化学反応にしか触媒せず，副反応を起こさず，副産物を生成しないことをいう．

●MEMO●

多酵素複合体（multienzyme complex）：酵素はそれぞれが独立して作用するのが一般的であるが，ある物質の一連の代謝反応に関連する数種類の異なったポリペプチド鎖が複合体を形成し，連続する反応を効率良く行う複合酵素を多酵素複合体という（例：ピルビン酸デヒドロゲナーゼ複合体）．

多機能酵素（multifunctional enzyme）：1本のポリペプチド鎖の中に異なる反応を行う複数の活性中心をもち，一連の代謝反応を効率良く行う酵素を多機能酵素という（例：脂肪酸合成酵素複合体）．

❺ 酵素の至適pH

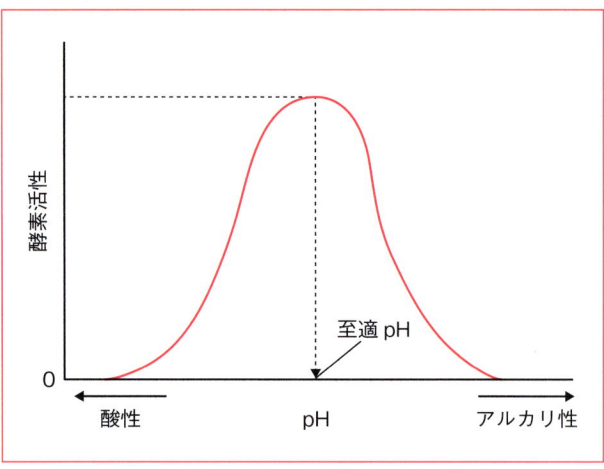

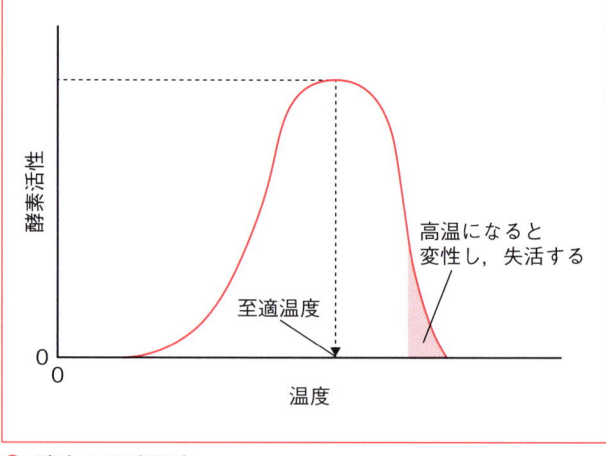

❻ 酵素の至適温度

至適pH
- 酵素たんぱく質は両性電解質であるため，反応系のpHによってたんぱく質分子全体の荷電状態が規定される．また，pHが変化すると酵素の立体構造が著しく変化することがある．
- 酵素活性は反応系のpHによって大きく変化するが，最大の酵素活性を与えるpHを至適(最適)pHという(❺)．
- 酵素と補酵素の結合もpHにより大きく変化する．
- 細胞内で働く多くの酵素の至適pHは5〜9の範囲内にあり，pH 7付近の場合が多い．

至適温度，変性，失活
- 酵素反応を異なる温度条件下で行ったときに最も良く反応が進行する温度を至適(最適)温度という(❻)．
- 一般に化学反応は温度が高いほどすみやかに進行するが，酵素反応はある至適温度で最も反応速度が大きくなり，至適温度より温度が高い場合は酵素活性は低下する．
- 酵素はたんぱく質であるため，高温では変性し失活する．

補酵素，補欠分子族，金属イオン，金属酵素，アポ酵素，ホロ酵素
- 酵素のなかには，たんぱく質のみで活性を発現するものもあれば，酵素たんぱく質のみでは活性がなく，酵素の活性発現にある種の低分子の有機化合物や金属イオンを必要とするものがある．
- 酵素の活性発現に不可欠で，反応の前後で変化しない非たんぱく質性の因子を補因子(cofactor)と呼ぶ．
- 補因子は低分子有機化合物と金属イオンに大別される．
- 複合たんぱく質酵素から補因子を除いたたんぱく質部分をアポ酵素と呼び，補因子を含有する複合たんぱく質酵素をホロ酵素と呼ぶ(❼)．
- 一般に補因子を必要とする酵素の場合，アポ酵素の状態にしたときは本来もっている活性が失われる．
- 多くの酵素は活性の発現に補因子を必要とするが，低分子有機化合物としての構造をもつ補因子には補酵素(coenzyme)と補欠分子族(prosthetic group)がある．
- 補酵素と補欠分子族の違いは酵素との結合の強さにある．
- 補酵素は酵素と可逆的に結合し，酵素作用の発現に寄与する(❽)．補酵素は酵素との結合が弱く解離しやすい．
- 消化酵素が触媒する加水分解のような反応には補酵素を必要としない．
- 補欠分子族は共有結合あるいは非共有結合で酵素たんぱく質に強固かつ安定に結合している．補欠分子族は酵素たんぱく質を分解するなどしないと遊離できない．

至適温度はそれぞれの酵素により異なるよ．人体に含まれる多くの酵素は体温(37℃)付近が至適温度なんだ！

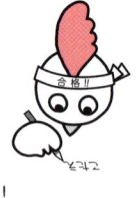

● MEMO ●
好熱性細菌の酵素は90℃でも安定で，ポリメラーゼ連鎖反応(PCR)などの遺伝子増幅法において利用されている．

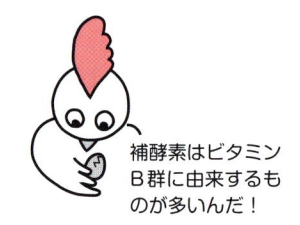

補酵素はビタミンB群に由来するものが多いんだ！

2 酵素反応の特徴

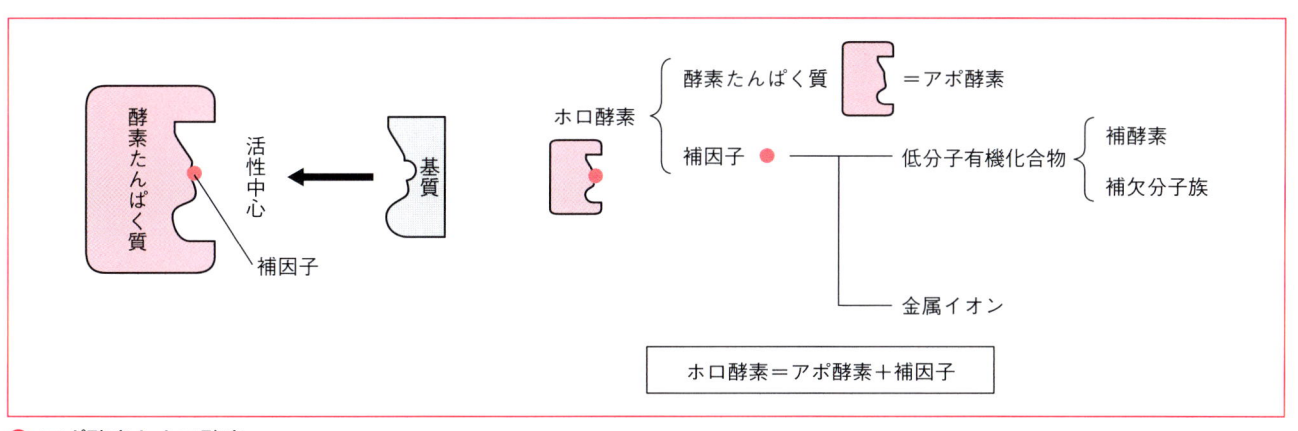

❼ アポ酵素とホロ酵素

❽ 補酵素の役割

ビタミン	補酵素	補酵素が関与する反応	補酵素を必要とする酵素の例
チアミン(B_1)	チアミン二リン酸（TPP）	アルデヒドの活性化と転移	ピルビン酸デヒドロゲナーゼ複合体 2-オキソグルタル酸デヒドロゲナーゼ複合体 トランスケトラーゼ
リボフラビン(B_2)	フラビンモノヌクレオチド（FMN）	酸化還元	NADHデヒドロゲナーゼ
	フラビンアデニンジヌクレオチド（FAD）	酸化還元	コハク酸デヒドロゲナーゼ
ナイアシン	ニコチンアミドアデニンジヌクレオチド（NAD^+）	酸化還元	乳酸デヒドロゲナーゼ リンゴ酸デヒドロゲナーゼ
	ニコチンアミドアデニンジヌクレオチドリン酸（$NADP^+$）	酸化還元	グルコース-6-リン酸デヒドロゲナーゼ 脂肪酸シンターゼ
ピリドキシン(B_6)	ピリドキサールリン酸（PLP）	アミノ基転移，脱炭酸	アラニンアミノトランスフェラーゼ アスパラギン酸アミノトランスフェラーゼ グルタミン酸デカルボキシラーゼ
コバラミン(B_{12})	デオキシアデノシルコバラミン	異性化	メチルマロニルCoAムターゼ
	メチルコバラミン	メチル基転移	メチオニンシンターゼ
パントテン酸	補酵素A（CoA）	アシル基，アセチル基の活性化と転移	ピルビン酸デヒドロゲナーゼ複合体 アシルCoAシンターゼ
葉酸	テトラヒドロ葉酸	メチル基，メチレン基，ホルミル基などの一炭素基転移	チミジル酸シンターゼ
リポ酸	リポアミド	アシル基の活性化と転移	ピルビン酸デヒドロゲナーゼ複合体
ビオチン	ビオチン	CO_2固定，CO_2転移	ピルビン酸カルボキシラーゼ アセチルCoAカルボキシラーゼ

- 酵素作用発現のために金属イオンを必要とする酵素を金属酵素と呼ぶ．

アイソザイム

- アイソザイム（isozyme）とは，同じ化学反応を触媒するが，たんぱく質の一次構造が異なる酵素をいう．
- アイソザイムには，それぞれの酵素がまったく別のたんぱく質である場合（例：ヘキソキナーゼとグルコキナーゼ）と，構成するサブユニットが異なる場合（例：乳酸デヒドロゲナーゼやクレアチンキナーゼなど）とがある．
- アイソザイム同士では，基質との親和性（K_m）や至適pH，至適温度，阻害剤の影響などに違いがみられることがある．

逸脱酵素

- 臓器が障害を受けることによって生じる細胞の壊死や損傷に伴い血中へ放出される酵素を逸脱酵素という．
- 血中の逸脱酵素を調べることにより，病変部位の特定や病気の診断，経過の追跡，治療結果の判定などができる．
- 細胞小器官に存在する酵素に比べて細胞質に存在する酵素が逸脱酵素として出現する

> **豆知識**
> すべての酵素のうち，約1/3は何らかの形で金属イオンを必要とする．Fe（例：シトクロムオキシダーゼ，カタラーゼ），Cu（例：スーパーオキシドジスムターゼ），Zn（例：アルコールデヒドロゲナーゼ），Mn（例：ピルビン酸カルボキシラーゼ），Co，Ni，Mo，Seなどを必要とする酵素がある．

❾ 先天性代謝異常症の例

	異常症	基質	遺伝的欠損酵素
糖質代謝異常	乳糖不耐症	ラクトース（乳糖）	ラクターゼ
	ガラクトース血症	ガラクトース	ガラクトキナーゼ ガラクトース-1-リン酸ウリジルトランスフェラーゼ UDP-ガラクトース-4-エピメラーゼ
	糖原病II型（ポンペ病）	グリコーゲン	α-1,4-グリコシダーゼ（肝臓）
脂質代謝異常	家族性リポたんぱく質リパーゼ欠損症	キロミクロン	リポたんぱく質リパーゼ
	家族性レシチン-コレステロールアシルトランスフェラーゼ欠損症	遊離コレステロール	レシチン-コレステロールアシルトランスフェラーゼ（LCAT）
アミノ酸代謝異常	フェニルケトン尿症（PKU）	フェニルアラニン	フェニルアラニンヒドロキシラーゼ（フェニルアラニン水酸化酵素, フェニルアラニン4-モノオキシゲナーゼ）
	ホモシスチン尿症	メチオニン	シスタチオニンβ-シンターゼ
	メープルシロップ尿症	分枝アミノ酸（バリン, ロイシン, イソロイシン）	分枝2-オキソ酸デヒドロゲナーゼ複合体
	先天性白皮症	チロシン	チロシナーゼ
	ヒスチジン血症	ヒスチジン	ヒスチジナーゼ

（奥　恒行, 山田和彦. 基礎から学ぶ生化学, 改訂第2版. 南江堂；2014. p.153より一部改変）

場合, 概して早く出現する傾向がある.

酵素欠損による先天性代謝異常症

- 遺伝子異常により酵素が欠損することから, 代謝産物の不足や, 基質が代謝されず蓄積したり, 異常代謝産物が増加することなどにより, 先天性代謝異常症が起こる（❾）.

3　酵素反応速度論

酵素活性の測定（K_m, V_{max}）

- 反応速度と基質濃度の関係は, 酵素量が一定であれば, 基質濃度の増加とともに反応速度は双曲線を描きながら増加するが, 酵素が基質で飽和された状態になると基質濃度が増えても反応速度は一定値以上には大きくならず, 最大反応速度（V_{max}）に達する.
- V_{max}の時点では酵素は基質とすべて結合状態にあり, 反応速度（v）は制限された状態になる.
- V_{max}の半分の反応速度を示すときに必要な基質濃度をミカエリス定数（K_m）という.
- ❿に示した反応速度vと基質濃度[S]の関係を式で表すと,

$$v = \frac{V_{max} \cdot [S]}{K_m + [S]}$$

で表される. この式をミカエリス・メンテンの式という.

- K_m値は各酵素に固有の値で, 酵素と基質の親和性（酵素と基質の結合のしやすさ）を示す.
- K_m値が低いほど, 酵素と基質の親和性が高く反応が起こりやすいため, V_{max}へ速く達する.
- K_m値が高くなるほど, 酵素と基質の親和性が低く反応が起こりにくいため, V_{max}へ達するのが遅くなる.
- 実験によって得られた反応速度v_0と基質濃度[S]の関係について, 縦軸を$1/v$, 横軸を$1/[S]$に直してプロットすると, ⓫のような直線になる. このプロットはラインウィーバー・バークのプロットまたは二重逆数プロットと呼ばれる.
- 得られる直線は, ミカエリス・メンテンの式の両辺の逆数をとると,

$$\frac{1}{v} = \frac{K_m}{V_{max} \cdot [S]} + \frac{1}{V_{max}}$$

となる. 得られた直線のy軸の切片は$1/V_{max}$を, x軸の切片は$-1/K_m$を表している

豆知識

臨床診断に用いられる代表的な逸脱酵素には, α-アミラーゼ, 酸性ホスファターゼ, アルカリホスファターゼ（ALP）, アスパラギン酸アミノトランスフェラーゼ（AST）, アラニンアミノトランスフェラーゼ（ALT）, 乳酸デヒドロゲナーゼ（LDH）, クレアチンキナーゼ（CK）, 膵リパーゼなどがある.

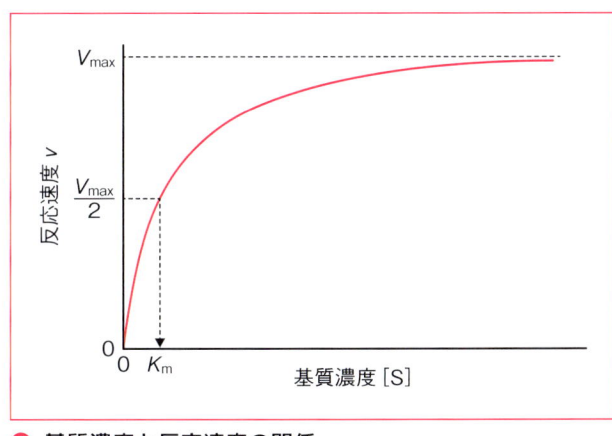

4 酵素活性の調節

⑩ 基質濃度と反応速度の関係

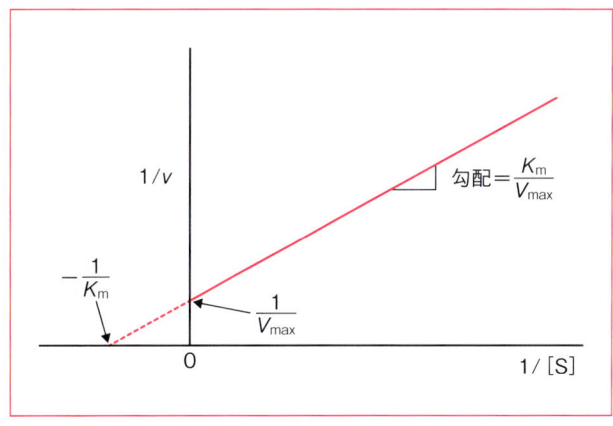

⑪ ラインウィーバー・バークのプロット

ことになる．

阻害
- 酵素反応を阻害する物質を阻害剤（inhibitor：I）という．
- 阻害には不可逆的阻害と可逆的阻害があり，可逆的阻害には競合阻害，非競合阻害，不競合阻害がある．

不可逆的阻害
- 不可逆的阻害は，阻害剤が酵素の活性中心あるいはその近くに共有結合などの強い結合で不可逆的に結合し，一度結合すると離れない．

可逆的阻害（⑫）

(1) 競合阻害
- 競合阻害は，阻害剤（I）が基質（S）と構造が似ているため，阻害剤が酵素の活性中心に可逆的に結合する．
- 競合阻害では，阻害剤は活性中心に対して基質と競合する．
- 競合阻害の場合，酵素-阻害剤（EI）複合体が生成するために，酵素-基質（ES）複合体の形成が阻害される．
- 競合阻害の場合，阻害剤が存在しても基質濃度が高くなればEI複合体はほとんど生成されず，反応速度は阻害剤がないときと同じV_{max}になる．
- 競合阻害剤の存在下では見かけのV_{max}は変化がなく，見かけのK_mは大きくなる．

(2) 非競合阻害
- 非競合阻害は阻害剤が酵素の活性部位以外の部分に結合するため，ES複合体形成には直接影響せずにEI複合体または酵素-基質-阻害剤（ESI）複合体を形成することで，酵素反応を行うことができる酵素が減少した状態となる．
- 非競合阻害剤は酵素またはES複合体のいずれにも結合することができる．
- 非競合阻害の場合，阻害剤が存在すると酵素の立体構造を変化させて生成物の生成を阻害するため，見かけのV_{max}が減少するが，基質の結合には影響しないので見かけのK_mは変わらない．

(3) 不競合阻害
- 不競合阻害は非競合阻害と同様に，阻害剤が基質とは異なる部位に結合するが，その結合はES複合体に限られる．
- 不競合阻害剤の存在下では見かけのV_{max}もK_mも小さくなる．

4 酵素活性の調節

酵素量の調節
- 細胞内の酵素量はその合成と分解の速度で決まる．

豆知識
酵素活性は種々の薬物や毒物により阻害され，これらの阻害剤は抗生物質，抗がん剤，食品保存剤，殺虫剤などにも利用されている．

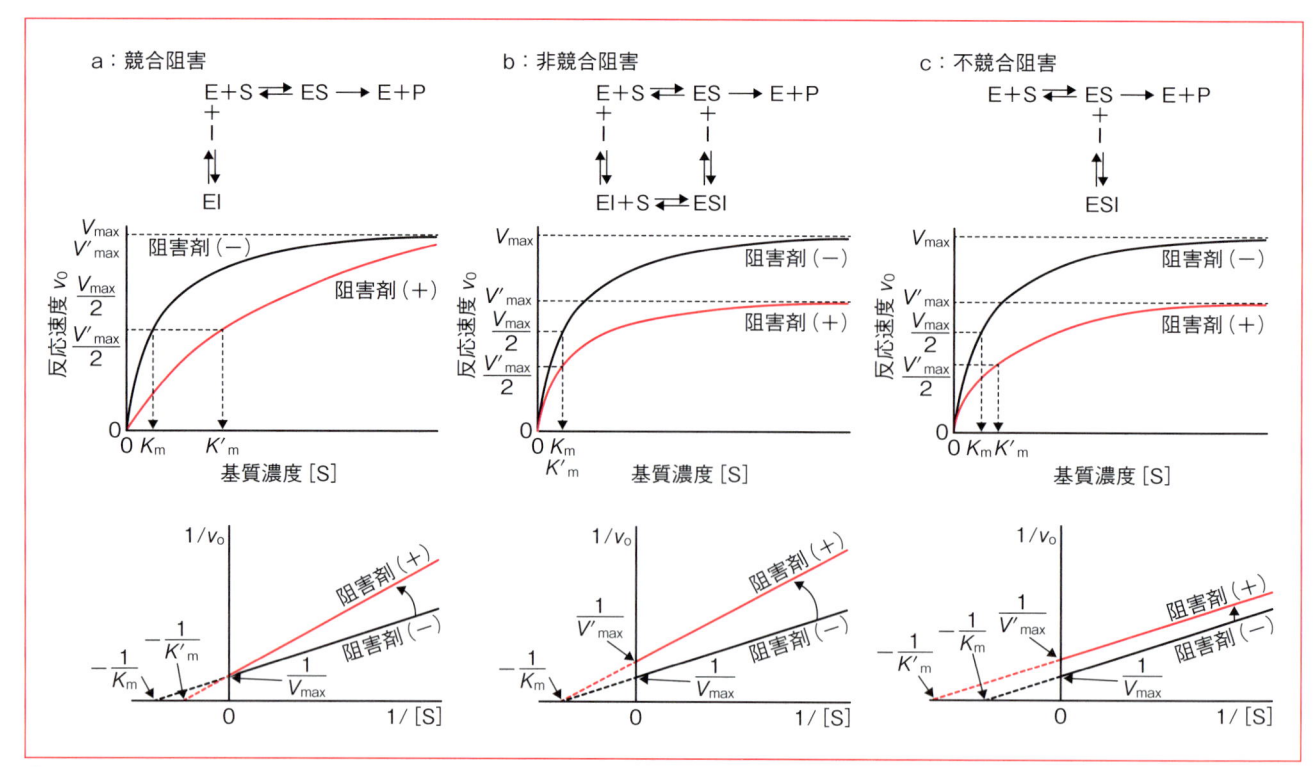

a：競合阻害	b：非競合阻害	c：不競合阻害
E+S ⇌ ES → E+P + I ⇅ EI	E+S ⇌ ES → E+P + + I I ⇅ ⇅ EI+S ⇌ ESI	E+S ⇌ ES → E+P + I ⇅ ESI

❷ 競合阻害，非競合阻害，不競合阻害のK_m，V_{max}のグラフ

8 酵素

- 体内で常に働いている酵素は，通常は酵素たんぱく質の合成速度を変えることによる制御は受けていない．
- たんぱく質の合成の誘導や抑制によって酵素量が変化するのには数時間から数日かかる．
- 不要になった酵素たんぱく質は，ユビキチン・プロテアソーム経路やオートファジーにより，すみやかに分解される．

酵素活性の調節

律速酵素

- 細胞内の物質代謝の一連の反応において，反応系全体の速度は最も反応速度の遅い反応の速さで決まるので，最も反応速度が遅い反応（律速段階）を触媒する酵素を律速酵素という．
- 律速酵素の触媒する反応は一般に不可逆で，律速酵素はその反応系の最初または比較的初期の段階に位置し，細胞内の各種情報を受けて活性が調節される．
- 律速酵素はアロステリック酵素である場合が多い．

アロステリック酵素（❸，❹）

- アロステリックな活性調節を受ける酵素はアロステリック酵素と呼ばれる．
- アロステリック酵素は，活性中心とは異なる部位（アロステリック部位）にエフェクター（調節因子）が可逆的に非共有結合で結合すると，酵素の立体構造が変化し，酵素活性が可逆的に調節（活性化または抑制）される．
- エフェクターには，アロステリック部位に結合して酵素活性を活性化する正のエフェクター（アロステリック活性化剤）と，酵素活性を抑制する負のエフェクター（アロステリック阻害剤）がある．
- 活性調節される酵素は，複数のサブユニットから成る四次構造をとることが多い．
- 基質濃度と反応速度の関係は，ミカエリス・メンテン型の双曲線でなく，S字状のシグモイド曲線となる（❺）．負のエフェクターはシグモイド曲線を強め，正のエフェクターはシグモイド曲線を弱め，双曲線に近くなる．
- アロステリック酵素は基質に対する親和性を変化させることができるため，律速酵素

アロステリック（allosteric）は，アロ（allo）「異なる」，ステリック（steric）「立体的な」からきている言葉だよ！

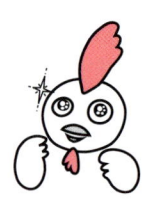

❸ アロステリック酵素の例

酵　素	正のエフェクター（活性化因子）	負のエフェクター（阻害因子）
ホスホフルクトキナーゼ	AMP, ADP, フルクトース 2,6-ビスリン酸	ATP, クエン酸
ピルビン酸デヒドロゲナーゼ	CoA, NAD$^+$	アセチル CoA, NADH
ピルビン酸カルボキシラーゼ	アセチル CoA, ATP	CoA, NAD$^+$
アセチル CoA カルボキシラーゼ	クエン酸	アシル CoA
HMG-CoA レダクターゼ		コレステロール

（毎田徹夫．管理栄養士を目指す学生のための生化学テキスト．文光堂；2008．p.61より一部改変）

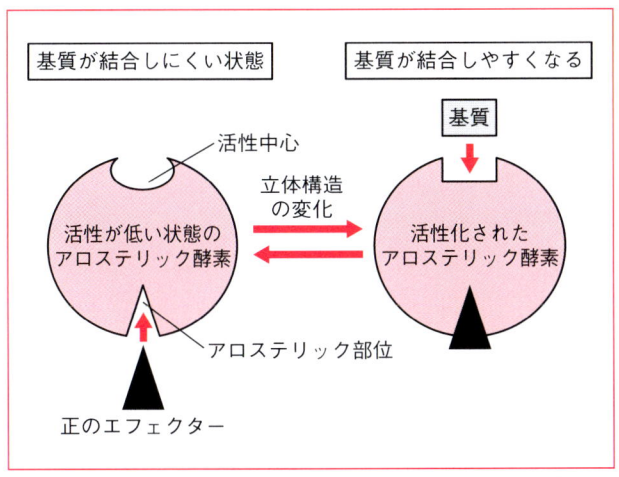

❹ 正のエフェクターによるアロステリック酵素の活性化

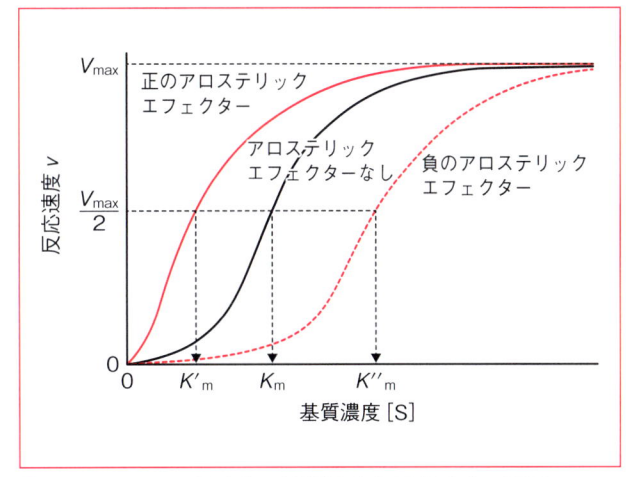

❺ アロステリック酵素の基質濃度と反応速度の関係

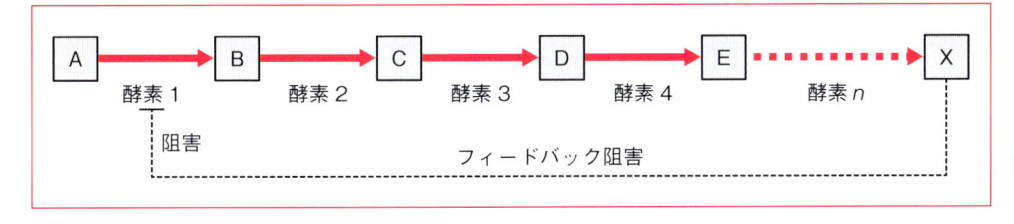

❻ フィードバック阻害による代謝の調節

フィードバック阻害，フィードフォワード制御

- ある代謝経路の最終産物がアロステリックエフェクターとなって，代謝経路の上流の酵素に結合することにより阻害することをフィードバック阻害という（❻）．これにより，生体内で不必要に代謝産物が蓄積するのを防いでいる．
- 代謝経路の上流の基質や生成物が下流の酵素活性を制御することをフィードフォワード制御という．

チモーゲン

- ある種の酵素は不活性な酵素前駆体たんぱく質（プロたんぱく質）として合成されて分泌し，必要に応じた活性化によってその酵素の触媒活性を発現するようになる（❼）．このような酵素前駆体をチモーゲン（zymogen）あるいはプロ酵素という．
- 酵素の活性化は，チモーゲンの限定的加水分解（限定分解）により特定のペプチド結合が切断され，高次構造が変化することで行われる．

酵素たんぱく質の化学修飾

- 酵素には，リン酸化，脱リン酸化[*4]，アセチル化，メチル化，ADPリボシル化などによる化学修飾によって触媒活性が変化するものがある．
- プロテインキナーゼ（たんぱく質リン酸化酵素）は，基質となる酵素たんぱく質中のセリン，トレオニン，チロシン残基の水酸基をリン酸化して基質酵素の活性を大きく

[*4] リン酸化：リン酸基を付加する反応．脱リン酸化：リン酸基を脱離する反応．

⓱ 限定分解によって活性化される加水分解酵素の例

酵素の種類	チモーゲン（不活性型）	活性化酵素
消化酵素	ペプシノーゲン	ペプシン
	トリプシノーゲン	トリプシン
	キモトリプシノーゲン	キモトリプシン
	プロカルボキシペプチダーゼ	カルボキシペプチダーゼ
血液凝固系	プロトロンビン	トロンビン
線溶系	プラスミノーゲン	プラスミン

⓲ リン酸化・脱リン酸化で活性が調節される酵素の例

酵素	リン酸化	脱リン酸化
グリコーゲンホスホリラーゼ	活性上昇	活性低下
ホスホリラーゼキナーゼ		
クエン酸リアーゼ		
ホルモン感受性リパーゼ		
グリコーゲンシンターゼ		
ピルビン酸キナーゼ		
ピルビン酸デヒドロゲナーゼ	活性低下	活性上昇
アセチルCoAカルボキシラーゼ		
HMG-CoAレダクターゼ		

変化させる．

- また，プロテインホスファターゼ（たんぱく質脱リン酸化酵素）の働きにより酵素たんぱく質に結合したリン酸を離脱（脱リン酸化）し，リン酸化されていない状態へ戻す．
- リン酸化された状態が活性型の場合もあれば不活性型の場合もあるが，いずれの場合もリン酸化による調節はそのシグナルを伝達するホルモンの働きによって効果を発揮する（⓲）．

引用文献

1) 奥　恒行，山田和彦．基礎から学ぶ生化学，改訂第3版．南江堂；2019．
2) 毎田徹夫．管理栄養士を目指す学生のための生化学テキスト．文光堂；2008．

参考文献

- Nelson DL, Cox MM. 川嵜敏祐監修．レーニンジャーの新生化学［上］，第7版．廣川書店；2019．
- Harvey RA, Ferrier DR. 石崎泰樹，丸山　敬監訳．リッピンコットシリーズ，イラストレイテッド生化学，原書6版．丸善出版；2015．
- Victor W, et al. 清水孝雄監訳．イラストレイテッド　ハーパー・生化学，原書30版．丸善出版；2016．
- Mathews CK, et al. 石浦章一ほか監訳．カラー生化学，第4版．西村書店；2015．
- 田川邦夫．からだの生化学，第2版改訂版．タカラバイオ；2008．

カコモンに挑戦!!

◆ 第32回-20

酵素に関する記述である．正しいのはどれか．1つ選べ．

(1) ミカエリス定数（Km）が小さいほど，酵素と基質の親和性が低い．
(2) アポ酵素は，単独で酵素活性をもつ．
(3) 化学反応における活性化エネルギーは，酵素によって低下する．
(4) 酵素の反応速度は，至適pHで最小となる．
(5) 律速酵素は，代謝経路で最も速い反応に関与する．

◆ 第35回-20

酵素に関する記述である．最も適当なのはどれか．1つ選べ．

(1) アポ酵素は，単独で酵素活性をもつ．
(2) 酵素たんぱく質のリン酸化は，酵素活性を調節する．
(3) 律速酵素は，他の酵素の活性を調節する酵素である．
(4) リパーゼは，脂肪酸を分解する．
(5) プロテインホスファターゼは，グリコーゲンを分解する．

解答＆解説

◆ 第32回-20　正解（3）

解説：正文を提示し，解説とする．
(1) ミカエリス定数（Km）が小さいほど，酵素と基質の親和性が高い．
(2) アポ酵素は，単独で酵素活性をもたない．
(3) 化学反応における活性化エネルギーは，酵素によって低下する．
(4) 酵素の反応速度は，至適pHで最大となる．
(5) 律速酵素は，代謝経路で最も遅い反応に関与する．

◆ 第35回-20　正解（2）

解説：正文を提示し，解説とする．
(1) アポ酵素は，単独で酵素活性をもたない．
(2) 酵素たんぱく質のリン酸化は，酵素活性を調節する．
(3) 律速酵素は，他の酵素の活性を調節する酵素ではない．
(4) リパーゼは，トリグリセリドを分解する．
(5) プロテインホスファターゼは，リン酸化したたんぱく質を分解する．

第9章 ホルモン

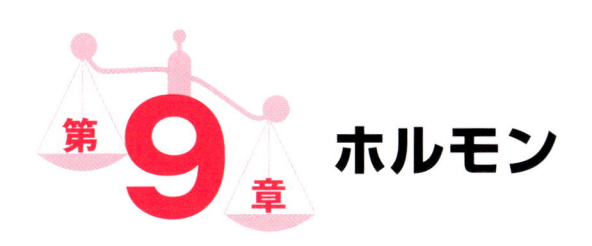

> **学習目標**
> - 視床下部ホルモンと下垂体ホルモンを理解する
> - 下垂体前葉ホルモンとフィードバックシステムを理解する
> - 下垂体前葉ホルモンとその下流のホルモンを理解する
> - 内分泌系器官から分泌されるホルモンに関して理解する
> - ホルモンの作用機序に関して理解する

> **要点整理**
> - 視床下部ホルモンは上位ホルモンとして下垂体前葉ホルモンの分泌を調節するホルモンを分泌している．
> - 下垂体前葉ホルモンには5種類あり，各内分泌系を刺激し，下流のホルモンの分泌などを調節している．視床下部ホルモンおよび下垂体前葉ホルモンは，負のフィードバックシステムにより制御され，その分泌が調節されている．
> - 副腎髄質はカテコールアミンを，甲状腺は甲状腺ホルモン，カルシトニンを，副甲状腺は副甲状腺ホルモン（PTH；パラトルモン）を，膵臓はインスリン，グルカゴンを，消化管はガストリン，セクレチン，コレシストキニン，GIP，インクレチンを分泌する．
> - 血漿中ホルモンは微量で効果を発揮する．そのために特異性の高いホルモン受容体が存在し，ホルモンのシグナル伝達を効果的に行っている．

1 視床下部ホルモンと下垂体ホルモン

視床下部ホルモン

- 視床下部は，体温，摂食，水分，血圧など，さまざまな恒常性（ホメオスタシス）因子の決定をしている．その恒常性維持のために種々の臓器とのネットワークを張り相互作用を行っている．
- 視床下部は，間脳の視床の下部に位置した部位で自律神経系の制御中枢であるが，一部内分泌系制御も行う．
- 視床下部の産生するホルモンには，直接作用を示すオキシトシンや抗利尿ホルモン（バソプレシン）と，下垂体ホルモンの放出・抑制を調節し間接的作用を示すホルモンがある．
- 下垂体ホルモンの放出・抑制を調節するホルモンには，甲状腺刺激ホルモン放出ホルモン（TRH），副腎皮質刺激ホルモン放出ホルモン（CRH），成長ホルモン放出ホルモン（GHRH），ソマトスタチン（もしくは成長ホルモン分泌抑制ホルモン〈GIH〉），プロラクチン放出ホルモン（PRH），プロラクチン放出抑制ホルモン（PIH[*1]），性腺刺激ホルモン放出ホルモン（＝ゴナドトロピン放出ホルモン〈GnRH〉）がある．
- 下垂体ホルモンの放出・抑制を調節するホルモンは，標的である下垂体前葉から分泌される個々のホルモンの分泌放出・抑制を行う（❶，❷）．

下垂体前葉ホルモンとフィードバックシステム

- 下垂体は視床下部の下部に位置し，位置的にも機能的にも密接な関わりをもっている．
- 下垂体前葉はホルモンの合成および貯蔵を行う腺組織で，下垂体門脈を通して視床下部から視床下部ホルモンを受け取り，下垂体前葉ホルモンの分泌調節を行う（❶）．

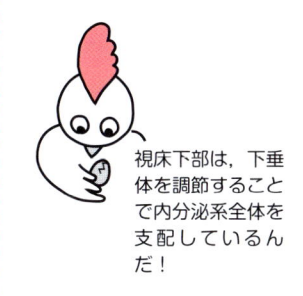

視床下部は，下垂体を調節することで内分泌系全体を支配しているんだ！

[*1] 主要因子はドーパミン．

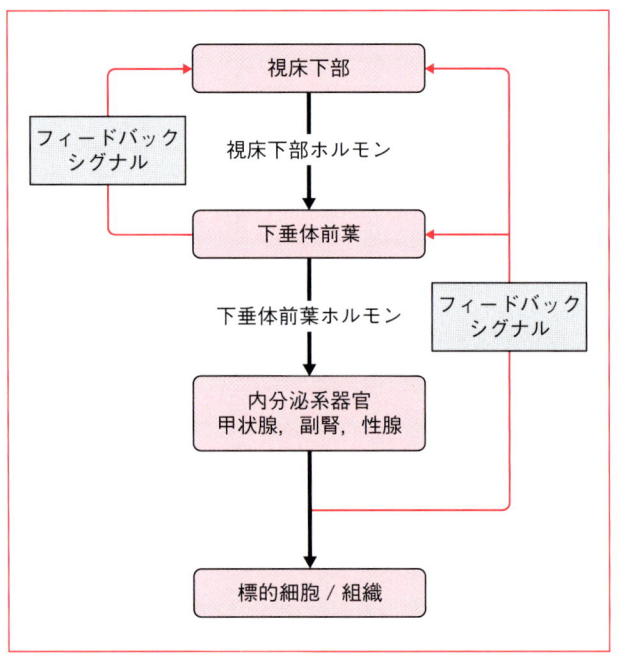

❶ 負のフィードバックシステム

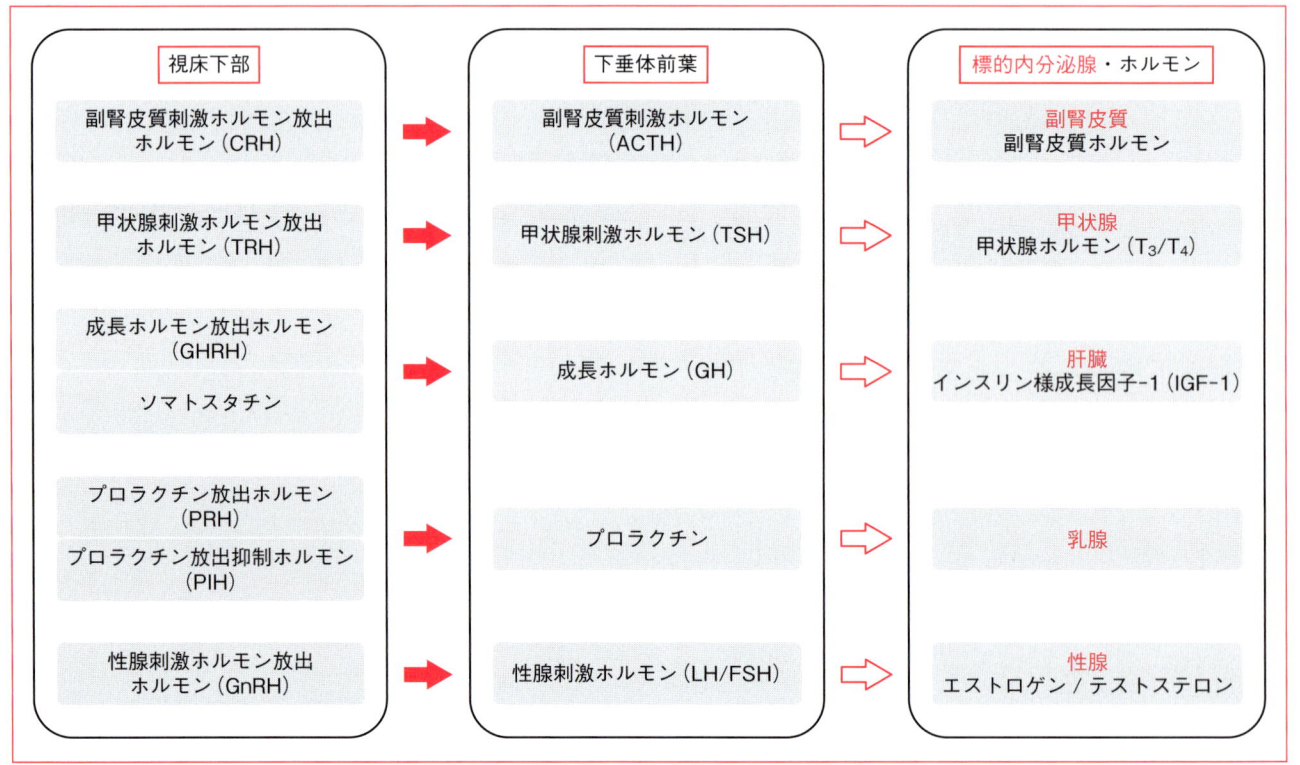

❷ 視床下部ホルモンと下垂体前葉ホルモン

- 下垂体前葉ホルモンは❷に示したように5種類存在し，各内分泌系を刺激し，下流のホルモンの分泌などを調節している．
- 視床下部や下垂体前葉は，下流の内分泌系器官から分泌されるホルモンの制御を受けている．この機構を負のフィードバックシステムと呼ぶ（❶）．例えば，副腎皮質ホルモンであるグルココルチコイドの血中濃度が上昇すると，その上位の副腎皮質刺激ホルモンの分泌が抑制されることになる．

下垂体後葉ホルモン

- 下垂体後葉は，視床下部の室傍核，視索上核の神経細胞が下垂体まで延長して形成される．

- バソプレシン（抗利尿ホルモン）とオキシトシンは，視床下部にある産生細胞の神経軸索末端から分泌され下垂体後葉に貯蔵されるため下垂体後葉ホルモンとも呼ばれる．
- バソプレシンは，水分不足や体液の減少の結果，血漿浸透圧が上昇すると分泌が増加する．腎尿細管における水分の再吸収を促進する．その効果として尿量減少を引き起こし，最終的に水分不足をまぬがれる．
- オキシトシンは，女性にとって重要な機能をもつ．乳児による吸啜刺激，出産時の子宮頸部の伸展により神経内分泌反射を介し分泌される．乳房筋上皮細胞の収縮を刺激し，乳汁の射出を起こす．また，子宮収縮作用も有する．

2 下垂体前葉ホルモンとその下流のホルモン

- 視床下部による内分泌系の調節は，下垂体を通して放出されるホルモンによってなされている．
- 下垂体は2葉で構成され，上皮由来の前葉はホルモンの合成や貯蔵を行う腺組織の集合体である．視床下部から分泌された放出ホルモンや放出抑制ホルモンは，下垂体門脈経由で運ばれてくる．
- 下垂体前葉ホルモンは，その分泌細胞により5つのグループに分類できる（❷）：成長ホルモン（GH），副腎皮質刺激ホルモン（ACTH），甲状腺刺激ホルモン（TSH），性腺刺激ホルモン（LH/FSH），乳腺刺激ホルモン（プロラクチン）．

成長ホルモン，インスリン様成長因子-1

- 成長ホルモン（GH）は下垂体前葉のソマトトロピン産生細胞から分泌され，一日を通じて周期性をもつ．また睡眠やストレスなどによっても分泌は亢進する．
- GHは成長ホルモン放出ホルモン（GHRH）により放出刺激を受け，一方ソマトスタチンによって分泌が抑制されている．また血糖濃度，脂肪酸濃度の低下が分泌を増加させる．インスリン様成長因子-1（IGF-1）は視床下部へ直接働きかけ，負のフィードバックにより分泌の減少を導く．
- 標的細胞として肝臓，軟骨と骨，筋肉，脂肪組織があげられる．筋肉ではアミノ酸の取り込みとたんぱく質の合成に影響する．
- GHは肝臓に働きかけ，IGF-1の分泌を促す．IGF-1はGHと機能的に類似しているが，成長促進作用はIGF-1のほうが強い．
- 脂肪組織ではトリグリセリドの分解を促進しグルコースの取り込みを減少させ，抗インスリン効果と呼ばれる．

副腎皮質刺激ホルモン，副腎皮質ホルモン（グルココルチコイド，ミネラルコルチコイド）

- 副腎皮質刺激ホルモン（ACTH）は視床下部の室傍核神経ニューロンから分泌される副腎皮質刺激ホルモン放出ホルモン（CRH）により分泌を促される．
- ACTHは下垂体のACTH産生細胞から分泌される．標的は副腎皮質で，その束状層と網状層においてコレステロール取り込みとコレステロール側鎖切断酵素複合体を補助する酵素を活性化し，副腎皮質ホルモンの合成を促進する（❸）．
- 副腎皮質ホルモン（アルドステロン，コルチゾール，デヒドロエピアンドロステロン〈DHEA〉，アンドロステンジオン）の合成は，コレステロールから始まる（❸）．CRHはステロイドホルモン（副腎皮質ホルモン，性ホルモン）の活性化と合成を刺激する．
- グルココルチコイド（コルチゾール，コルチコステロン）は，主に副腎皮質の束状層で，また一部網状層で合成される．その合成には2種類の水酸化酵素（21α，11β）が必要である（❸）．
- グルココルチコイドは，細胞質に存在するグルココルチコイド受容体に結合し，核に移行し標的DNA配列に結合することで遺伝子発現を調節している（❹）．
- コルチゾールは，その産生を促したストレスに応答しエネルギー基質提供のため血糖値と遊離脂肪酸濃度を上昇させる．特に骨格筋たんぱく質の分解を促しアミノ酸を血

> **豆知識**
> **レプチン**：脂肪組織で産生され，トリアシルグリセロールにより分泌が調節されているホルモン様たんぱく質である．摂食中枢を標的に，摂取エネルギーと運動消費エネルギーのバランスを図り，食欲を抑制している．

> ●MEMO●
> **クッシング症候群**：血液中のACTHや副腎皮質ホルモン（コルチゾール）が高いことで診断される疾患で，肥満，高血圧，糖尿病や骨粗鬆症などを生じる．

> ●MEMO●
> **アジソン病**：副腎皮質の機能減退に伴う副腎皮質ホルモンの分泌低下により引き起こされる疾患である．血圧低下や疲労感の増大などを生じる．

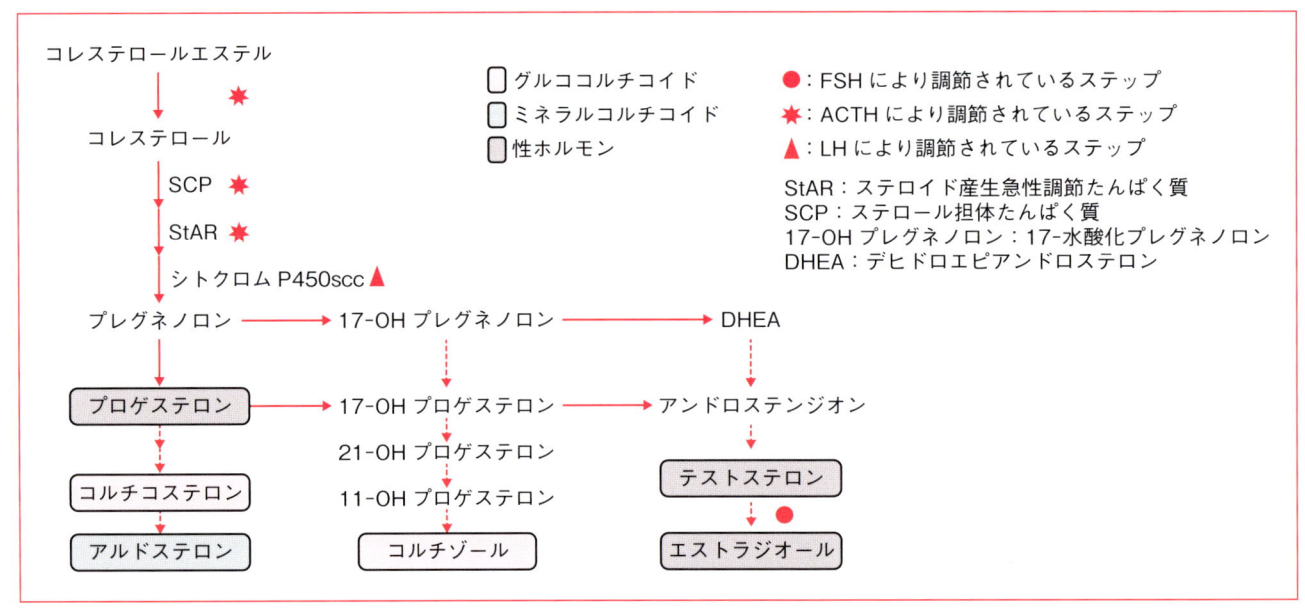

❸ ステロイドホルモン合成経路

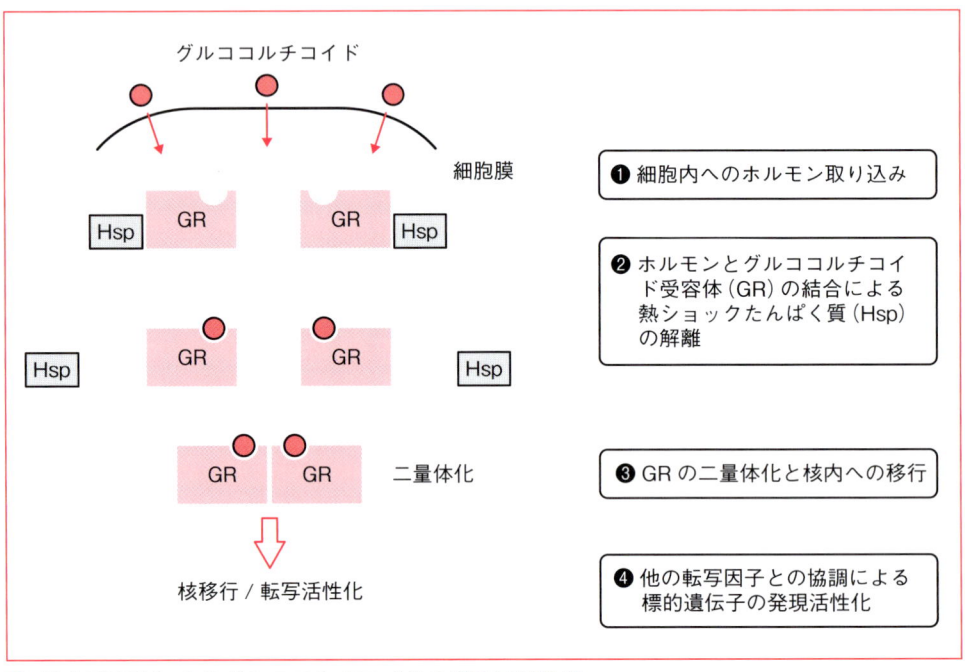

図中凡例:
- □ グルココルチコイド
- □ ミネラルコルチコイド
- □ 性ホルモン
- ● : FSH により調節されているステップ
- ★ : ACTH により調節されているステップ
- ▲ : LH により調節されているステップ

StAR : ステロイド産生急性調節たんぱく質
SCP : ステロール担体たんぱく質
17-OH プレグネノロン : 17-水酸化プレグネノロン
DHEA : デヒドロエピアンドロステロン

経路:
コレステロールエステル → コレステロール → SCP → StAR → シトクロム P450scc → プレグネノロン → 17-OH プレグネノロン → DHEA
プレグネノロン → プロゲステロン → 17-OH プロゲステロン → アンドロステンジオン
プロゲステロン → コルチコステロン → アルドステロン
17-OH プロゲステロン → 21-OH プロゲステロン → 11-OH プロゲステロン → コルチゾール
アンドロステンジオン → テストステロン → エストラジオール

❹ 核内受容体によるグルココルチコイドの情報伝達機構

① 細胞内へのホルモン取り込み
② ホルモンとグルココルチコイド受容体 (GR) の結合による熱ショックたんぱく質 (Hsp) の解離
③ GR の二量体化と核内への移行
④ 他の転写因子との協調による標的遺伝子の発現活性化

中に遊離させる．その後，肝臓における糖新生が活性化される．

- コルチゾールは，白色脂肪細胞においては脂肪分解を刺激し，エネルギー源としてのトリグリセリドと遊離脂肪酸の上昇をもたらす．
- コルチゾールは，免疫応答と炎症反応の双方の抑制，消化管からのCa^{2+}吸収と腎臓からのCa^{2+}再吸収の抑制，骨吸収の促進，エリスロポエチン放出による赤血球産生の促進をする．
- ミネラルコルチコイドであるアルドステロンは，副腎皮質球状層に唯一発現するアルドステロン合成酵素により合成され，その発現はアンジオテンシンIIと血漿カリウムによって調節されている（❺）．
- アンジオテンシンIIは，血圧および腎血流の低下に伴うレニン-アンジオテンシン-アルドステロン系の活性化によりつくられる（❺）．
- アルドステロンは，ミネラルコルチコイド受容体に結合し，Na^+再吸収などの遺伝子

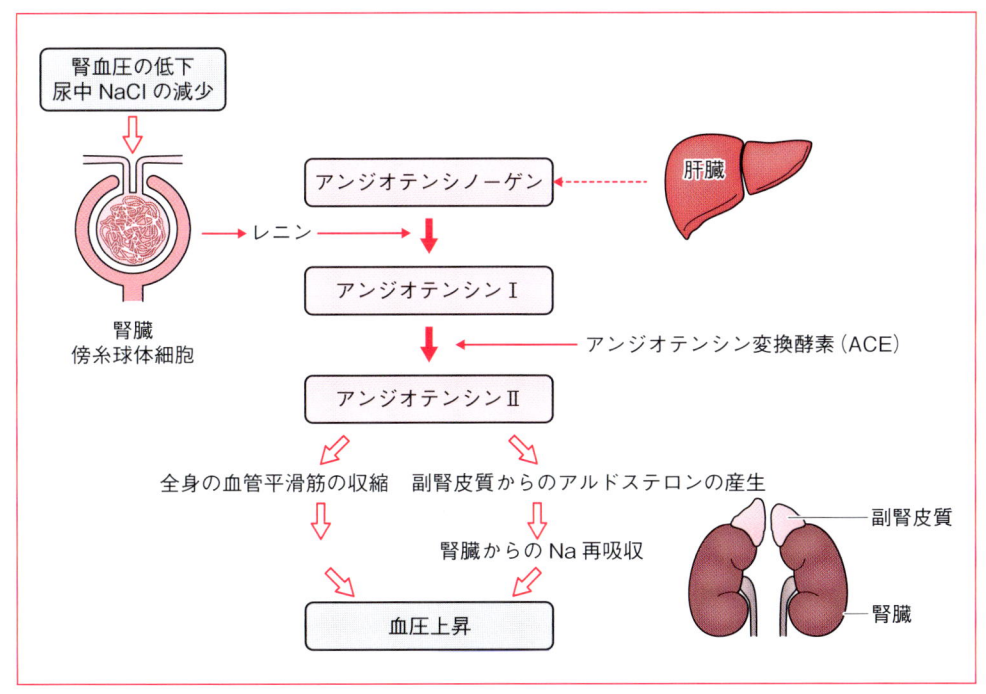

2 下垂体前葉ホルモンとその下流のホルモン

❺ レニン-アンジオテンシン-アルドステロン系

発現調節を行う．
- アルドステロンは，遠位尿細管主細胞からのNa⁺の再吸収，水再吸収，K⁺分泌を増加させるよう調節する．

甲状腺刺激ホルモン，甲状腺ホルモン
- 甲状腺は流動性マトリックスのコロイドからできており，多数の中空の球状の集合体（濾胞）を形成している．この濾胞を取り囲む濾胞上皮細胞で甲状腺ホルモンは合成される．
- 下垂体前葉から分泌される甲状腺刺激ホルモン（TSH）は，甲状腺ホルモンであるトリヨードチロニン（T_3）とチロキシン（T_4）の産生と分泌を促進する．
- 甲状腺刺激ホルモン放出ホルモン（TRH）はTSHの産生と分泌を促進するが，ソマトスタチンはTSHの産生と分泌を抑制する．
- 受容体結合活性より，T_4はT_3に比べ生理活性は低いが，標的細胞内で大部分のT_4はT_3に変換される．
- 甲状腺ホルモンは転写，翻訳過程を核内受容体を介して調節している．一般的に成長と発達のために必須であり，代謝率，熱量，グリコーゲンや脂肪酸の分解の調節を行っている．

性腺刺激ホルモン，性ホルモン
- 視床下部視索前核と視索上核から分泌される性腺刺激ホルモン放出ホルモン（GnRH）は下垂体性腺刺激ホルモン産生細胞を刺激し，黄体形成ホルモン（LH）と卵胞刺激ホルモン（FSH）が分泌される．
- 卵胞表面に存在する細胞はコレステロールを取り込み，LHはプレグネノロンへの転換を促す酵素を活性化し，ステロイドホルモンであるアンドロステンジオンとテストステロンが合成，分泌される（❸）．
- 女性ホルモンであるエストロゲンとプロゲステロン，男性ホルモンであるテストステロンを合わせて性ホルモンと呼ぶ．
- LHは男性生殖器ではライディッヒ細胞に働きかけ，ステロイドホルモンの合成を促す．
- FSHはアロマターゼの活性化も行い，ステロイドホルモンの合成分泌を活性化する．
- FSHは男性生殖器ではセルトリ細胞においてアンドロゲン結合たんぱく質の産生分

●MEMO●
甲状腺ホルモン分泌異常：甲状腺機能が異常に亢進すると，バセドウ病に代表されるように甲状腺腫，基礎代謝亢進，心悸亢進，眼球突出，多汗などが生じる．反対に低下する疾患としては橋本病（慢性甲状腺炎）がある．

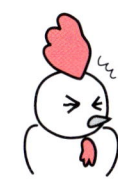

エストロゲンは総称で，エストロゲンにはエストラジオール，エストロン，エストリオールなどのホルモンがあるんだ！

泌を促し，精子形成過程において重要な役割を果たしている．
- LH/FSHは卵巣の周期的な変動を調節し，エストロゲンとプロゲスチンを分泌させるために必要である（❸）．
- エストロゲンは女性生殖器や生殖関連臓器，および骨の成長を刺激する．
- エストロゲンはHDL-コレステロールを増やし，LDL-コレステロールを低下させる作用をもつ．
- プロゲスチンは子宮内膜の周期的な変化を促進する．また乳腺の成熟を促進させ，黄体期の体温上昇とも関連している．
- 男性ホルモンであるテストステロンやジヒドロテストステロンは，精巣内のライディッヒ細胞で合成され，胚発生時の性器分化，性器，精子形成などの男性生殖機能や頭髪に関わっている．

プロラクチン

- プロラクチンは，下垂体前葉内の乳腺刺激ホルモン産生細胞から産生分泌される．妊娠中は肥大化し，プロラクチンの産生が増加する．
- プロラクチンの産生・分泌はドーパミンによって抑制される．
- 乳汁の合成分泌に必要な乳腺の発達[*2]や乳管の発達，乳汁の産生を促進する．

3　その他のホルモン

副腎髄質ホルモン（カテコールアミン〈ドーパミン，アドレナリン，ノルアドレナリン〉）

- 副腎は腎臓上部に位置し，2つの主要な領域である皮質（全体の90％前後）と髄質（10％前後）から成る．皮質は視床下部および下垂体により制御されているのに対し，髄質は交感神経系により制御されている．
- アドレナリン，ノルアドレナリンは，副腎髄質のクロム親和性細胞によりチロシンを材料にドーパミンを経て合成される．
- カテコールアミン（アドレナリン，ノルアドレナリン）分泌は交感神経系により制御されており，強い感情や運動といった心拍数や変力作用の変化に伴い調節されている．
- アドレナリンは，心拍出量増加，気管支拡張，胃腸運動抑制，血糖値上昇，中枢神経系の刺激などの作用があり，ノルアドレナリンは，血圧上昇，代謝量増加，中枢神経系の刺激などの作用がある．

副甲状腺ホルモン，ビタミンD_3，カルシトニン（❻）

- 甲状腺の上縁および下縁に位置する副甲状腺は，Ca^{2+}ホメオスタシスの中心的な役割を果たし，副甲状腺ホルモン（PTH；もしくはパラトルモン）を分泌する．
- Ca^{2+}ホメオスタシスの補助的な役割を果たすカルシトニンは，甲状腺の傍濾胞細胞（C細胞）から分泌されるホルモンである．
- PTHやビタミンD_3は，骨形成や骨吸収および胃腸系による吸収と腎臓からのカルシウムの排出を標的にカルシウムの調節を行っている．
- PTHはペプチドホルモンで，骨吸収の促進（骨からのカルシウム放出）と腎臓遠位尿細管でのカルシウム再吸収を活性化し，血漿カルシウム濃度の上昇を図っている．
- PTHは，$1\alpha,25$-ジヒドロキシビタミンD_3［$1,25$-$(OH)_2D_3$］合成に関わる$25(OH)D1$-α-水酸化酵素を活性化することでビタミンD_3の合成を高め，間接的に血漿カルシウム濃度の上昇を図っている．
- 活性型ビタミンD_3は$1,25$-$(OH)_2D_3$であり，腸からの吸収，腎臓からの再吸収，骨吸収により，循環血中カルシウム濃度の上昇を図っている．
- カルシトニンはペプチドホルモンで，血漿カルシウム濃度の上昇により分泌され，骨吸収を抑制しカルシウムとリン酸濃度上昇を抑え，また腎臓での再吸収も抑制することで，血漿カルシウム濃度の低下を図っている．

【用語解説】
プロゲスチン：黄体ホルモンとして機能するステロイドホルモンである．女性ホルモンとしての働きは，月経周期の決定，妊娠時の出産までの時期の決定，妊娠の維持などである．

● MEMO ●
プロラクチン放出抑制ホルモン：プロラクチン放出抑制の主要因子はドーパミンで，下垂体前葉で作用しプロラクチンの産生を抑制する．ドーパミン受容体に作用する抗精神病薬の投与により高プロラクチン血症となる．

[*2] 乳腺はエストロゲン，プロゲスチン，ヒト絨毛性ゴナドトロピンとプロラクチンの作用により発達する．

【用語解説】
変力作用：心筋収縮力を増減させる作用を変力作用という．また，洞房結節に作用して心拍数を変化させる作用を変時作用と呼ぶ．

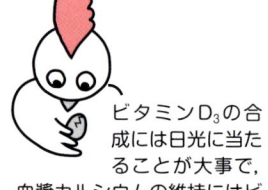

ビタミンD_3の合成には日光に当たることが大事で，血漿カルシウムの維持にはビタミンD_3とPTHが必要なんだ！

● MEMO ●
ビタミンD_3は，皮膚での紫外線の照射後，腎臓での合成経路によって活性型へ変換される．その重要な合成酵素が$25(OH)D1$-α-水酸化酵素である．

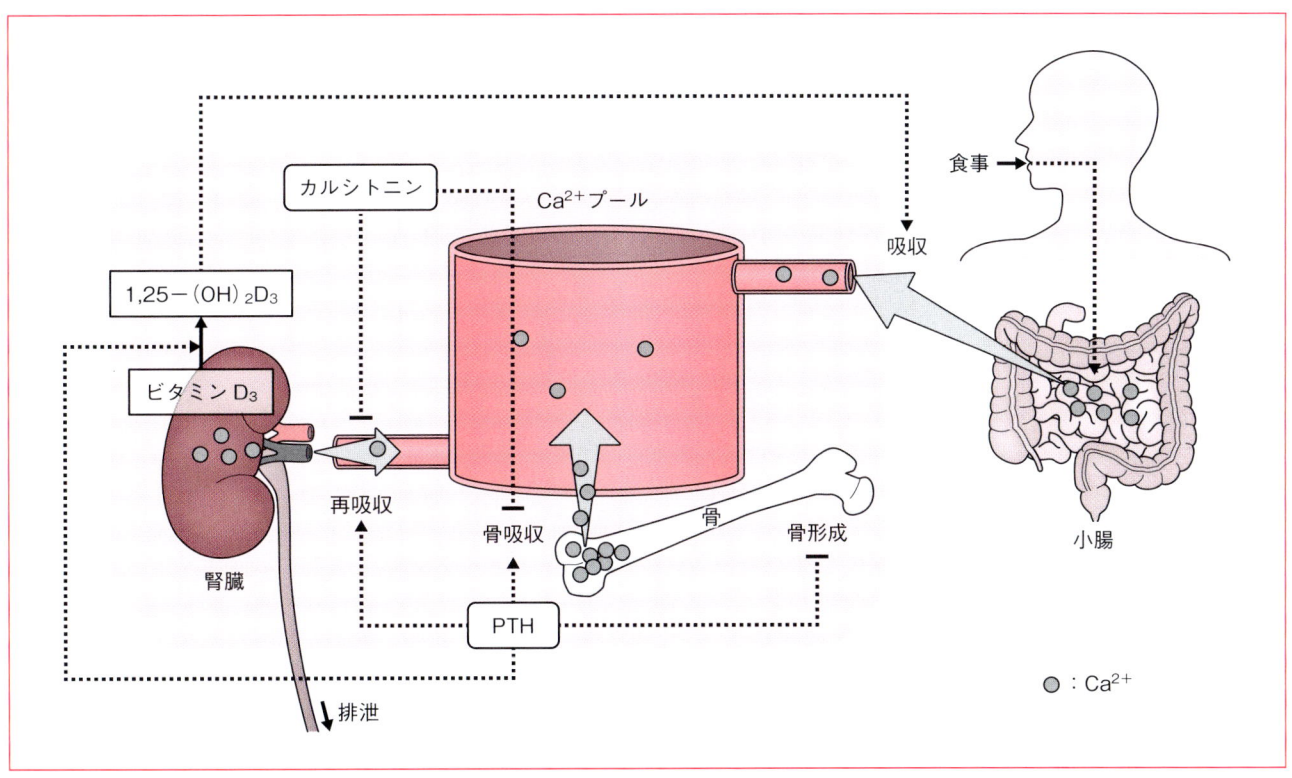

❻ 血漿カルシウム維持機構

膵臓ホルモン（インスリン，グルカゴン）
- 膵臓の内分泌腺である膵島（ランゲルハンス島）にある内分泌細胞のうち，α細胞（全体の約20％）はグルカゴン，β細胞（全体の約70％前後）はインスリン，そしてδ細胞はソマトスタチンを分泌する．
- 膵臓ホルモンはグルコースや脂肪酸などのエネルギー基質の利用を調節している．
- インスリンは，プロインスリンとして合成されたポリペプチドが分解されて生成される2本のペプチド鎖[*3]から成るペプチドホルモンである．
- インスリンは，肝臓，骨格筋，脂肪組織を主な標的器官とし，血中のグルコースが細胞内へ取り込まれるのを促進し，その濃度（血糖値）を低下させる働きをもつ．
- インスリンは，グリコーゲン合成酵素の活性化とグリコーゲンホスホリラーゼの抑制により，グリコーゲン生成を促す．
- インスリンは，筋肉や脂肪組織ではGLUT4輸送体の膜への転移を促し，グルコースの取り込みを促進する．解糖系酵素のピルビン酸デヒドロゲナーゼ，ホスホフルクトキナーゼを活性化する．また肝臓ではグルコキナーゼを活性化することでグルコース代謝を促進している[*4]．
- インスリンの効果はチロシンキナーゼ型受容体を介して発揮される．
- グルカゴンは，プログルカゴンとして合成，プロセスされ，29個のアミノ酸から成るペプチドホルモンとなる．
- グルカゴンは，血糖値が低下した際に肝臓を標的としグリコーゲン分解を促進する．
- グルカゴンは，筋細胞や脂肪組織を標的とし，脂肪分解を促進する[*4]．

消化管ホルモン（ガストリン，セクレチン，コレシストキニン，GIP，インクレチン）
- 消化管粘膜内の内分泌系細胞から分泌され，消化管の運動や消化などの機能を調節するホルモンをいう．
- ガストリンは，胃幽門洞や十二指腸のG細胞から分泌され，胃壁細胞を標的とし，塩酸の分泌を促進する．
- セクレチンは，十二指腸や近位空腸のS細胞で産生され，胃酸による酸性化刺激に

[*3] 21個のアミノ酸から成るA鎖と30個のアミノ酸から成るB鎖．

● MEMO ●
2型糖尿病：糖尿病は，インスリン作用低下により血糖値が上昇し，多くの合併症をきたす疾患である．インスリン作用不全である2型糖尿病は近年急激に増加しており，中年以降の日本人の3人に1人に達する勢いである．

[*4] 第16章「4 細胞内シグナル伝達」（p.162）を参照．

よって分泌される．膵臓の外分泌細胞を標的に重炭酸と水の分泌を促進する．
- セクレチンによる重炭酸の分泌の促進は，胃酸の中和に重要である．
- コレシストキニンは，十二指腸や近位空腸のI細胞から分泌され，膵臓の外分泌細胞を標的に膵液の分泌を促進する．また，胆嚢にある平滑筋収縮を促し胆汁の分泌も促進する．
- GIP（胃抑制ペプチド）は，十二指腸のK細胞から分泌され，胃を標的に胃運動を抑制することで，塩酸や消化酵素であるペプシンの分泌を抑制する．GIPはインスリン分泌を促す効果もある．
- GLP-1（グルカゴン様ペプチド）は，膵臓のL細胞でグルカゴンと同じ遺伝子から転写されるペプチドホルモンである．このホルモンはGIPと同様にインスリンの分泌を促進する．

> GIPとGLP-1とを合わせてインクレチンと総称されている

4 ホルモンの作用機序

- 神経系と内分泌系は体内の内部環境を一定に保つ（恒常性〈ホメオスタシス〉）能力をもっている．
- 内分泌系器官は生理活性物質として血中に微量のホルモンを分泌し，標的器官の制御を行う．
- ホルモンは化学的構造の違いにより3種類（ペプチドホルモン，ステロイドホルモン[*5]，アミノ類ホルモン）に分けられる．
- ペプチドホルモンはアミノ酸が連なったペプチドから成る水溶性ホルモンで，多くのホルモンがこれにあたり，細胞膜受容体により細胞内に情報を伝える．
- ステロイドホルモンは，ステロイド骨格をもつ脂溶性ホルモンであるため，細胞膜を透過できる．
- アミノ類ホルモンは，アミノ酸の一種チロシンから合成されるホルモンで，水溶性のカテコールアミンと脂溶性の甲状腺ホルモンがある．
- 標的器官における細胞では，ホルモン受容体が存在し，ホルモンに対して特異的な親和性をもつことでホルモンが標的細胞のみに作用することが可能となる．
- ペプチドホルモンやカテコールアミンなどは水溶性のため，細胞膜に存在するホルモン受容体と結合する．
- ホルモン細胞膜受容体にはGたんぱく質共役型と膜貫通型チロシンキナーゼ型もしくはグアニル酸シクラーゼ共役型が存在する．
- **Gたんぱく質共役型受容体**[*6]は，7回膜貫通型膜たんぱく質で，Gたんぱく質と協調して機能する．その下流でセカンドメッセンジャーcAMP（サイクリックAMP）を介してプロテインキナーゼを活性化することで，生理作用が発揮される．（GnRH，TSH，LH，PTHなど）
- インスリン受容体などの膜貫通型チロシンキナーゼ型受容体や膜貫通型非チロシンキナーゼ型受容体は，チロシンキナーゼによる下流たんぱく質のリン酸化を介してシグナル伝達のカスケードが活性化され，ホルモンの作用が発揮される（❼, ❽）．
- 利尿ペプチドホルモン受容体などの膜貫通型グアニル酸シクラーゼ共役型受容体は，グアニル酸シクラーゼの活性化に伴いサイクリックGMP（cGMP）の濃度上昇に伴う下流のcGMP依存的プロテインキナーゼが活性化されることで，リン酸化を介してホルモンの作用が発揮される．
- ステロイドホルモンや甲状腺ホルモンなどの脂溶性ホルモンは細胞膜を透過し，細胞内もしくは核内に存在する**核内受容体**と結合する（❹）．
- 核内受容体はホルモンと結合後，核内に移行し標的遺伝子の転写活性化を行うことで，たんぱく質の量的な調節を行う（❹）．

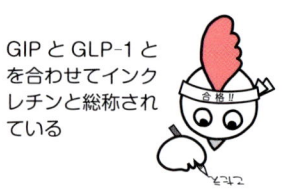

[*5] ステロイドホルモンの構造は，第4章「4 その他の脂質」の❿（p.39）を参照．

【用語解説】
Gたんぱく質共役型受容体：7回膜貫通型たんぱく質は，α，β，γの3つのサブユニットから成り三量体Gたんぱく質と結合している．αサブユニットがGTPと結合することで活性化され，下流のアデニル酸シクラーゼやホスホリパーゼCに情報を伝達する．

[*6] 第15章「3 受容体による情報伝達」の❼, ❽（p.160）を参照．

【用語解説】
核内受容体：ステロイドホルモンなどの情報伝達物質の受容体で，情報伝達物質と結合した受容体は，ホルモン応答配列と呼ばれるDNAの発現調節領域に結合し，転写の活性化や抑制を行う．

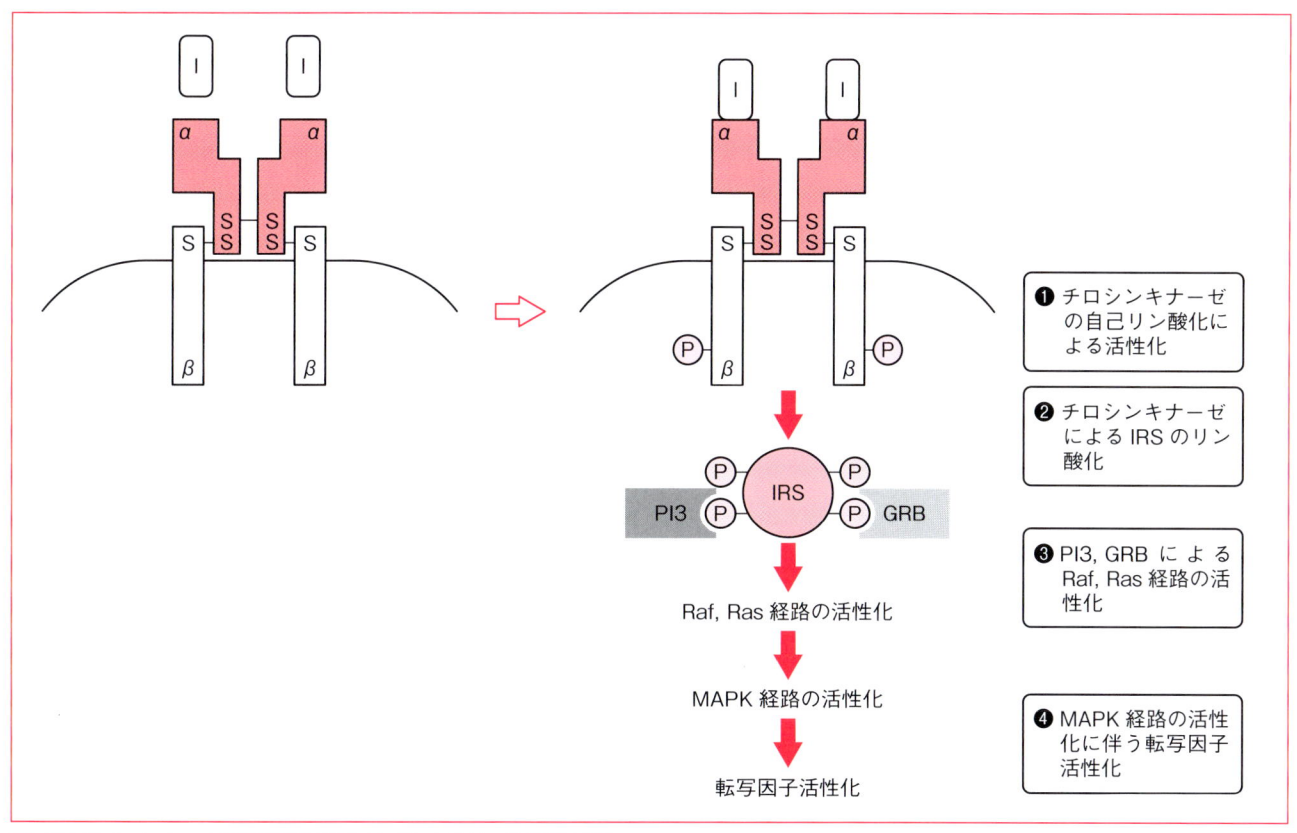

4 ホルモンの作用機序

❼ チロシンキナーゼ型受容体によるインスリンの情報伝達

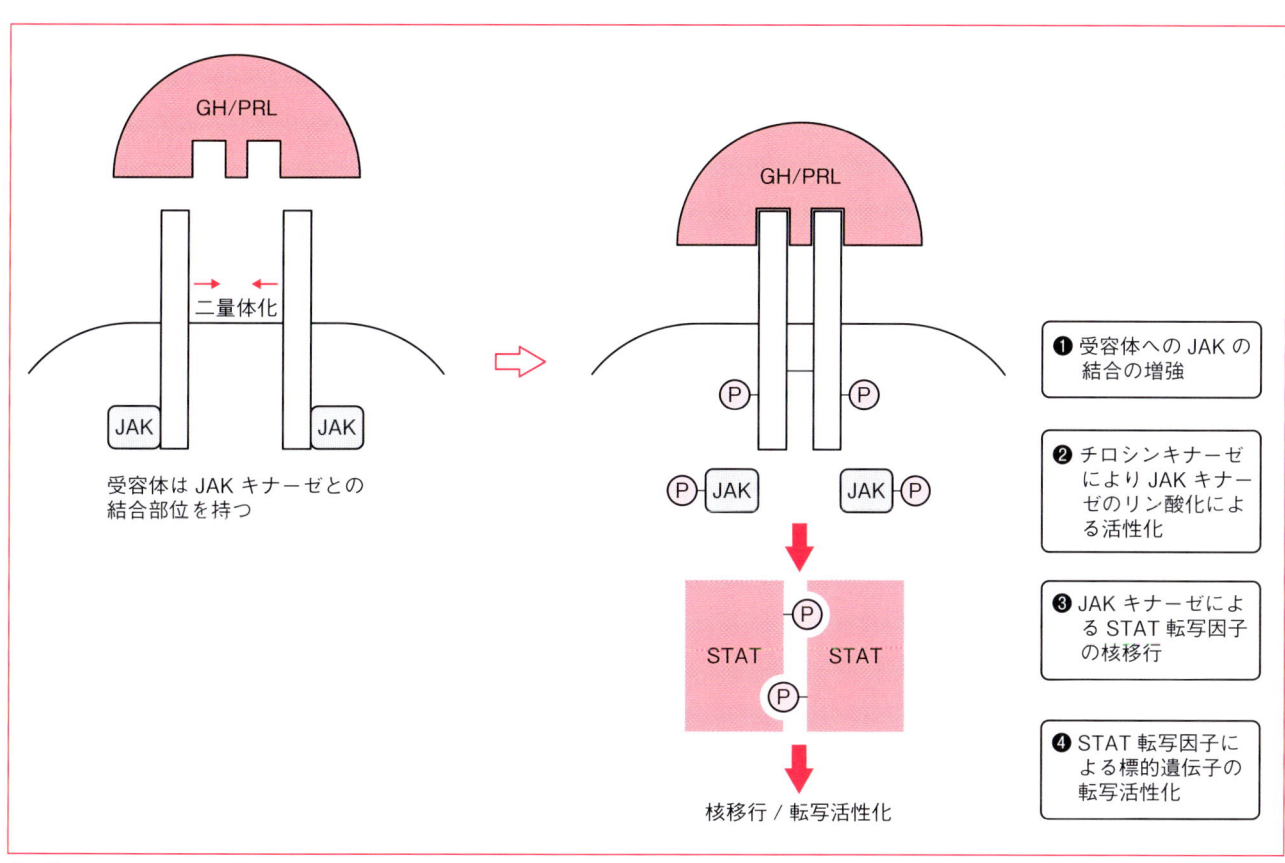

❶ チロシンキナーゼの自己リン酸化による活性化

❷ チロシンキナーゼによるIRSのリン酸化

❸ PI3, GRBによるRaf, Ras経路の活性化

❹ MAPK経路の活性化に伴う転写因子活性化

❽ 非チロシンキナーゼ型受容体によるGH/PRLの情報伝達

受容体はJAKキナーゼとの結合部位を持つ

❶ 受容体へのJAKの結合の増強

❷ チロシンキナーゼによりJAKキナーゼのリン酸化による活性化

❸ JAKキナーゼによるSTAT転写因子の核移行

❹ STAT転写因子による標的遺伝子の転写活性化

9 ホルモン

引用文献

1) Nussey S, Whitehead S. Endocrinology：An Integrated Approach. BIOS Scientific Publishers；2001.

参考文献

・Robert K. Murray RK, et al. Harper's Illustrated Biochemistry, 29th ed. McGraw-Hill Education；2012.
・Preston RR, Wilson T. Lippincott Illustrated Reviews：Physiology. Lippincott Williams & Wilkins；2012.

カコモン に挑戦!!

◆ 第29回-28
情報伝達に関する記述である．正しいのはどれか．1つ選べ．
(1) 副交感神経終末の伝達物質は，ノルアドレナリンである．
(2) インスリン受容体は，細胞膜を7回貫通する構造をもつ．
(3) グルカゴン受容体刺激は，肝細胞内でcGMP（サイクリックGMP）を生成する．
(4) 細胞内カルシウムイオン濃度の低下は，筋細胞を収縮させる．
(5) ステロイドホルモンは，遺伝子の転写を調節する．

◆ 第29回-40
腎臓に作用する生理活性物質に関する記述である．正しいのはどれか．1つ選べ．
(1) カルシトニンは，カルシウムの再吸収を促進する．
(2) アルドステロンは，カリウムの再吸収を促進する．
(3) 副甲状腺ホルモン（PTH）は，リンの再吸収を抑制する．
(4) バソプレシンは，水の再吸収を抑制する．
(5) 活性型ビタミンDは，カルシウムの再吸収を抑制する．

解答&解説

◆ 第29回-28　正解（5）
解説：正文を提示し，解説とする．
(1) 副交感神経終末の伝達物質は，アセチルコリンである．
(2) インスリン受容体は，酵素連結型受容体構造をもつ．
(3) グルカゴン受容体刺激は，肝細胞内でcAMP（サイクリックAMP）を生成する．
(4) 細胞内カルシウムイオン濃度の上昇は，筋細胞を収縮させる．
(5) ステロイドホルモンは，遺伝子の転写を調節する．

◆ 第29回-40　正解（3）
解説：正文を提示し，解説とする．
(1) カルシトニンは，カルシウムの排出を促進する．
(2) アルドステロンは，カリウムの排出を促進する．
(3) 副甲状腺ホルモン（PTH）は，リンの再吸収を抑制する．
(4) バソプレシンは，水の再吸収を促進する．
(5) 活性型ビタミンDは，カルシウムの再吸収を促進する．

第10章 生体エネルギーと代謝

学習目標
- ATP（アデノシン三リン酸）の役割を理解する
- エネルギー産生におけるミトコンドリアの役割を理解する
- 酸化的リン酸化と基質レベルのリン酸化の違いを理解する
- 脱共役たんぱく質とATP合成酵素の違いを理解する

要点整理
- 三大栄養素は，消化吸収されたあと，細胞内のさまざまな脱水素酵素の働きによって酸化され，アセチルCoAに変換される．
- アセチルCoAはミトコンドリア内で二酸化炭素と水に完全に酸化される．
- 酸化の過程で放出されたエネルギーは，電子伝達系でATPの化学エネルギーに変換される．
- ATPは，高エネルギーリン酸結合をもち，生体内のさまざまな反応にエネルギーを供給する．
- 電子伝達系のATP合成酵素は，ミトコンドリア膜間腔に形成される水素イオン濃度勾配を利用して，ATPを合成する．
- 脱共役たんぱく質は，水素イオン濃度勾配を利用して，熱を産生する．
- 呼吸で取り込んだ酸素は，最終的に電子伝達系から電子を受け取り，水分子になる．
- 電子伝達系で生成される活性酸素は，生体防御作用と生体損傷作用の2つの側面をもち，生体内にはさまざまな活性酸素消去酵素が存在する．

1 独立栄養生物と従属栄養生物

- ヒトや動植物といった多細胞生物は，多種多様な細胞が集まって，かたちづくられている．
- 細胞の構造や機能は，数多くの有機化合物の働きによって維持されている．
- 植物は，無機化合物である二酸化炭素を取り込み，光合成によって有機化合物を合成することができる（独立栄養生物）．
- ヒトや動物，菌類や多くの細菌は，無機化合物から有機化合物を合成することができないので，他の生物がつくり出した有機化合物を消化吸収して利用している（従属栄養生物）．

2 代謝と同化・異化（❶）

- ヒトの体を構成しているたんぱく質などの分子は，常に分解・合成を繰り返している．
- 食べ物に含まれる有機化合物は，何段階もの連鎖的な化学反応（代謝反応）を受け，他の分子に変換されて利用されている．
- 内呼吸のように，高分子（糖）を分解して小さい分子（二酸化炭素，水）を得る代謝を「異化」と呼び，この際にエネルギー（ATP[*1]）がつくられる．
- 光合成のように，低分子（二酸化炭素，水）を材料として高分子（でんぷん）をつくる代謝を「同化」と呼び，この際にエネルギー（光）が必要である．
- ヒトは光合成ができない従属栄養生物なので，ヒトの体を構成する有機化合物を「同化」によってつくり出す際には，食事によって取り入れた栄養素を「異化」して得られたエネルギーを利用する．

【用語解説】
有機化合物：多数の炭素原子が結合して分子の骨格を形成しており，簡単な構造をもつ低分子から，複雑な構造をもつ高分子まで，多くの種類がある．主に炭素，水素，酸素，窒素から成り，ほかに硫黄，リンなどの原子をわずかに含む．

[*1] 本章「4 ATPの働き」（p.84）を参照．

❶ 異化と同化

	異化	同化
分子の大きさ	高分子 → 低分子	低分子 → 高分子
エネルギー	プラス（生成される）	マイナス（反応に必要）
例	内呼吸（糖質 → 二酸化炭素＋水）	光合成（二酸化炭素＋水 → でんぷん）
	たんぱく質分解（たんぱく質 → アミノ酸）	たんぱく質合成（アミノ酸 → たんぱく質）

❷ 代表的な酸化還元型補酵素

	NAD	FAD	NADP
名称	ニコチンアミドアデニンジヌクレオチド	フラビンアデニンジヌクレオチド	ニコチンアミドアデニンジヌクレオチドリン酸
前駆体となるビタミン	ナイアシン	ビタミンB_2	ナイアシン
主な存在場所	ミトコンドリア	ミトコンドリア	細胞質
酸化型と還元型の変化	NAD^+ ⇅ (H^+, $2e^-$) NADH	FAD ⇅ ($2H^+$, $2e^-$) $FADH_2$	$NADP^+$ ⇅ (H^+, $2e^-$) NADPH

3　栄養素の酸化とエネルギー

- 三大栄養素である糖質，脂質，たんぱく質は，体内で完全酸化されると，それぞれ 4 kcal/g，9 kcal/g，4 kcal/g のエネルギーを産生する．
- 呼吸ができない条件（嫌気的条件）では，これらの栄養素からエネルギーを産生できる量は，限りなくゼロに近い値となる．
- 栄養素は，「酸化」される際に，大量のエネルギーが生み出される．
- 空気中では，モノが燃えるときのように，物質は酸素と結合して酸化され，大量のエネルギーを発する．
- 細胞の中では，空気中よりも酸素濃度が低いために，栄養素から水素原子（水素イオンと電子）が奪われる酸化が起こりやすい．
- 脱水素酵素（デヒドロゲナーゼ[*2]）は，栄養素や代謝経路の有機化合物に作用して，水素原子を奪い取る酵素である．
- ミトコンドリアは，栄養素を酸化してエネルギー（ATP）を獲得するための細胞小器官であり，数多くの脱水素酵素を含んでいる．
- 異化された栄養素は，ミトコンドリアに取り込まれ，脱水素酵素によって水素原子（電子）が奪われる．
- 水素原子（電子）は，還元型の補酵素に渡される（❷）．
- 水素原子（電子）が最終的に酸素に受け渡されてエネルギー（ATP）が生成される（酸化的リン酸化[*3]）．

4　ATPの働き

- ATP（アデノシン三リン酸）は，生体内の代表的な高エネルギー分子である．
- ATPのエネルギーは，心筋や骨格筋などの筋肉が収縮するために用いられる．
- 「代謝経路」を構成する化学反応のなかには自然には起こりにくいものがあるが，ATPはこうした化学反応を進めるためのエネルギーとして用いられる．
- 細胞膜内のカリウムイオン濃度は高く，細胞外はナトリウムイオン濃度が高い状態が維持されているのは，ATPのエネルギーを用いて酵素（Na^+/K^+ATPアーゼ）を作用させているためである．

[*2] デヒドロゲナーゼ（dehydrogenase）＝de（取り除く）＋hydrogen（水素）＋ase（酵素）．

豆知識
ミトコンドリアは，まぐろのような赤身の魚には発達しているが，ひらめのような底沈魚や，白身の魚ではあまりみられない．ヒトでも，持久的なトレーニングを積むとミトコンドリアが発達する．例えばマラソン選手の筋肉ではミトコンドリアの発達が著しい．

[*3] 本章「6 ATPの合成」（p.85）を参照．

【用語解説】
Na^+/K^+ATPアーゼ：細胞膜に存在する酵素であり，濃度勾配に逆らって細胞内にK^+を取り込み，細胞外にNa^+を排出するイオンポンプである．

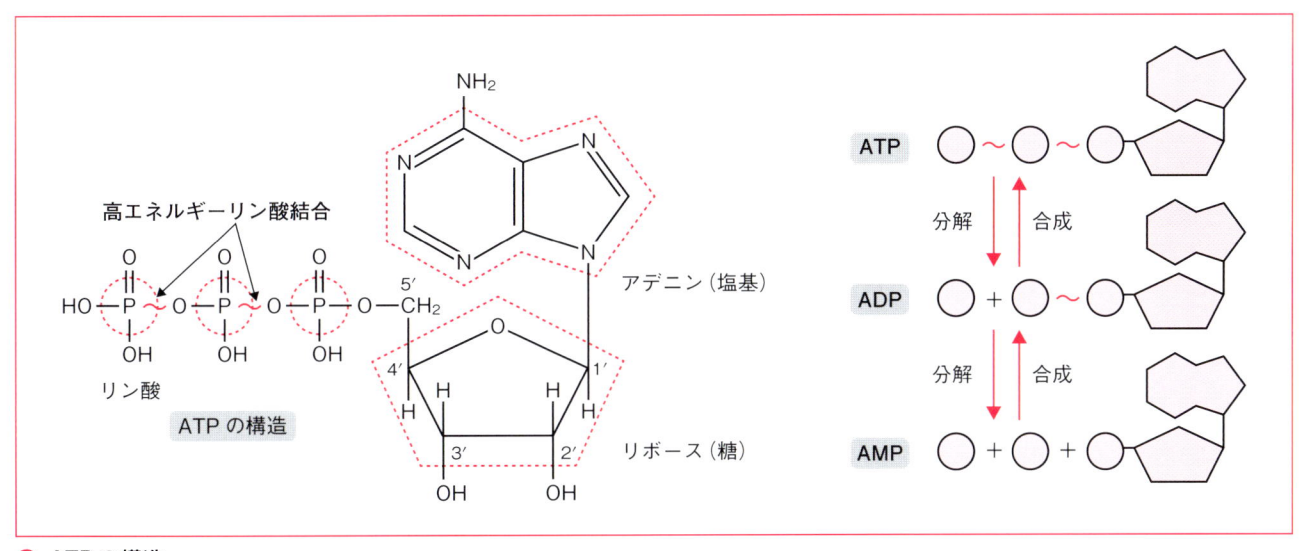

❸ ATPの構造
（池田彩子ほか編．栄養科学ファウンデーションシリーズ，生化学・基礎栄養学．朝倉書店；2013．p.14．図3.1より）

- 食後には体脂肪が合成され，空腹時には体脂肪が分解されるように，代謝経路が状況に応じて制御されているのは，ATPを利用して酵素の活性が調節されているためである．

5 ATPの構造と分解・再合成

- ATPは，3個のリン酸の間に2つの高エネルギーリン酸結合をもつ，高エネルギー化合物である（❸）．
- ATPが利用される際には，エネルギーとリン酸1分子が放出されてADP（アデノシン二リン酸）になり，さらにエネルギーとリン酸1分子が放出されると，AMP（アデノシン一リン酸）になる（❸）．
- エネルギーを使って，ADPやAMPにリン酸を結合（＝リン酸化）して，ATPを再合成することができる．
- 細胞内では，常にATPの消費と，再合成が行われている．
- ADPをリン酸化してATPを合成する方法は2通り存在し，①酸化的リン酸化と，②基質レベル（基質的）のリン酸化と呼ばれている．
- 呼吸によって酸素を取り込める好気的環境では，生体内のATPのほぼすべてが酸化的リン酸化によって合成される．

6 ATPの合成

酸化的リン酸化（❹）

- 酸化的リン酸化によるATP合成は，栄養素の酸化によって得た水素[*4]を利用して行う化学反応である．
- 酸化的リン酸化によるATP合成は，ミトコンドリアの電子伝達系と共役して行われる．
- 酸化的リン酸化において最も重要な役割を果たす分子は，ミトコンドリア内膜に存在するATP合成酵素である．
- ATP合成酵素の内部には孔があり，ミトコンドリア膜間腔に存在する水素イオン（プロトン）が孔を通過して，ミトコンドリアマトリックスに移動する際に，ATPの合成が起こる．
- すなわち，水素イオン濃度勾配（＝ミトコンドリア膜間腔の水素イオン濃度がマトリックス内よりも高いこと）と，ATP合成は共役している．

「ATPって，スマホのバッテリーみたいだ」
「そのココロは？」
「なくなっても充電できる」

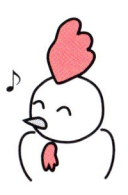

[*4] 本章「3 栄養素の酸化とエネルギー」（p.84）を参照．

【用語解説】
ミトコンドリアマトリックス：ミトコンドリアには2枚の膜（外膜，内膜）があり，外膜と内膜の間を膜間腔，内膜の内部をマトリックスと呼ぶ．

【用語解説】
共役：英語でいうと，カップル（couple）．水素イオン濃度勾配とATP合成は二つで一組み，切り離せない存在になっていること．

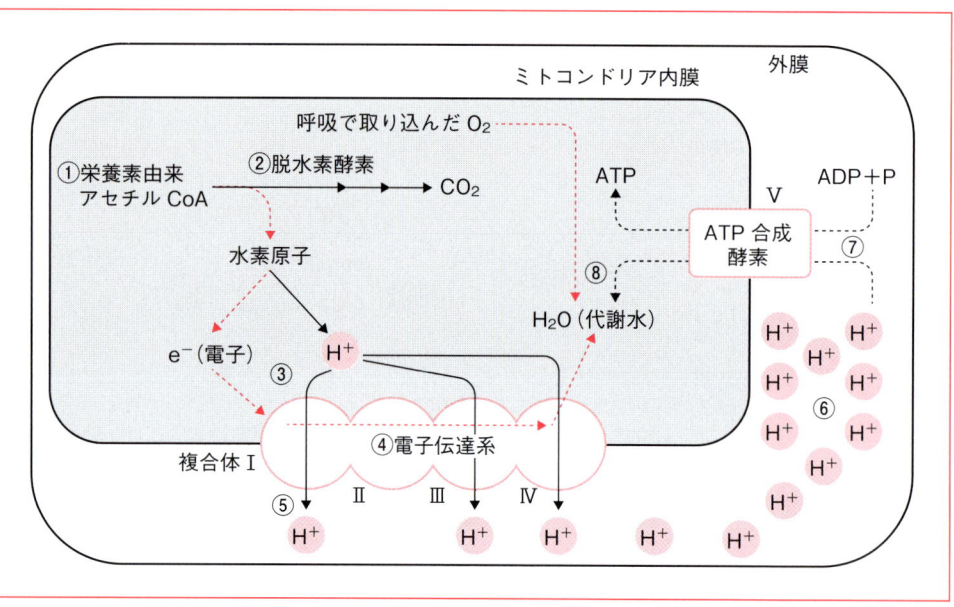

❹ 酸化的リン酸化
図中①～⑧については本文参照．

- 水素イオン濃度勾配をつくり出す分子は，電子伝達系を構成するたんぱく質複合体I～IVであり，電子のエネルギーを利用してミトコンドリア膜間腔に水素イオンを運搬するポンプである．
- 栄養素の酸化によって得られた水素原子は，電子と水素イオンに分かれる．
- 電子はたんぱく質複合体I～IVを駆動するエネルギーとなり，水素イオンは膜間腔に運ばれて水素イオン濃度勾配を形成し，ATP合成が行われる．
- 電子は最終的に，電子伝達系から酸素に渡され，酸素，電子，水素イオンが結合して水（代謝水）がつくられる．
- 電子伝達系でATPを合成する酵素を，ATP合成酵素（複合体V）と呼ぶ．
- 酸化的リン酸化においては，脱水素酵素（デヒドロゲナーゼ）とATP合成酵素が重要な働きを示す．
- 酸化的リン酸化（❹）は，大まかに3段階（①～②，③～⑥，⑦～⑧）に分けることができる．
  ① 三大栄養素がそれぞれ異なる代謝経路によって異化されて，アセチルCoAに変換される．
  ② アセチルCoAは，クエン酸回路で，脱水素酵素によって水素原子を奪われて，2分子の二酸化炭素に完全酸化される．
  ③ 補酵素NAD^+（またはFAD）は，脱水素酵素が奪った水素原子（電子）を受け取り，電子伝達系に電子を渡す．
  ④ 電子は，電子伝達系のたんぱく質複合体I～IVを順番に通過する．
  ⑤ 電子伝達系はポンプとして働き，ミトコンドリアマトリックス内の水素イオン（プロトン）をミトコンドリア膜間腔にくみ上げる．
  ⑥ ミトコンドリア膜間腔では，水素イオン濃度が上昇し，濃度勾配が形成された結果，水素イオンはミトコンドリアマトリックスに流れ込もうとする．
  ⑦ ATP合成酵素は，ミトコンドリア内膜に存在しており，ミトコンドリアマトリックスに流れ込もうとする水素イオンの流路となって，分子の一部を回転させ，そのエネルギーでADPと無機リン酸からATPを合成する．
  ⑧ 電子は，最終的に酸素に渡され，水素イオンと結合して代謝水が生成される．

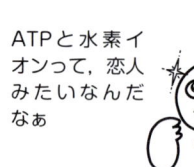

ATPと水素イオンって，恋人みたいなんだなぁ

豆知識
ラクダは油を燃やして水を飲む！？：ラクダのこぶの中には脂肪が入っている．細胞内で脂肪が酸化されると，二酸化炭素と水が発生する．ラクダが長期間にわたり水を飲まなくても活動できる理由の一つには，こぶの脂肪の酸化によって得られた「代謝水」の利用がある．

豆知識
ATPって美味しい？：かつお節の旨味成分はイノシン酸（IMP）という物質であり，ATPと同じく核酸の一種である．実は，ATPが分解される過程で，ADP，AMP，イノシン酸という順序で生成される．なお，しいたけの旨味成分はグアニル酸（GMP）といい，こちらも核酸の一種である．昆布の旨味成分（グルタミン酸）は，アミノ酸の一種である．

❺ 酸化的リン酸化と基質レベルのリン酸化の違い

	酸化的リン酸化	基質レベルのリン酸化
酸素を利用	する	しない
合成されるATP量	多い	少ない
場所	ミトコンドリア内	主に細胞質

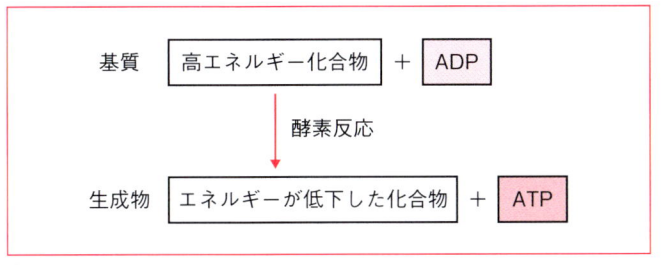

❻ 基質レベルのリン酸化

基質 高エネルギー化合物 + ADP
↓ 酵素反応
生成物 エネルギーが低下した化合物 + ATP

❼ 脱共役たんぱく質

ミトコンドリア膜間腔に蓄積した水素イオンが，ATP合成酵素を通過せずに，脱共役たんぱく質（①）を通過してミトコンドリアマトリックスに移動すると，ATPの代わりに熱（②）が産生される．

基質レベル（基質的）のリン酸化（❺，❻）

- 基質レベルのリン酸化によってつくられるATPの量は，好気的条件では酸化的リン酸化と比べてわずかであるが，嫌気的条件ではATPの重要な供給源である．
- 細胞内の代謝経路には，ATP以外にもいくつかの高エネルギー化合物がある．
- ホスホエノールピルビン酸や，スクシニルCoAのような高エネルギー化合物が，酵素反応によって別の物質に変換される際に放出されるエネルギーを使って，リン酸とADPからATPが合成される．
- 基質レベルのリン酸化反応には，酸素は用いられない．

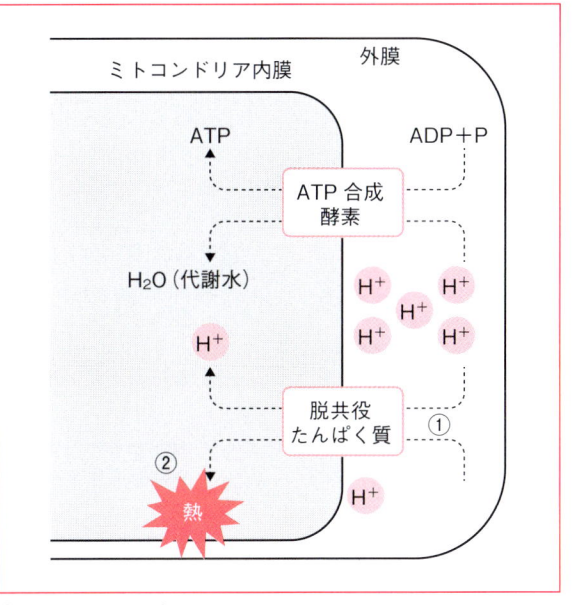

7 脱共役たんぱく質（❼）

- 脱共役たんぱく質（UCP：uncoupling protein）は，体熱産生に関与するたんぱく質で，褐色脂肪組織や骨格筋などに存在している．
- 脱共役たんぱく質は，ATP合成酵素と同様に，ミトコンドリア内膜上に存在する．
- ミトコンドリア膜間腔に蓄積した水素イオンは，ATP合成酵素を通過する代わりに，脱共役たんぱく質を通過して，ミトコンドリアマトリックスに移動することもできる．
- 水素イオンが脱共役たんぱく質を通過する際には，ATPが合成されずに，熱が発生する．

8 活性酸素とフリーラジカル，抗酸化

- 不対電子をもつ原子や分子，イオンのことを，ラジカル（フリーラジカル）という．
- フリーラジカルは不安定な構造をもっており，安定な構造になるために他の分子から電子を奪い取る．
- フリーラジカル以外にも，活性化された酸素分子と関連化合物（活性酸素）が存在し，フリーラジカルと同様の働きをしている（❽）．
- 電子伝達系では通常，酸素分子が電子を4つ，水素イオンを4つ受け取り，水（代謝水）に還元される．
- 電子伝達系から酸素分子が電子を1つだけ受け取ったものがスーパーオキシドアニオ

ADPを基質としてATPがつくられるから，「基質レベル」なんだ

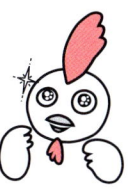

アツアツのUCPは，共役（カップル）している水素イオン濃度勾配とATP合成を引きはがすんだ

【用語解説】
褐色脂肪組織：肩甲骨の下あたりに存在しており，食後や寒い所で熱を発する働きをもっている．ヒトでは大人になると退化するとされている．熱産生を担うたんぱく質である脱共役たんぱく質（UCP）は骨格筋にも存在しており，大人でも働きが活発な人と不活発な人がいることが明らかにされつつある．

❽ 主な活性酸素とフリーラジカル

	非活性酸素	活性酸素			
	酸素分子	フリーラジカル		非フリーラジカル	
名 称	三重項酸素	スーパーオキシドアニオン	ヒドロキシルラジカル	過酸化水素 (hydrogen peroxide)	一重項酸素
化学式	$^3O_2$	$\cdot O_2^-$	$\cdot OH$	H_2O_2	$^1O_2$
化学構造	·Ö:Ö·	·Ö:Ö:	·Ö:H	H:Ö:Ö:H	:Ö:Ö:

ペルオキシ基 (peroxy group, –O–O–), ヒドロペルオキシド (hydroperoxide, R–O–O–H).

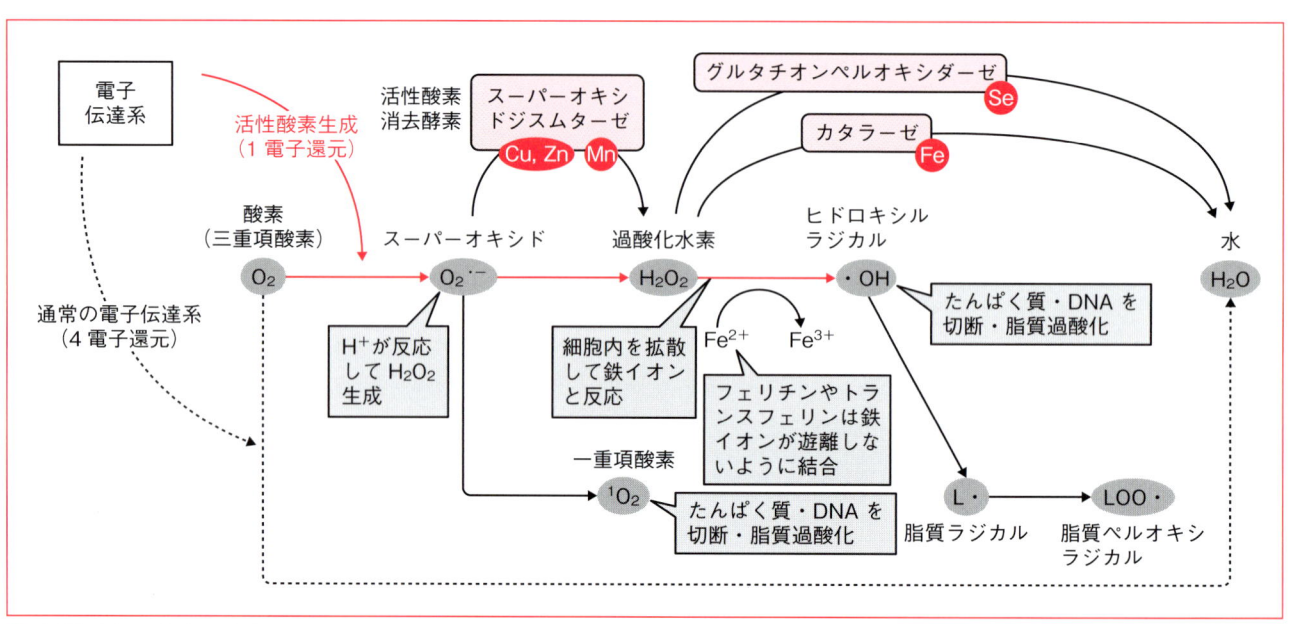

❾ 活性酸素の生成と消去

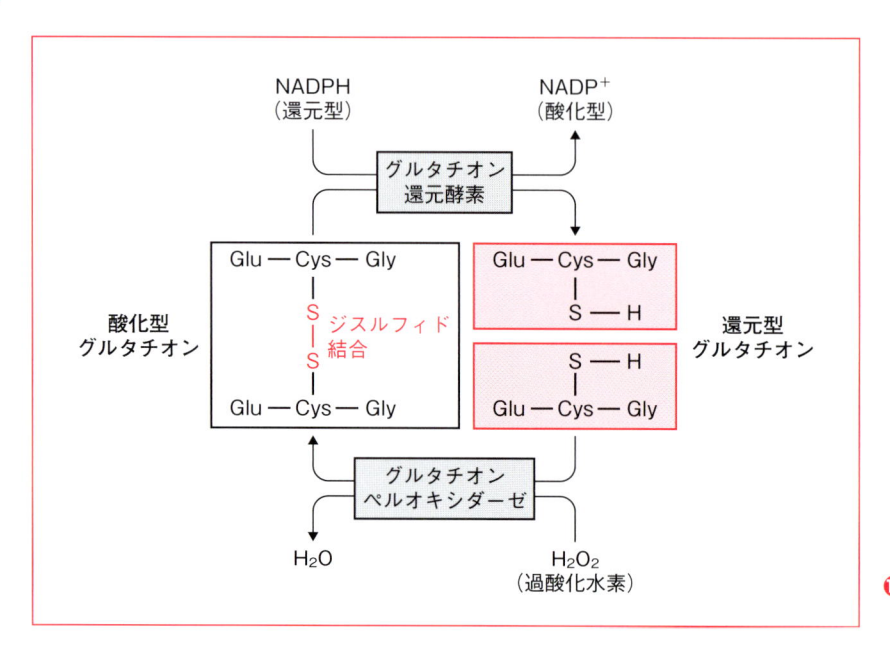

❿ グルタチオンによる活性酸素消去とNADPHによる再還元

ン（$\cdot O_2^-$）である（❾）．

- 活性酸素は，白血球が細菌を貪食した際に白血球内で生成されて，細菌を死滅させる作用を発揮する．
- 一方，各細胞で生成されたフリーラジカルには，細胞膜を構成する脂質を過酸化して傷害するマイナス面ももっている．

8 活性酸素とフリーラジカル，抗酸化

- 生体にはさまざまな抗酸化酵素が存在しており，活性酸素による障害から細胞を守る役割を発揮している．
- スーパーオキシドアニオンは，抗酸化酵素スーパーオキシドジスムターゼ（SOD）の作用によって，過酸化水素（H_2O_2）に代謝される．
- 過酸化水素は，抗酸化酵素カタラーゼ，グルタチオンペルオキシダーゼの作用によって，水に代謝される．
- グルタチオンは，グルタミン酸，システイン，グリシンの3つのアミノ酸から成るペプチドである（❿）．
- 活性酸素消去酵素であるグルタチオンペルオキシダーゼは，還元型グルタチオンを利用して過酸化水素を水に変換する（❿）．
- 酸化型グルタチオンは，グルタチオン還元酵素の働きで，補酵素NADPHを利用して，還元型グルタチオンに戻される（❿）．

> **豆知識**
> **ミネラルと抗酸化酵素**：抗酸化酵素は，ミネラルを活性中心にもつものが多い．スーパーオキシドジスムターゼは銅（Cu）と亜鉛（Zn）を含むものと，マンガン（Mn）を含むものの2種類に大別される．カタラーゼは鉄（Fe）を，グルタチオンペルオキシダーゼはセレン（Se）を，それぞれ含む酵素である．

引用文献
1) 池田彩子ほか編．栄養科学ファウンデーションシリーズ，生化学・基礎栄養学．朝倉書店；2013．

参考文献
- Harvey RA, Ferrier DR. 石崎泰樹，丸山 敬監訳．リッピンコットシリーズ，イラストレイテッド生化学，原書6版．丸善出版；2015．
- 安本教傳ほか．栄養科学シリーズNEXT，栄養科学の歴史．講談社サイエンティフィク；2013．
- Alberts B, et al. 中村桂子，松原謙一監訳．細胞の分子生物学，第5版．ニュートンプレス；2010．

カコモン に挑戦 !!

◆ 第31回-20
ヒトの生体エネルギーと代謝・栄養に関する記述である．正しいのはどれか．1つ選べ．
(1) 栄養形式は，独立栄養である．
(2) 体の構成成分として，糖質は脂質よりも多い．
(3) 解糖系は，好気的に進む．
(4) 脱共役たんぱく質（UCP）は，ミトコンドリアに存在する．
(5) 電子伝達系では，窒素分子が電子受容体として働く．

◆ 第33回-21
生体エネルギーと代謝に関する記述である．正しいのはどれか．1つ選べ．
(1) 褐色脂肪細胞には，脱共役たんぱく質（UCP）が存在する．
(2) 電子伝達系は，ミトコンドリアの外膜にある．
(3) 嫌気的解糖では，1分子のグルコースから3分子のATPを生じる．
(4) AMPは，高エネルギーリン酸化合物である．
(5) 脂肪酸は，コリ回路によりグルコースとなる．

解答＆解説

◆ 第31回-20　正解（4）
解説：正文を提示し，解説とする．
(1) 栄養形式は，従属栄養である．
(2) 体の構成成分として，糖質は脂質よりも少ない．
(3) 解糖系は，嫌気的に進む．
(4) 脱共役たんぱく質（UCP）は，ミトコンドリアに存在する．
(5) 電子伝達系では，酸素分子が電子受容体として働く．

◆ 第33回-21　正解（1）
解説：正文を提示し，解説とする．
(1) 褐色脂肪細胞には，脱共役たんぱく質（UCP）が存在する．
(2) 電子伝達系は，ミトコンドリアの内膜にある．
(3) 嫌気的解糖では，1分子のグルコースから2分子のATPを生じる．
(4) ATPやADPは，高エネルギーリン酸化合物である．
(5) 乳酸は，コリ回路によりグルコースとなる．

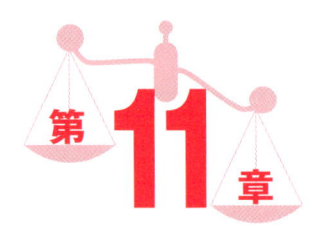

第11章 アミノ酸・たんぱく質の代謝

学習目標
- 食餌性たんぱく質の消化と吸収機序について理解する
- アミノ酸の代謝について理解する
- たんぱく質の修飾と分解経路を理解する

要点整理
- アミノ酸は，たんぱく質や他の生理活性物質の合成に利用される．
- たんぱく質は，生体内化学反応の進行に必要不可欠な酵素の構成成分である．
- たんぱく質は消化管で消化後，アミノ酸となって吸収され，遺伝情報に基づく生体固有のたんぱく質合成の材料となる．
- 遺伝子疾患などにより，あるたんぱく質が欠損した場合，生命の存続に関わる重篤な症状が生じる．

1 たんぱく質の分解

食餌性たんぱく質の分解

- たんぱく質[*1]を摂取すると副交感神経が興奮し，この伝達を受けて胃の主細胞からプロ酵素であるペプシノーゲンが分泌される（❶）．

[*1] たんぱく質の構造と機能については，第2章「アミノ酸・たんぱく質の構造と機能」(p.10)を参照．

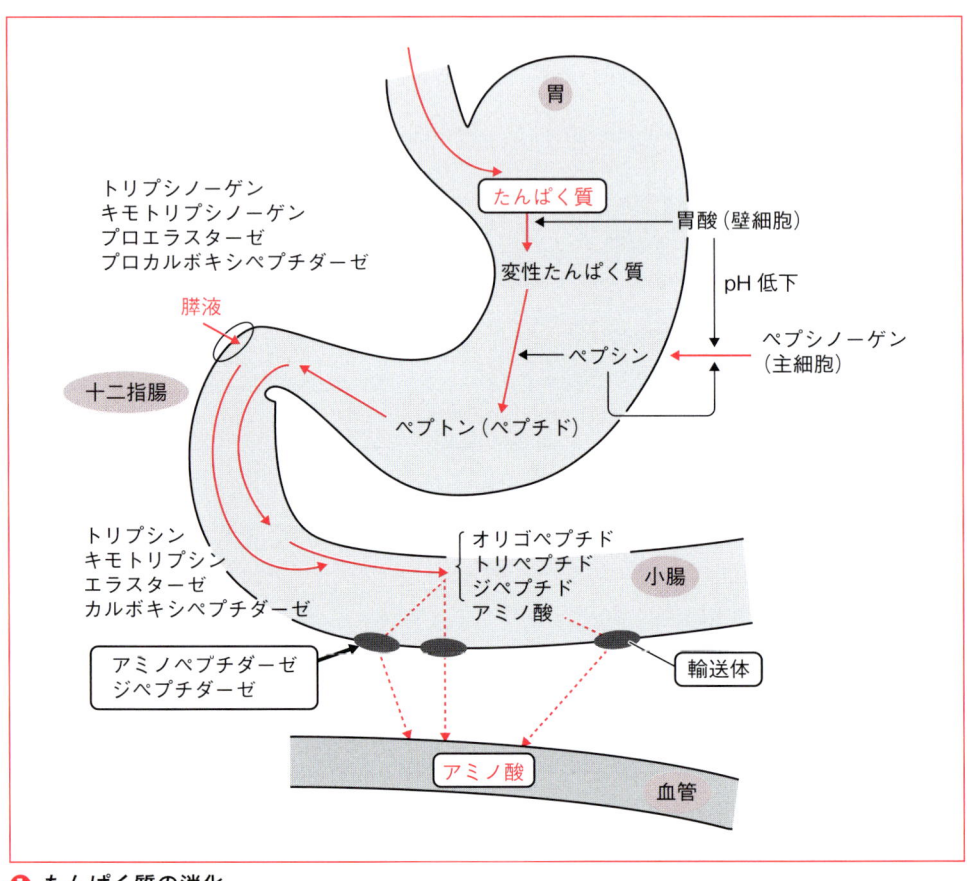

❶ たんぱく質の消化
（大久保岩男，賀佐伸省編．コンパクト生化学，改訂第3版．南江堂；2011. p.83より）

1 たんぱく質の分解

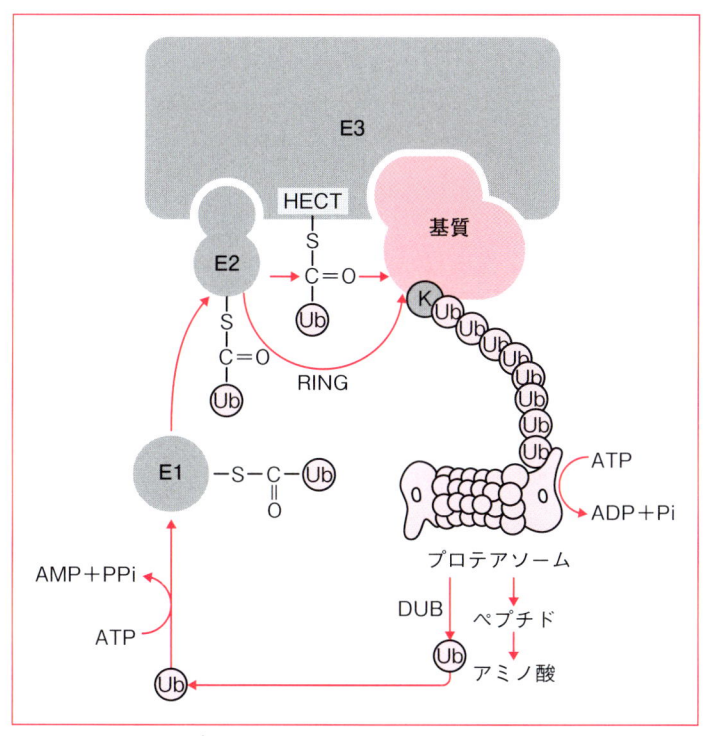

❷ ユビキチン・プロテアソームシステム
（田中啓二．細胞内タンパク質のリサイクルとその生理的意義．日本栄養・食糧学会誌 2011；64：222より）

- ペプシノーゲンは胃壁細胞から分泌される塩酸（胃酸）によりペプシンに変換されて活性化され，生成されたペプシンもポリペプチドのアミノ基側を切断し活性化する．
- 十二指腸に分泌される膵液には，ポリペプチド内部のペプチド結合を切断するエンド型たんぱく質分解酵素（トリプシン，キモトリプシン，エラスターゼ）や，ペプチド鎖のカルボキシ基側から順次アミノ酸を切断するエキソ型たんぱく質分解酵素（カルボキシペプチダーゼ）が存在し，アミノ酸に分解される．

体内たんぱく質の分解

- 体を構成する大量のたんぱく質はゆっくりと分解されており，そこからアミノ酸プール（p.92参照）にアミノ酸が供給されている．栄養状態が良ければたんぱく質の合成と分解は釣り合い，総たんぱく質量は一定している．これを，たんぱく質の代謝回転という．
- 成人は1日に約60～80 gのたんぱく質を食餌から摂取し，同量のたんぱく質を異化代謝して排出しているが，体内では160～200 gものたんぱく質が合成されている．

ユビキチン-プロテアソーム系

- たんぱく質の分解には，ユビキチン-プロテアソーム系[*2]とリソソーム系の2つの経路が関わっている．
- ユビキチン-プロテアソーム経路では，分解されるべきたんぱく質に76アミノ酸から成るユビキチンが付加され，ユビキチン化される（❷）．
- ユビキチン化されたたんぱく質は，プロテアソームという"たんぱく質分解工場"において短いペプチド単位に分解される．
- 細胞内に異常なたんぱく質（折りたたみ不全）が生じたり，"良品"であっても不要な（細胞活動に支障をきたす）場合，ユビキチン-プロテアソーム経路により選択的に除去される．

オートファジー

- リソソーム経路での分解はたんぱく質に対する特異性が低く，リソソームというプロテアーゼ（たんぱく質分解酵素）を大量に含んだ細胞内の膜小胞にたんぱく質が輸送

【用語解説】
ユビキチン：ユビキチンは「ユビキタス」からきており，至るところに存在するという意味があり，76個のアミノ酸から成る小さなたんぱく質である．ユビキチンは活性化酵素（E1）・結合酵素（E2）・リガーゼ（E3）から構成された複合酵素系（ユビキチンシステム）によって標的たんぱく質に共有結合するモデファイヤー（翻訳後修飾分子）である．

[*2] 第15章「3 翻訳後修飾」（p.142）を参照．

豆知識
大隅良典らは，「Atg13」がオートファジーの始動装置となることを酵母を使った実験で明らかにし，2016年にノーベル医学・生理学賞を受賞した．

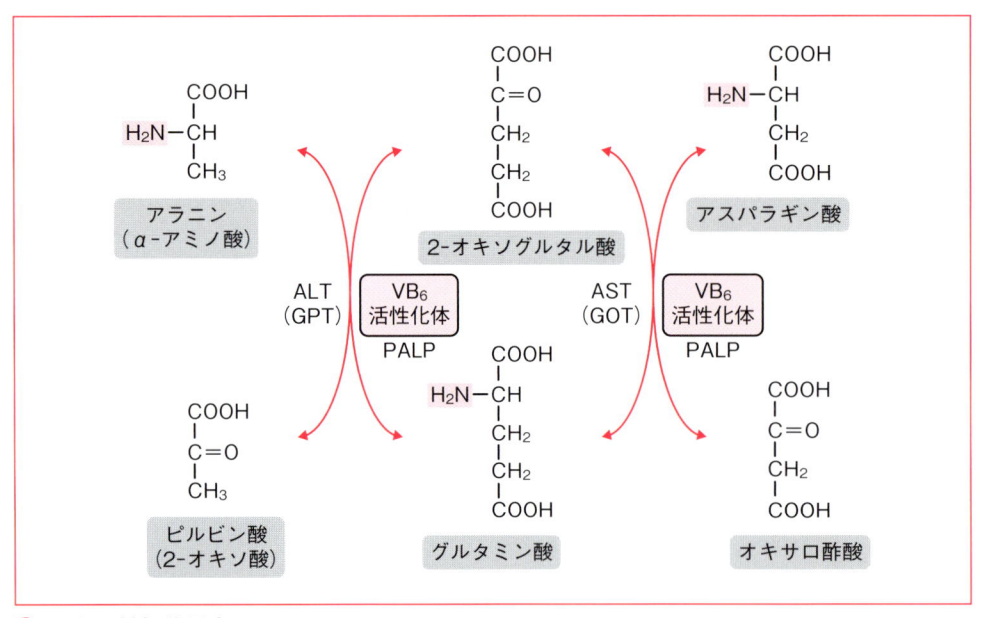

❸ アミノ基転移反応
(堅田利明ほか編．NEW生化学，第2版．廣川書店；2006．p.316より)

されて，そこで分解を受ける．
- オートファジー（自食）とは，主要な細胞内分解機構の一つであり，細胞質成分をリソソームに輸送し分解する現象である．
- 生理的役割は，主に栄養飢餓によるアミノ酸供給である．生物は飢餓状態におちいるとリソソーム経路を活性化して，細胞の構成成分を分解することで，エネルギーを生み出そうとする．
- その他の生理的役割として，細胞内たんぱく質や細胞小器官（オルガネラ）の"品質管理"，細胞内侵入細菌の分解，発生・分化における細胞内再構築，抗原提示などがある．

アミノ酸プール

- 食餌由来と体内たんぱく質の分解により生じたアミノ酸が血液や組織中に存在し，アミノ酸代謝に利用される遊離のアミノ酸を，アミノ酸プールという．
- 遊離のアミノ酸は，糖や脂質とは異なり体内に大量に貯蔵しておくことができない．すぐに利用されないものはアミノ酸プールとして貯蔵され，必要に応じて供給される．
- 成人の平均的なアミノ酸プールは90〜100 gであり，体たんぱく質（成人男子で12 kg程度）に比べて少ないが，全身の窒素代謝において中心的な役割を果たしている．

2 アミノ酸の窒素の代謝

アミノ基転移反応

- アミノ酸[*3]の分解は，アミノ基とカルボキシ基が個別に脱離する．
- アミノ酸のアミノ基の反応には，アミノ基転移反応（❸）と酸化的脱アミノ基反応がある．
- アミノ基転移反応は，アミノ基がケト酸に転移する反応であり，この反応にビタミンB$_6$由来のピリドキサールリン酸（PALP）がアミノ基の担体として使われる．
- アミノ基転移反応では，アラニンアミノトランスフェラーゼ（ALT）によって，アラニンと2-オキソグルタル酸（α-ケトグルタル酸）からピルビン酸とグルタミン酸が合成される．
- アスパラギン酸アミノトランスフェラーゼ（AST）によって，アスパラギン酸と2-オキソグルタル酸からオキサロ酢酸とグルタミン酸が合成される．

たんぱく質合成の材料は食餌由来のものが約1/4ほどで，残りは体たんぱく質を分解することによって供給しているよ．体内ではたんぱく質を効率的にリサイクルしているんだ！

[*3] アミノ酸の構造と機能については，第2章「アミノ酸・たんぱく質の構造と機能」(p.10)を参照．

2 アミノ酸の窒素の代謝

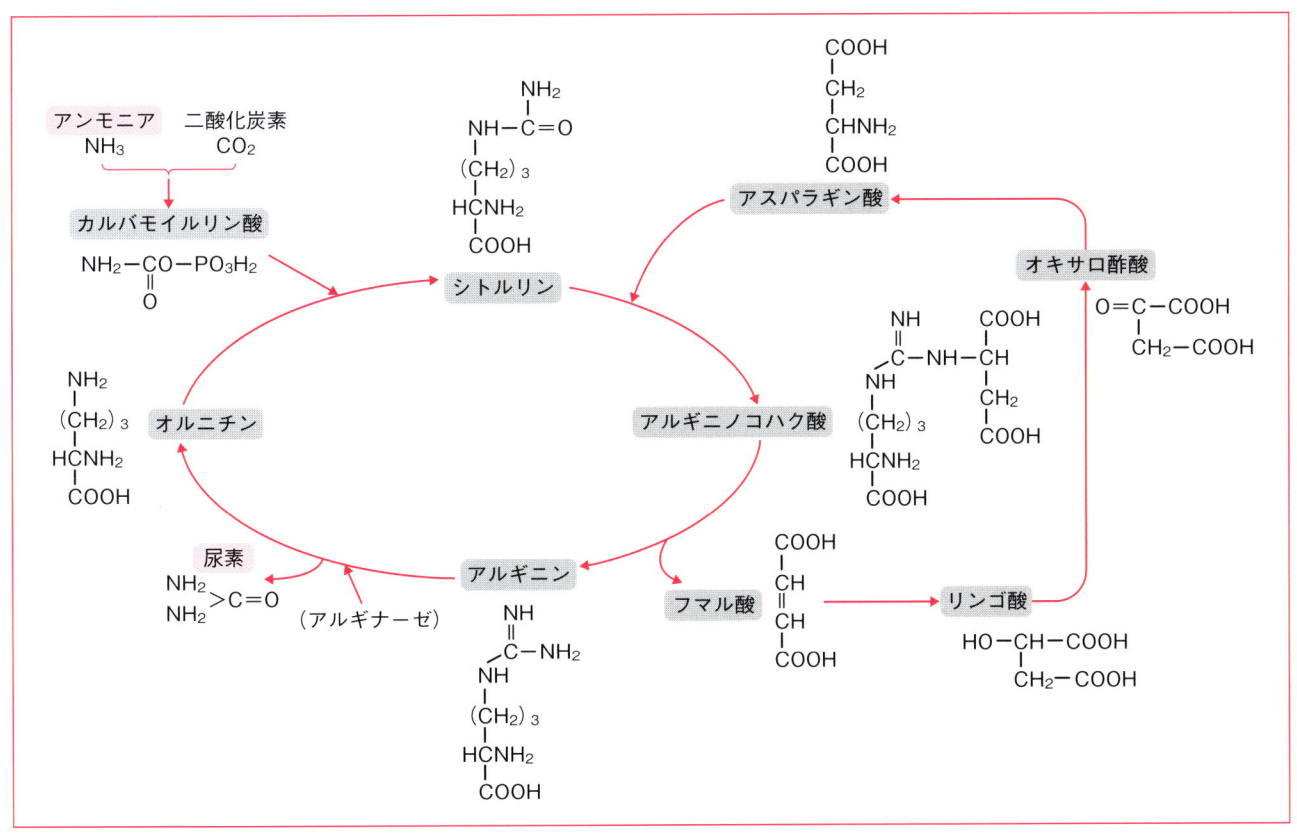

❹ 尿素回路

グルタミン酸の酸化

- グルタミン酸は，ミトコンドリアにおいて，グルタミン酸デヒドロゲナーゼによって酸化的に脱アミノ化され，2-オキソグルタル酸とアンモニアを生じる．これを酸化的脱アミノ (oxidative deamination) という．
- 発生したアンモニアは体外に排出される（後述の「尿素回路」を参照）．
- 2-オキソグルタル酸はTCA回路の一員である．遊離したNH_3（アンモニア）は尿素回路によって直ちに尿素に変換される．

尿素回路（オルニチン回路）

- 脱アミノ反応によって生じたアンモニアの大部分は，❹で示すように肝臓での尿素回路を経て尿素となり，腎臓を通って尿中に排泄される．
- アミノ酸まで分解されたアミノ基はアンモニアとして処理されるが，アンモニアは毒性が高いため，哺乳類は肝臓で毒性のない尿素に変えて尿中に排泄する．
- アルギニンは肝臓でアルギナーゼにより尿素とオルニチンに分解される．
- 尿素は尿中に排泄され，オルニチンはシトルリンを経てアルギニンに再合成される．
- 尿素をつくる窒素の一つはアンモニアからカルバモイルリン酸を経て尿素回路に入り，もう一つはアスパラギン酸から尿素回路に入る．

グルタミン産生

- 生体内のアンモニアは，多くが肝臓ミトコンドリアに存在するグルタミン酸デヒドロゲナーゼによるグルタミン酸の酸化的脱アミノ反応によって生じるが，このほかにも数種の経路が存在する．
- アンモニア産生経路により生じたアンモニアは，肝臓や腎臓においてATP依存性にグルタミンシンテターゼによりグルタミン酸からグルタミンの生成に利用される．
- グルタミンシンテターゼは2段階の反応（❺）でアンモニアを利用し，グルタミン酸をアミノ化し，グルタミンを産生する．

旨味物質として一般の食品に多く含まれているL-グルタミン酸は，グルタミン酸デカルボキシラーゼ（GAD）の基質だよ．GADによりグルタミン酸はγ-アミノ酪酸（GABA）に変換されるんだ！

GABAは中枢神経系では抑制性伝達物質として働くんだ．事務作業に伴う一時的ストレスの緩和，事務作業後の疲労感軽減，睡眠の質や認知機能向上，血圧や肌弾力の改善が報告され，機能性表示食品として商品化されているよ．

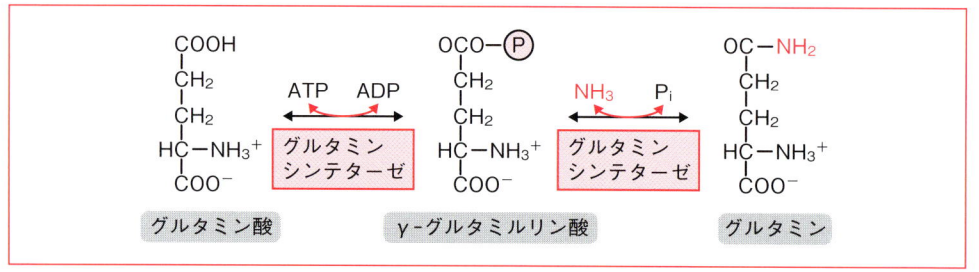

❺ **グルタミンシンテターゼによるグルタミン酸からのグルタミンの生合成**
(伊東 晃. 薬学領域の生化学, 第2版. 廣川書店; 2013. p.153より)

❻ **糖原性アミノ酸とケト原性アミノ酸**

	糖原性	糖原性かつケト原性	ケト原性
非必須	アラニン アルギニン アスパラギン アスパラギン酸 システイン グルタミン酸 グルタミン グリシン プロリン セリン	チロシン	
必須	ヒスチジン メチオニン バリン	イソロイシン フェニルアラニン トリプトファン トレオニン	ロイシン リシン

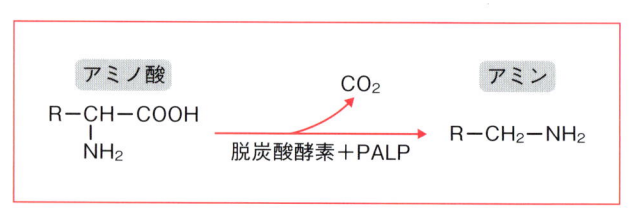

❼ **アミノ酸脱炭酸反応**
PALP：ピリドキサールリン酸.

3 アミノ酸の炭素骨格の代謝

糖原性アミノ酸

- 糖質の補給が不足した際に、糖質しか利用できない組織（脳など）にエネルギーを供給するために、アミノ酸などからグルコースが生合成される．
- 糖質以外の物質からグルコースが生合成されることを糖新生といい，糖新生の原料となるアミノ酸を糖原性アミノ酸（❻）という．
- 糖新生の基質となるのは，糖原性アミノ酸のほかに，グリセロール，乳酸である．
- たんぱく質の合成原料となる20種類のアミノ酸のうち，ロイシンとリシン以外の18種類のアミノ酸は糖原性アミノ酸である．

ケト原性アミノ酸

- アセチルCoAあるいはアセトアセチルCoAを生じるアミノ酸は，ケトン体の原料となることから，ケト原性アミノ酸という．
- ケト原性アミノ酸のみに属するのはロイシンとリシンの2種である．

4 アミノ酸から合成される生体物質

アミノ酸の脱炭酸反応

- アミノ酸は，アミノ酸デカルボキシラーゼ（アミノ酸脱炭酸酵素）の作用により脱炭酸され，アミンを生じる（❼）．この反応で生成する種々のアミンのなかには生理活性をもつものも多く，それらは生理活性アミン（生体アミン）と呼ばれる．
- ヒスタミンは，ヒスチジンの脱炭酸により生じる代表的な生理活性アミンの一種である．肥満細胞や好塩基球，また胃粘膜や中枢神経に存在し，生理作用としては，血圧降下（血管拡張），平滑筋収縮，胃液分泌促進などがある．
- トリプトファンからはセロトニンが生じる．腸管神経叢や血小板，脳内に存在し，毛細血管や腸管の収縮作用，抑制性神経伝達物質としての役割がある．

豆知識

「腸は第二の脳」といわれるように，腸と脳には密接な関係がある．これを腸脳相関という．体内のセロトニンの約90％は腸内に存在し，2％が脳の中枢神経に存在し，精神面に影響を与えていると考えられている．腸内のセロトニンは脳がストレスなどの刺激を受けると，腸の粘膜からセロトニンが分泌され，下痢や腹痛などの症状を引き起こす．

❽ アミノ酸から合成される化合物

化合物	原料アミノ酸
プリン塩基	アスパラギン酸，グリシン，グルタミン
ピリミジン塩基	アスパラギン酸，グルタミン
ポルフィリン	グリシン
ヒスタミン	ヒスチジン
ニコチン酸（NAD），セロトニン	トリプトファン
アドレナリン，チロキシン，メラニン	チロシン
γ-アミノ酪酸（GABA）	グルタミン酸

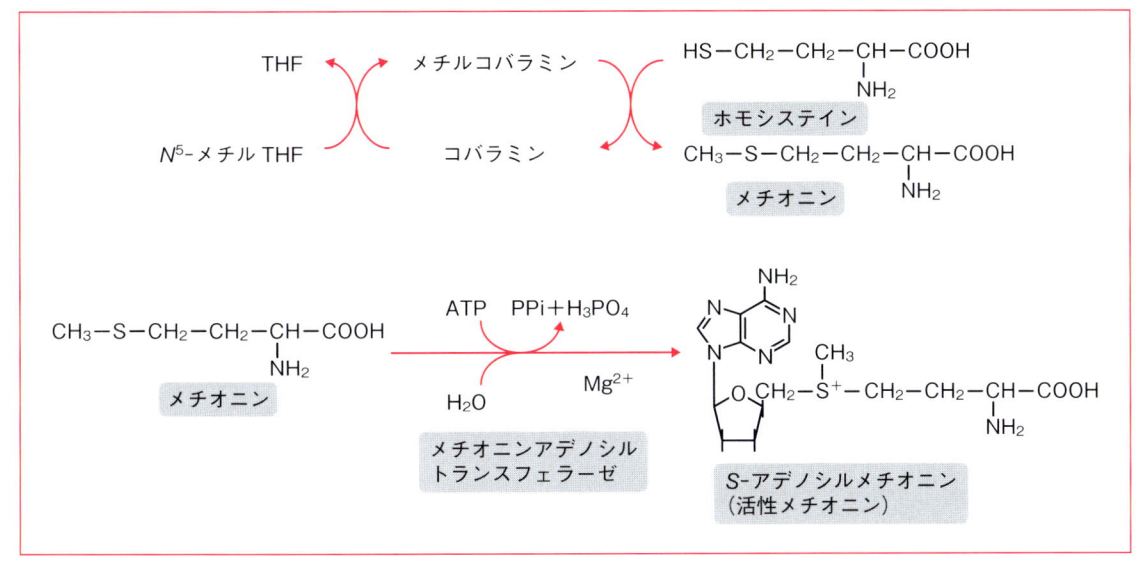

❾ メチオニンと活性メチオニンの生成
（堅田利明ほか編．NEW生化学，第2版．廣川書店；2006．p.335より）

アミノ酸から生成される主な生体物質
- アミノ酸は，核酸の塩基部分やヘムたんぱく質のポルフィリンなどの生体化合物の合成材料となる（❽）．
- アドレナリンの前駆体はチロシンであり，アドレナリンはカテコールアミン（アドレナリン，ノルアドレナリンおよびドーパミン）の一つである．L-チロシンからL-ドーパを経て順にドーパミン，ノルアドレナリン（ノルエピネフリン），アドレナリン（エピネフリン）と生合成される．

必須アミノ酸と非必須アミノ酸
- 必須アミノ酸は不可欠アミノ酸ともいい，生体内で合成することができず，食物として摂取しなければならない．ロイシン，イソロイシン，リシン，メチオニン，トレオニン（スレオニン），トリプトファン，フェニルアラニン，バリン，ヒスチジンの9種類である．
- 非必須アミノ酸は可欠アミノ酸ともいい，生体内で合成できるため，外部より補給する必要のないアミノ酸である．アラニン，アルギニン，アスパラギン酸，アスパラギン，システイン，グルタミン酸，グルタミン，グリシン，プロリン，セリン，チロシンの11種類である．
- フェニルアラニン自体は生体内でつくることができないが，摂取したフェニルアラニンをチロシンに変換することができるので，チロシンは非必須アミノ酸に分類されている．

メチル基供与体としてのメチオニン
- メチオニンアデノシルトランスフェラーゼの作用で，ATPからアデノシンを受け取

豆知識
アミノ酸プールとして蓄えられた遊離のアミノ酸は，必要とされる際に筋たんぱく質合成に利用される．遊離のアミノ酸濃度を高めることにより筋たんぱく質の合成が刺激され同化作用が促進される．アミノ酸によるたんぱく質の同化作用は，主に必須アミノ酸によるものとされている[1]．

高齢者におけるフレイルの予防には，口腔機能の維持とたんぱく質を多く含んだ食事，定期的な運動による筋力の維持が重要なんだ！

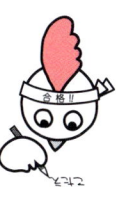

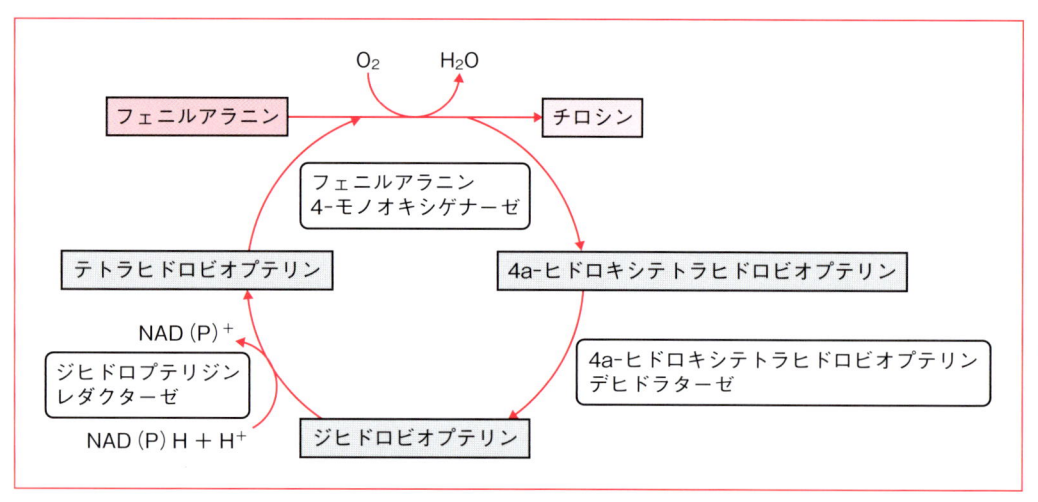

❿ フェニルアラニンの代謝

(林 典夫，廣野治子監修．シンプル生化学，改訂第6版．南江堂；2014．p.179より)

⓫ 代表的なアミノ酸代謝異常症

代謝異常症	原因アミノ酸	異常酵素	症　状
フェニルケトン尿症	フェニルアラニン	フェニルアラニンをチロシンにする酵素（フェニルアラニン4-モノオキシゲナーゼ）	劣性遺伝で，知能障害をもたらす
アルカプトン尿症	チロシン	チロシン代謝の中間体．ホモゲンチジン酸の酸化酵素（ホモゲンチジン酸-1,2-ジオキシゲナーゼ）	尿がアルカリで黒化する．マレイルアセト酢酸の生成酵素の欠損
メープルシロップ尿症（カエデ糖尿症）	分枝アミノ酸	鎖に分岐鎖をもつアミノ酸の分解酵素（分枝2-オキソ酸デヒドロゲナーゼ複合体）	尿がカエデ糖臭をもつ
高シュウ酸尿症	グリシン	グリシンからのグリオキシル酸の異化酵素（2-オキソグルタル酸-グリオキシル酸カルボリガーゼ）	リシンの代謝異常によるシュウ酸の蓄積．尿路結石から腎不全を起こす
白皮症	チロシン	チロシンからメラニンを合成する酵素（チロシナーゼ）	皮膚が乳白色になる

り，S-アデノシルメチオニンとなる（❾）．

- S-アデノシルメチオニンはメチル基の供与体として，DNAやたんぱく質を含む種々のメチル化反応に作用している．
- メチル基のはずれたS-アデノシルメチオニンはS-アデノシルホモシステインとなり，さらにアデノシンがはずれ，ホモシステインとなる．
- その後，シスタチオニン，2-オキソ酪酸を経て，プロピオニルCoAに転換される．
- メチオニンの硫黄原子（S）は，シスタチオニンの分解により生じたシステインに受け継がれる．
- アミノ酸代謝異常の一つであるホモシスチン尿症は，ホモシステインからシスタチオニンの反応を触媒する酵素シスタチオニンβ-シンターゼの欠損に由来する（後述の「アミノ酸代謝異常」参照）．

5　アミノ酸の代謝異常と疾病[*4]

フェニルアラニンの代謝

- フェニルアラニンは，主に肝臓においてフェニルアラニン4-モノオキシゲナーゼによって水酸化されてチロシンとなる（❿）．
- この酵素反応は補酵素テトラヒドロビオプテリン，NADH，酸素を必要とする．
- チロシンが前駆体となって生成する主な化合物には，先に述べたカテコールアミンのほか，甲状腺ホルモンであるチロキシンや，皮膚などの黒色色素メラニンがある．
- チロシンは，脱アミノ反応によりp-ヒドロキシフェニルピルビン酸に代謝されるが，このときアミノ基は2-オキソグルタル酸に付加されグルタミン酸が生成する．

アミノ酸代謝異常

- アミノ酸代謝異常は，アミノ酸を直接の基質とする，もしくはそのすぐ下流の酵素の遺伝的欠損により，代謝されなかったアミノ酸や異常な代謝産物が尿や血液に検出さ

[*4] 第15章の「先天性アミノ酸代謝異常症」（p.146）を参照．

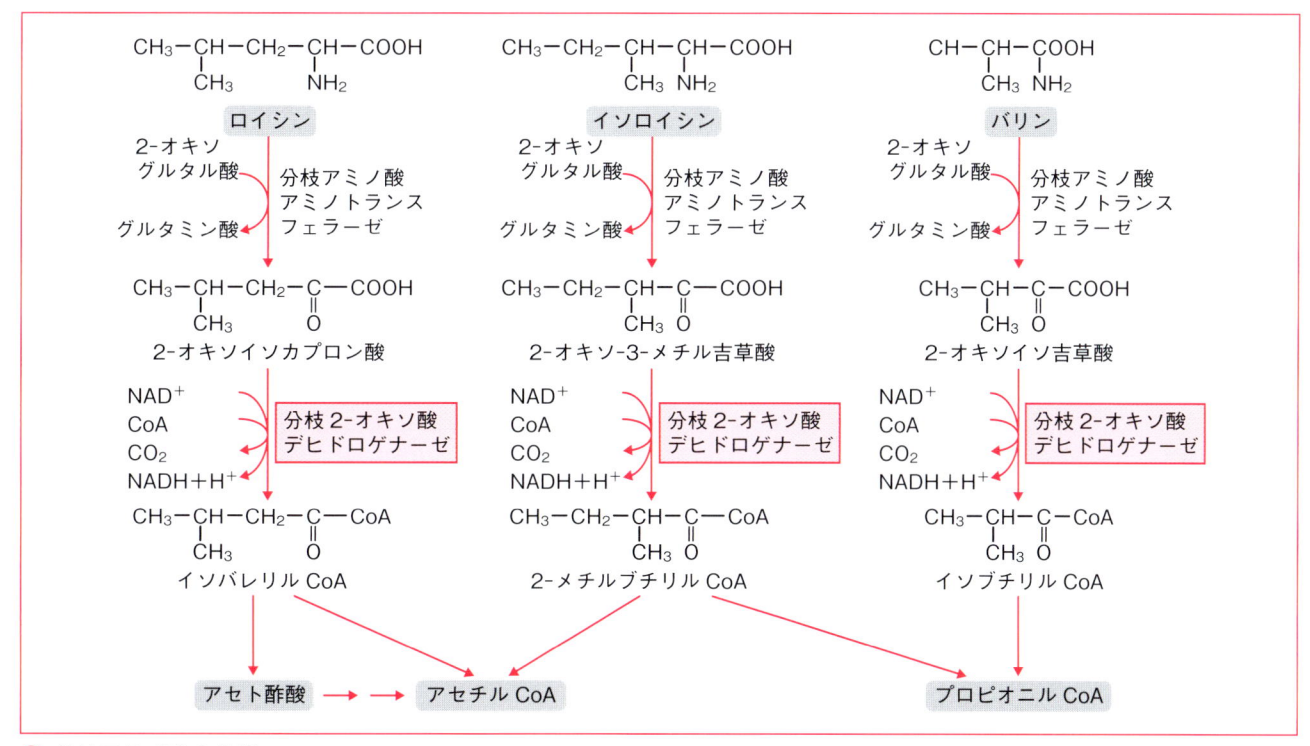

6 分枝アミノ酸の代謝

⓬ 分枝アミノ酸の代謝
(伊東 晃. 薬学領域の生化学, 第2版. 廣川書店;2013. p.165より)

れる場合をいう.
- ヒトにおいてアミノ酸代謝経路上の酵素欠損による代謝異常症が多く存在し，アミノ酸代謝異常症と呼ばれている(⓫)．代表的なアミノ酸代謝異常症は，フェニルケトン尿症，メープルシロップ尿症（カエデ糖尿症），ホモシスチン尿症である．
- 生後4～6日目に新生児の足底を穿刺して血液を濾紙に染み込ませ，その検体を分析する新生児マス・スクリーニングが行われている．

高アンモニア血症
- 高アンモニア血症は，アンモニアが体内で分解されずに血中に蓄積し，意識障害などを起こす疾患である．
- 尿素回路の病変，アンモニア分解酵素の欠損や減少に起因する．
- 尿素回路に部分的な欠陥をもつ乳児では，積極的な治療を生後すぐに始めれば，脳障害を最小限に抑えることができる．治療としては，摂取たんぱく質の極端な制限を行う．

6 分枝アミノ酸の代謝

- 分枝アミノ酸の代謝(⓬)は，分枝アミノ酸アミノトランスフェラーゼによるアミノ基転移に始まり，生じた2-オキソ酸から分枝2-オキソ酸デヒドロゲナーゼ複合体によってそれぞれ対応するCoA誘導体へ導かれる．
- 分枝2-オキソ酸デヒドロゲナーゼの欠損や低下は，メープルシロップ尿症[*5]の原因となる．

引用文献
1) 藤田 聡. サルコペニア予防における運動と栄養摂取の役割. 基礎老化研究 2011；35：23-8.

参考文献
- 大久保岩男, 賀佐伸省編. コンパクト生化学, 改訂第3版. 南江堂；2011.
- 林 典夫, 廣野治子監修. シンプル生化学, 改訂第6版. 南江堂；2014.
- 山口雄輝編著. 基礎からしっかり学ぶ生化学. 羊土社；2014.

豆知識
新生児マス・スクリーニングは，全ての新生児を対象とした検査で，早期の発見と治療により知能障害や発達障害を予防することを目的としている．主に内分泌疾患（ホルモンの異常）2疾患と代謝異常症（ガラクトース血症，アミノ酸代謝異常症，有機酸代謝異常症，脂肪酸代謝異常症）18疾患を対象としている．この測定法は，微量，多種類，短時間の3つの特徴がある．

豆知識
タンデムマス法は，現行のガスリー法で検出されるアミノ酸代謝異常症に加えて，有機酸や脂肪酸代謝異常症など約20数種類の疾患を同時にスクリーニングすることが可能である．母体の影響がなくなり，授乳による代謝物質の蓄積が十分となる生後4～7日目に行われる．

[*5] 第15章の「先天性アミノ酸代謝異常症」(p.146)を参照．

- 福田　満編．新食品・栄養科学シリーズ，生化学，第2版．化学同人；2012．
- 堅田利明ほか編．NEW生化学，第2版．廣川書店；2006．
- 田中啓二．細胞内タンパク質のリサイクルとその生理的意義．日本栄養・食糧学会誌 2011；64：221-8．

カコモンに挑戦!!

◆ 第31回-22
アミノ酸・たんぱく質の代謝に関する記述である．正しいのはどれか．1つ選べ．
(1) 唾液は，たんぱく質分解酵素を含む．
(2) アラニンは，アミノ基転移反応によりオキサロ酢酸になる．
(3) アドレナリンは，トリプトファンから合成される．
(4) 尿素回路は，アンモニア代謝に関与する．
(5) ユビキチンは，たんぱく質合成を促進する．

◆ 第35回-26
先天性代謝異常症に関する記述である．最も適当なのはどれか．1つ選べ．
(1) 糖原病Ⅰ型では，高血糖性の昏睡を生じやすい．
(2) フェニルケトン尿症では，チロシンが体内に蓄積する．
(3) ホモシスチン尿症では，シスチンが体内に蓄積する．
(4) メープルシロップ尿症では，分枝アミノ酸の摂取制限が行われる．
(5) ガラクトース血症では，メチオニン除去ミルクが使用される．

解答&解説

◆ 第31回-22　正解(4)
解説：正文を提示し，解説とする．
(1) 唾液は，でんぷんを分解するアミラーゼを含む．
(2) アラニンは，アミノ基転移反応によりピルビン酸になる．
(3) アドレナリンは，チロシンから合成される．
(4) 尿素回路は，アンモニア代謝に関与する．
(5) ユビキチンは，たんぱく質分解を促進する．

◆ 第35回-26　正解(4)
解説：正文を提示し，解説とする．
(1) 糖原病Ⅰ型では，低血糖性の昏睡を生じやすい．
(2) フェニルケトン尿症では，フェニルアラニンが蓄積しチロシンが欠乏する．
(3) ホモシスチン尿症では，ホモシステインやメチオニンが蓄積しシスチンが欠乏する．
(4) メープルシロップ尿症では，分枝アミノ酸の摂取制限が行われる．
(5) ガラクトース血症では，ガラクトースおよび乳糖除去ミルクが使用される．

第12章 糖質の代謝

学習目標
- グルコースの分解・合成の過程と調節機構を理解する
- クエン酸回路の反応と還元当量（電子）の生成のしくみを理解する
- 細胞質とミトコンドリア間の分子の移動を理解する
- ペントースリン酸回路の役割と解糖系とのつながりを理解する
- グリコーゲンの合成・分解経路とホルモンによる調節を理解する
- 摂食・空腹時の血糖調節のしくみを理解する
- 糖質の代謝異常とその成因について理解する

要点整理
- 解糖系は細胞質に存在し，1分子のグルコースから収支2分子のATPを生成する．
- 細胞質で生成したNADHは，シャトル機構により，還元当量（電子）だけが間接的にミトコンドリアに送られる．
- クエン酸回路はミトコンドリアに存在し，アセチルCoAから還元当量（電子）を取り出し，電子伝達系に送る．
- ペントースリン酸回路は解糖系の側路で，NADPHとリボース5-リン酸を供給する．
- グリコーゲンの合成と分解は別経路で行われ，グリコーゲンシンターゼはグリコーゲンを合成し，グリコーゲンホスホリラーゼはグリコーゲンを加リン酸分解し，グルコース1-リン酸を生成する．
- 乳酸，ピルビン酸，グリセロールなどの三炭素化合物や，アラニンなどの糖原性アミノ酸からのグルコース再生を糖新生といい，グルコース-6-ホスファターゼをもつ肝臓と腎臓が担っている．
- インスリンは筋肉ではグルコースの取り込みの促進により，肝臓では解糖系の促進と糖新生の抑制により血糖値を低下させる．
- グルカゴンはcAMP濃度上昇を介してグリコーゲン分解促進と合成抑制により血糖値を上昇させる．

1 解糖系

解糖系の概要

- 解糖系はすべての細胞の細胞質に存在し，糖代謝の中枢となる代謝経路である．
- 解糖系はグルコース代謝の主要経路であるが，フルクトース，ガラクトースなどの単糖の代謝経路でもある．
- 細胞に取り込まれたグルコースを分解してエネルギーを獲得し，さらに解糖系の中間体や生成物を他の代謝経路に供給する．
- 解糖系の重要な意義は，ミトコンドリアをもたない赤血球や，酸素が十分供給されない細胞でも，一部の例外があるものの必要なATP量を供給できる点である．
- 解糖系でグルコース1分子が異化されると，収支2分子のATPが生成する．
- 解糖系には3つの律速酵素[*1]により触媒される不可逆反応があり，逆戻りさせることなく解糖を進めている．
- 初発物質のグルコースと，最終生成物のピルビン酸と乳酸以外は，すべてリン酸化合物である．
- 酸素が十分供給されていれば，ピルビン酸はミトコンドリア内に送られ，二酸化炭素と水に分解される．

糖質の構造と機能については，第3章「糖質の構造と機能」(p.22)を参照．

● MEMO ●
解糖系の中間体は糖のリン酸化合物である．細胞膜やミトコンドリア膜には，リン酸化した糖の輸送体がなく，細胞質に保持できる．リン酸結合には高エネルギーを保存できるなどの利点もある．

[*1] ヘキソキナーゼ(HK)，ホスホフルクトキナーゼ(PFK-1)，ピルビン酸キナーゼ(PK)．

- ミトコンドリアをもたない赤血球と酸素が十分供給されない細胞では，ピルビン酸は乳酸となり細胞外へ放出される．

解糖系の反応（❶）

- グルコースは10段階の連続する酵素反応によりピルビン酸に代謝される．
- 反応❶～❺までは準備段階で，2分子のATPを先行投資し，2分子のグリセルアルデヒド3-リン酸が生成する．
- 後半の❻～❿はエネルギー産生段階で，4分子のATPと2分子のNADH[*2]を産生し，2分子のピルビン酸が生成する．
- 解糖系には反応❼と反応❿の2か所の基質レベルのリン酸化反応がある．
- 解糖系には4つのリン酸化酵素（キナーゼ）があるが，ホスホグリセリン酸キナーゼのみが可逆的反応を触媒する．

反応❶

- ヘキソキナーゼ（HK）によりグルコースの6位がリン酸化され，グルコース6-リン酸（G6P）が生成する．
- ヘキソキナーゼは解糖系の律速酵素の一つで，不可逆的にATPを消費する．
- 肝臓にはヘキソキナーゼのアイソザイムのグルコキナーゼが存在する．

反応❷

- グルコース6-リン酸は異性化され，フルクトース6-リン酸（F6P）となる．

反応❸

- フルクトース6-リン酸は，ホスホフルクトキナーゼ-1（PFK-1）により，さらに1位もリン酸化され，フルクトース1,6-ビスリン酸（FBP1）となる．
- ホスホフルクトキナーゼ-1はアロステリック酵素で，解糖系調節の中心となる律速酵素である．
- 肝臓ではホスホフルクトキナーゼ-2（PFK-2）が発現しており，フルクトース2,6-ビスリン酸（FBP2）が生成する（❸′）．
- FBP2はホスホフルクトキナーゼ-1の活性化因子であり，糖新生のフルクトース-1,6-ビスホスファターゼの抑制因子でもある．
- ホスホフルクトキナーゼ-1はATPやクエン酸で阻害され，FBP2，ADP，AMPで活性化される．

反応❹

- フルクトース1,6-ビスリン酸は2分子のトリオースリン酸に開裂し，ジヒドロキシアセトンリン酸とグリセルアルデヒド3-リン酸が生成する．

反応❺

- ジヒドロキシアセトンリン酸（ケトース型）は，トリオースリン酸イソメラーゼにより異性化され，グリセルアルデヒド3-リン酸（アルドース型）に集約される．
- 1分子のグルコースから，2分子のグリセルアルデヒド3-リン酸が生成する．

反応❻

- グリセルアルデヒド3-リン酸は，グリセルアルデヒド-3-リン酸デヒドロゲナーゼ（GAPDH）により酸化され，1,3-ビスホスホグリセリン酸となる．
- GAPDHはNAD$^+$依存性で，脱水素による酸化と，無機リン酸の付加を行う複合酵素である．
- 生成したNADHは，嫌気的条件ではピルビン酸の還元に利用される．
- 好気的条件では，NADHの還元当量（電子）はリンゴ酸-アスパラギン酸シャトルまたはグリセロールリン酸シャトルによって，ミトコンドリアに運ばれる．

反応❼

- 解糖系で最初の基質レベルのリン酸化反応で，1,3-ビスホスホグリセリン酸はホスホグリセリン酸キナーゼにより，1位のリン酸がADPに移され，3-ホスホグリセリン

細胞の活動に必要なエネルギーを作り出すために，グルコースは解糖系でピルビン酸2分子に分解される．エネルギー物質ATPの生成が解糖系の主要な役割なんだ！

[*2] NAD（ニコチンアミドアデニンジヌクレオチド）の還元型．

● MEMO ●
フルクトース2,6-ビスリン酸の濃度が上昇するとホスホフルクトキナーゼ-1が活性化され，解糖系は促進される．逆に，フルクトース-1,6-ビスホスファターゼは阻害され，糖新生は抑制される．

● MEMO ●
細胞質のNAD$^+$量は少ない．解糖系で生成したNADHは嫌気的条件ではピルビン酸の還元に利用され，好気的条件ではNADHの電子だけがミトコンドリア内に移送される．回収されたNAD$^+$は再び，グリセルアルデヒド-3-リン酸デヒドロゲナーゼに利用される．生成したNADHをすぐにNAD$^+$に戻す仕組みがないと，解糖系は持続的にはたらかない．

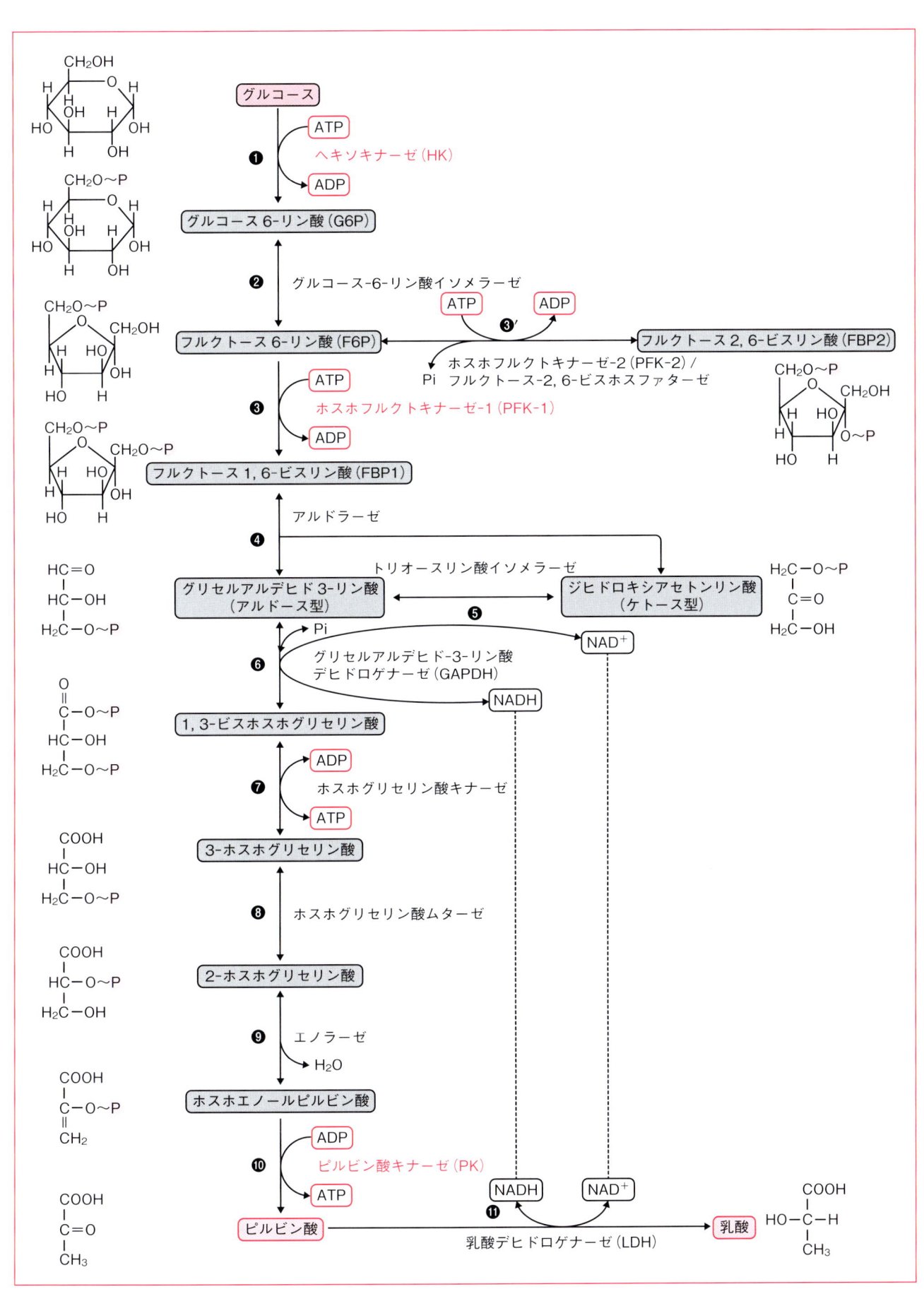

1 解糖系

```
グルコース
 │ ATP
 ❶ ─┤ ヘキソキナーゼ（HK）
 │ ADP
 ▼
グルコース 6-リン酸（G6P）
 │
 ❷  グルコース-6-リン酸イソメラーゼ
 │
 ▼                    ATP   ADP
フルクトース 6-リン酸（F6P） ←─❸'─→ フルクトース 2,6-ビスリン酸（FBP2）
 │                    ホスホフルクトキナーゼ-2（PFK-2）/
 │                 Pi  フルクトース-2,6-ビスホスファターゼ
 │ ATP
 ❸ ─┤ ホスホフルクトキナーゼ-1（PFK-1）
 │ ADP
 ▼
フルクトース 1,6-ビスリン酸（FBP1）
 │
 ❹  アルドラーゼ
 │
 ▼                トリオースリン酸イソメラーゼ
グリセルアルデヒド 3-リン酸 ←─❺─→ ジヒドロキシアセトンリン酸
（アルドース型）                （ケトース型）
 │ Pi              NAD+
 ❻ ─┤ グリセルアルデヒド-3-リン酸
 │    デヒドロゲナーゼ（GAPDH）
 │              NADH
 ▼
1,3-ビスホスホグリセリン酸
 │ ADP
 ❼ ─┤ ホスホグリセリン酸キナーゼ
 │ ATP
 ▼
3-ホスホグリセリン酸
 │
 ❽  ホスホグリセリン酸ムターゼ
 │
 ▼
2-ホスホグリセリン酸
 │
 ❾  エノラーゼ
 │ H2O
 ▼
ホスホエノールピルビン酸
 │ ADP
 ❿ ─┤ ピルビン酸キナーゼ（PK）
 │ ATP       NADH   NAD+
 ▼              ⓫
ピルビン酸 ──────────────→ 乳酸
       乳酸デヒドロゲナーゼ（LDH）
```

❶ 解糖系
図中❶〜⓫については本文参照．
赤字は律速酵素，〜Pはホスホリル基．

酸とATPが生成される．

反応❽
- 3-ホスホグリセリン酸のリン酸基は2位に分子内転位し，2-ホスホグリセリン酸となる．

反応❾
- 2-ホスホグリセリン酸はエノラーゼにより脱水され，ホスホエノールピルビン酸となる．

反応❿
- 解糖系で2番目の基質レベルのリン酸化反応で，ピルビン酸キナーゼ(PK)により，ホスホエノールピルビン酸から不可逆的にピルビン酸とATPが生成する．
- 好気的条件では，ピルビン酸はミトコンドリアに運ばれ，嫌気的条件下では反応⓫に進む．

反応⓫
- 反応❻で生成したNADHを利用して，ピルビン酸は乳酸デヒドロゲナーゼ(LDH)により，乳酸に還元される．
- ピルビン酸の還元により生じたNAD$^+$は反応❻で再利用されることにより，解糖系は連続的に進行することができる．

グルコース以外の糖代謝の概略

- 単糖を代謝するためには，はじめにリン酸化が必要である．
- 五炭糖はリン酸化されて，ペントースリン酸回路に入る．
- 六炭糖はリン酸化されて，いくつかの中間体を経て解糖系に入る．
- フルクトースの代謝は，インスリンや解糖系の調節を受けにくく，脂肪酸にかえられやすい．
- ガラクトースはリン酸化ののち，グルコースの代謝経路に入る．

フルクトースの代謝（❷）

- フルクトースの細胞内への輸送は，インスリン非依存性であり，グルコースに比べてインスリン分泌が少ない．
- 第一段階でフルクトースはヘキソキナーゼ，またはフルクトキナーゼ(ケトフルクトキナーゼ)によってリン酸化される．
- ヘキソキナーゼは，フルクトースを基質とすることはできるが，ヘキソキナーゼのフルクトースに対するミカエリス定数(K_m)は大きく，高濃度のフルクトースがないとはたらかない．
- 肝臓・腎臓・小腸には，フルクトースに対するK_mの小さいフルクトキナーゼが存在し，フルクトースをリン酸化してフルクトース1-リン酸を生成する．
- すべての細胞は，フルクトース1,6-ビスリン酸を基質とするアルドラーゼAをもつが，肝臓や腎臓にはフルクトース1-リン酸にも作用するアルドラーゼBが存在する．
- フルクトース1-リン酸はアルドラーゼBにより，グリセルアルデヒドとジヒドロキシアセトンリン酸となる．
- グリセルアルデヒドは，トリオキナーゼによってリン酸化されてグリセルアルデヒド3-リン酸となり，解糖系に合流する．
- フルクトースは，解糖系調節で重要なホスホフルクトキナーゼ-1を通らずに解糖系に合流する．
- フルクトースはグルコースよりも過剰のアセチルCoAを産生するため，脂肪酸合成に利用されやすい．
- フルクトースを多量に摂取すると，血糖値は上昇しないが，フルクトースは肝臓でトリグリセリドにかえられやすく，VLDL(超低密度リポたんぱく質)が増加し，高トリグリセリド血症をきたすおそれがある．

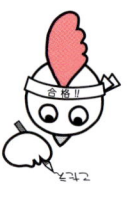

フルクトースは果糖とも呼ばれるケトヘキソースの一種だよ．糖類中で最も甘くて，ハチミツやメロン，ベリー類などに含まれているんだ！

❷ 単糖の代謝

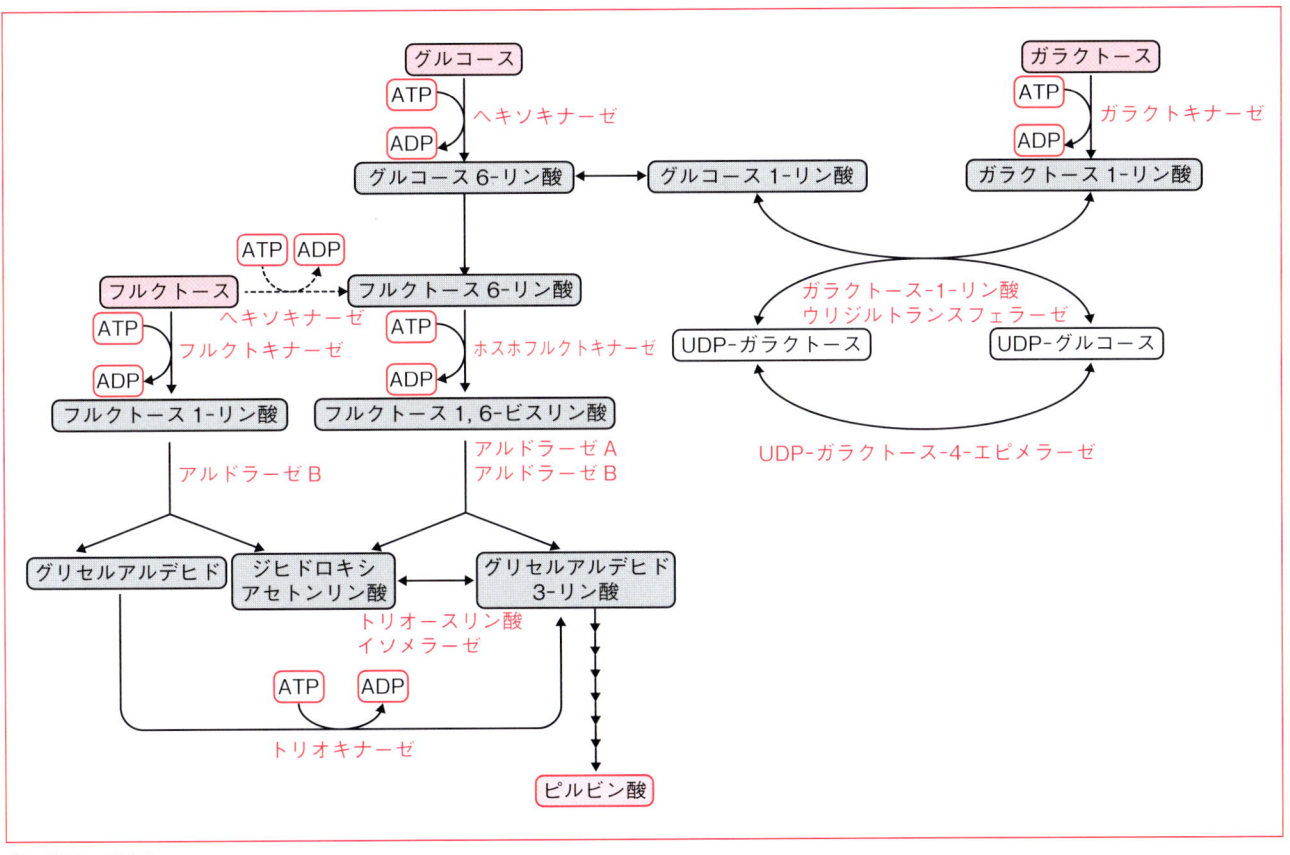

ガラクトースの代謝（❷）
- ガラクトースはガラクトキナーゼによりガラクトース1-リン酸にかえられる．
- ガラクトース1-リン酸はガラクトース-1-リン酸ウリジルトランスフェラーゼにより，UDP-ガラクトースとなる．
- UDP-ガラクトースはUDP-ガラクトース-4-エピメラーゼにより，UDP-グルコースに異性化され，グルコース1-リン酸を経て解糖系に入る．

2 クエン酸回路

ピルビン酸のミトコンドリアへの移行
- 解糖系で生成したピルビン酸は，ミトコンドリアの外膜にある親水性分子を通過させるチャネル（ポーリン）を通過して膜間腔に入る．
- ピルビン酸は内膜のピルビン酸トランスロカーゼというイオンチャネルにより選択的にマトリックスへ輸送される．
- マトリックスに存在するピルビン酸デヒドロゲナーゼ（複合体）は3つの酵素機能*3をもつ複合酵素で，ピルビン酸の酸化的脱炭酸により，CO_2，NADH，アセチルCoAが生成する．
- ピルビン酸デヒドロゲナーゼは，ビタミンB_1の活性型であるチアミン二リン酸（TPP），NAD^+，FAD，$α$-リポ酸，CoAの5つの補酵素を必要とする．
- ピルビン酸デヒドロゲナーゼはリン酸化により不活性化され，脱リン酸化により活性化される．
- ピルビン酸デヒドロゲナーゼの活性は生成物のアセチルCoAとNADHにより抑制される．

クエン酸回路の概要
- クエン酸回路は，糖，脂肪酸，アミノ酸の異化から共通して生じるアセチルCoAを

*3 ピルビン酸デヒドロゲナーゼ（リポアミド）（E_1），ジヒドロリポアミドアセチルトランスフェラーゼ（E_2），ジヒドロリポアミドレダクターゼ（E_3）．

豆知識
ビタミンB_1が不足すると，好気的条件下でもピルビン酸デヒドロゲナーゼ複合体がはたらかず，ピルビン酸は乳酸に還元される．

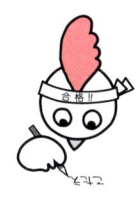

アセチルCoAとオキサロ酢酸が反応して生成したクエン酸は，カルボキシ基を3個もつから，クエン酸回路はTCA（トリカルボン酸）回路とも呼ばれるんだ！

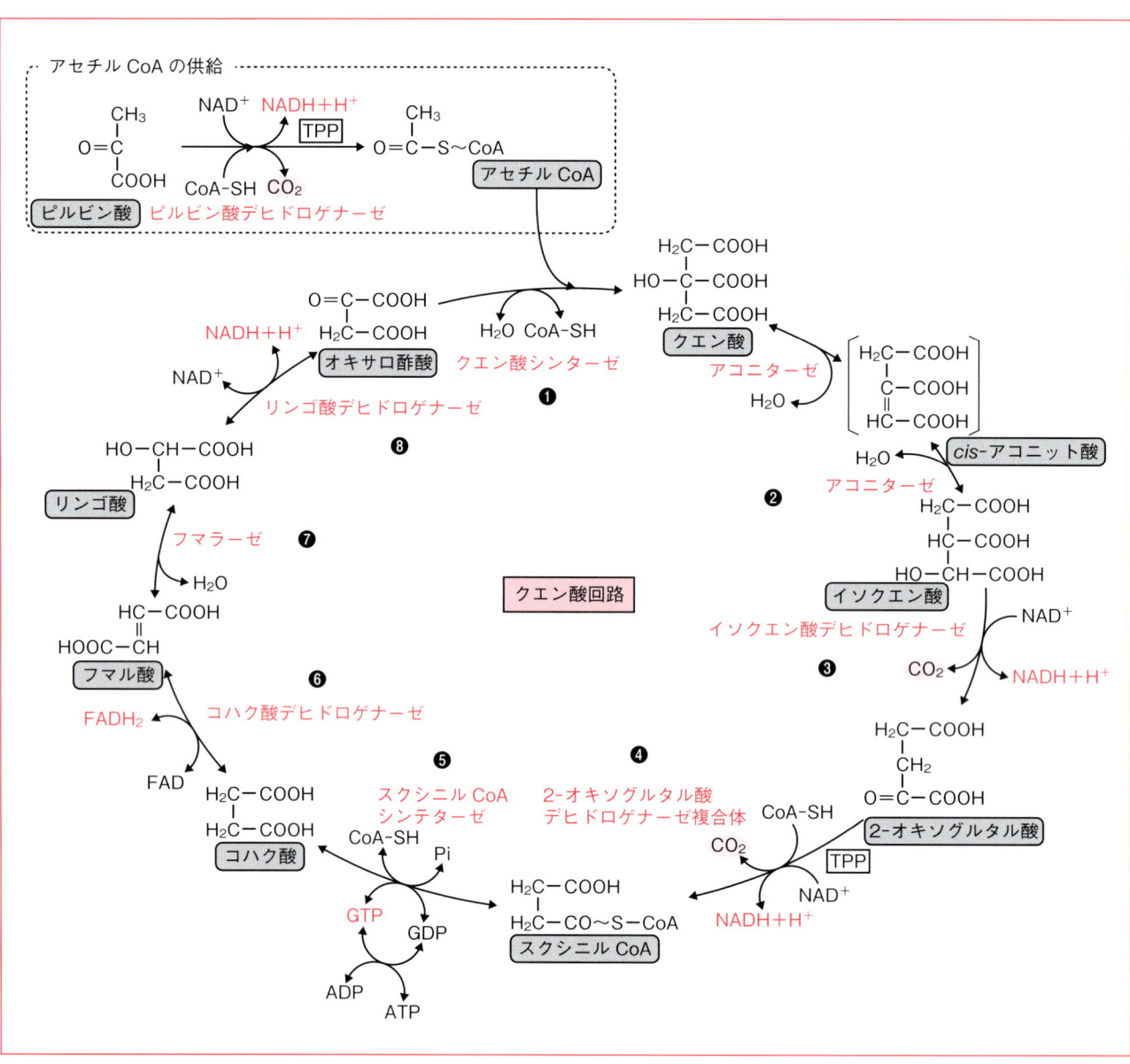

❸ クエン酸回路

図中❶〜❽については，本文参照．
TPP：チアミン二リン酸．

代謝する経路である．

- クエン酸回路にはアセチル基の導入反応と2か所の脱炭酸反応の計3か所に不可逆反応がある．
- クエン酸回路の速度調節は不可逆反応を触媒するクエン酸シンターゼとイソクエン酸デヒドロゲナーゼによって行われる．
- アセチルCoA 1分子から3分子のNADHと1分子のFADH$_2$の還元型補酵素が生成し，電子供与体として電子伝達系に送られる．
- クエン酸回路には基質レベルのリン酸化反応が1か所あり，GTPが生成する．
- 電子伝達系ではNADH 1分子からATP 2.5分子が生成し，FADH$_2$ 1分子からATP 1.5分子が生成するので，クエン酸回路を1周するとATPは10分子生成することになる．
- アセチル基はクエン酸回路にある2か所の脱炭酸反応により，2分子のCO$_2$に代謝される（❸の❸，❹）．
- クエン酸回路はエネルギー物質や，還元当量（電子）を生成する異化経路でありながら，糖新生，アミノ酸合成，脂肪酸合成，ポルフィリン合成など同化経路にも関与する．

● MEMO ●

電子伝達系によって還元される酸素1原子あたりに生成するATPの数をP/O比と呼ぶ．NADHはP/O比＝2.5，FADH$_2$はP/O比＝1.5とされている．グルコース1分子からピルビン酸は2分子生成する．ピルビン酸デヒドロゲナーゼによるNADHを加えると，ミトコンドリア内ではグルコース1分子から25分子のATPが生成する．

2 クエン酸回路

- クエン酸回路ではビタミンB_1, ビタミンB_2, ナイアシンの水溶性ビタミンの活性型が補酵素として使われる．

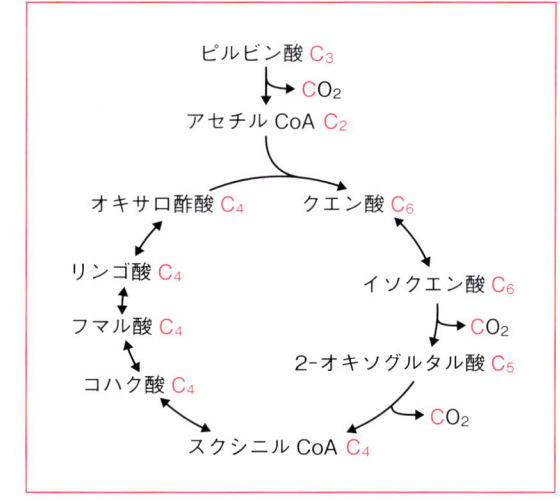

クエン酸回路の反応 (❸)

- アセチルCoAの導入を起点にすると，クエン酸回路は❸のように右回りの8段階の反応で構成される．

反応❶

- クエン酸シンターゼは炭素数4個のオキサロ酢酸にアセチル基を不可逆的に付加し，炭素数6個のクエン酸を生成する．

反応❷

- クエン酸は，アコニターゼにより中間体の*cis*-アコニット酸を経てイソクエン酸となる．

反応❸

- イソクエン酸デヒドロゲナーゼは，イソクエン酸を酸化し，NAD^+からNADHを生成する．
- イソクエン酸デヒドロゲナーゼは不可逆的な脱炭酸反応を行い，CO_2を離脱させて炭素数5個の2-オキソグルタル酸を生成する．

反応❹

- 2-オキソグルタル酸デヒドロゲナーゼは，不可逆的な酸化的脱炭酸を行い，CO_2を離脱させて炭素数4個のスクシニルCoAを生成する．
- 2-オキソグルタル酸デヒドロゲナーゼはピルビン酸デヒドロゲナーゼと同じ機能をもつ複合酵素で，補酵素にはチアミン二リン酸，NAD^+，FAD，α-リポ酸，CoAを必要とする．
- スクシニルCoAはアミノ酸や奇数脂肪酸からも供給され，ポルフィリン合成にも利用される．

反応❺

- スクシニルCoAシンターゼ（コハク酸チオキナーゼ）は，スクシニルCoAのチオエステル結合を切断したエネルギーでGDPからGTPを生成する基質レベルのリン酸化反応である．

反応❻

- コハク酸デヒドロゲナーゼはミトコンドリア内膜に存在し，コハク酸をフマル酸にかえ，$FADH_2$を生成する．

反応❼

- フマル酸は二重結合に水分子が加わり，リンゴ酸となる．

反応❽

- リンゴ酸はリンゴ酸デヒドロゲナーゼ（MDH）により酸化されて，オキサロ酢酸とNADHが生成する．

ミトコンドリア膜の輸送系

- ミトコンドリア外膜にあるポーリンは，NADHを通過させることができる．
- ミトコンドリア内膜はNADH輸送体をもたないので，解糖系で生成したNADHの還元当量（電子）は2種類のシャトル機構（リンゴ酸-アスパラギン酸シャトルとグリセロールリン酸シャトル）を使ってミトコンドリア内へ輸送される．

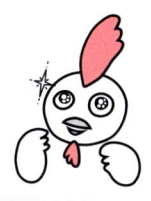

❹ クエン酸回路中間体の炭素数

ピルビン酸 C_3 → CO_2
アセチルCoA C_2
オキサロ酢酸 C_4
クエン酸 C_6
リンゴ酸 C_4
イソクエン酸 C_6 → CO_2
フマル酸 C_4
2-オキソグルタル酸 C_5 → CO_2
コハク酸 C_4
スクシニルCoA C_4

糖質の代謝を理解するには，糖代謝の中間体の炭素数に注目しよう（❹）．炭素数3以上はグルコース合成に利用できるけれど（⓫参照），炭素数2の分子は脂質か二酸化炭素になる道をたどるんだ！

豆知識

クエン酸回路にクエン酸シンターゼとスクシニルCoAシンテターゼという酵素がある．シンターゼ（synthase）もシンテターゼ（synthethase）も，日本語表記は「合成酵素」である．シンテターゼはATPなどの高エネルギーリン酸化合物の加水分解反応が共役しているが，シンターゼは高エネルギーリン酸化合物を必要としない．

●MEMO●

スクシニルCoAはアミノ酸と脂肪酸の代謝産物からも供給される．アミノ酸のメチオニン，イソロイシン，バリンと奇数脂肪酸からは炭素数3個のプロピオニルCoAが生成される．プロピオニルCoAはL-メチルマロニルCoAを経て，スクシニルCoAとなる．

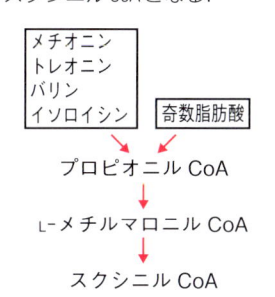

メチオニン
トレオニン
バリン
イソロイシン   奇数脂肪酸
　↓
プロピオニルCoA
　↓
L-メチルマロニルCoA
　↓
スクシニルCoA

豆知識

ミトコンドリア内膜を通過できない分子に，アセチルCoA，NADH（NAD^+），オキサロ酢酸がある．膜を通過できる分子は，ミトコンドリア内膜に輸送体をもつ．

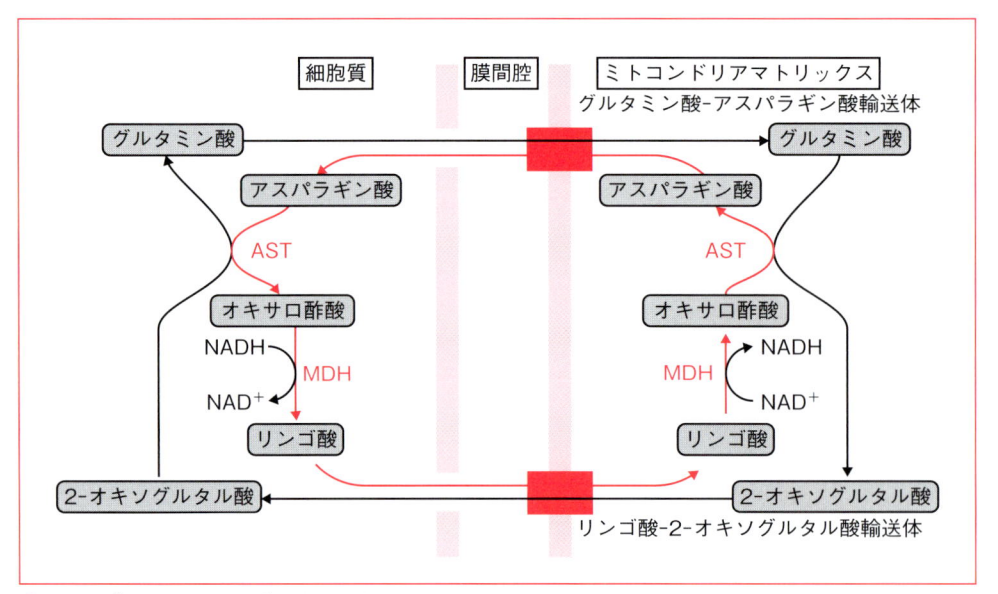

❺ リンゴ酸-アスパラギン酸シャトル
AST：アスパラギン酸アミノトランスフェラーゼ，MDH：リンゴ酸デヒドロゲナーゼ．

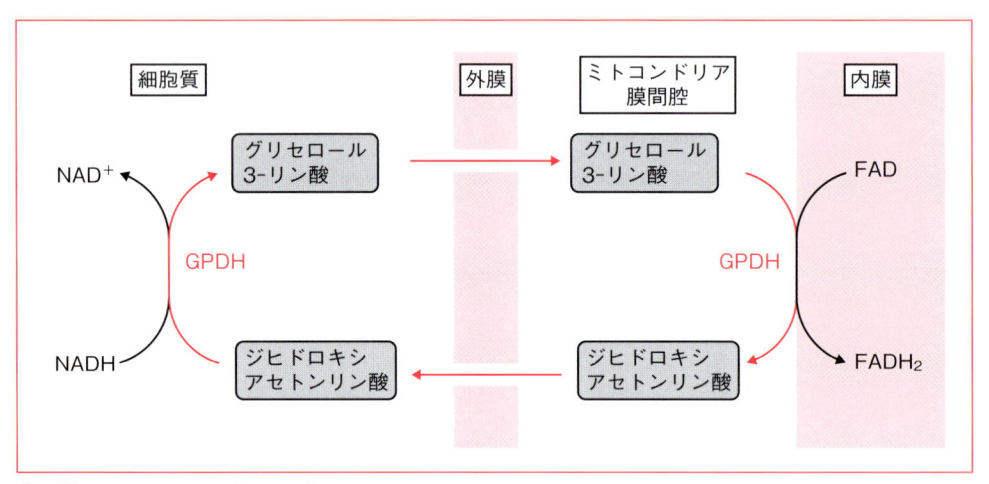

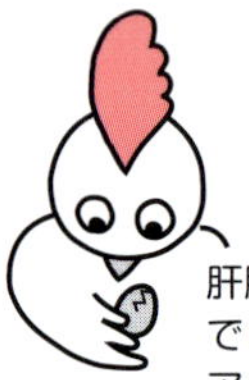

❻ グリセロールリン酸シャトル
GPDH：グリセロール-3-リン酸デヒドロゲナーゼ．

- 好気的条件ではリンゴ酸-アスパラギン酸シャトルを利用する臓器・組織ではグルコース1分子あたり，ATPは32分子[*4]生成され，グリセロールリン酸シャトルを利用するとATPは30分子[*4]生成する．
- ミトコンドリアマトリックスで生成したATPは，ATP-ADP交換輸送を通して，細胞質に輸送される．

リンゴ酸-アスパラギン酸シャトル

- リンゴ酸-アスパラギン酸シャトル(❺)は，肝臓，心臓，腎臓において発現している．
- リンゴ酸-アスパラギン酸シャトルでは，リンゴ酸デヒドロゲナーゼ(MDH)とアスパラギン酸アミノトランスフェラーゼ(AST)の細胞質，ミトコンドリアにあるそれぞれのアイソザイムが利用される．
- リンゴ酸-アスパラギン酸シャトルでは，リンゴ酸デヒドロゲナーゼはNADHの還元力(電子)をオキサロ酢酸に与えて，リンゴ酸に還元する．
- ミトコンドリア内に運ばれたリンゴ酸はミトコンドリア内のリンゴ酸デヒドロゲナーゼにより電子が取り出され，NADHとオキサロ酢酸が生成する．
- オキサロ酢酸はミトコンドリア内膜を通過できないため，アスパラギン酸アミノトラ

[*4] グルコース1分子が完全酸化されたときに生成するATPの数．解糖系では基質レベルのリン酸化により収支2分子のATPが生成する．ピルビン酸2分子からATPは25分子生成する(p.104のMEMO参照)．解糖系で生成した2分子のNADHをミトコンドリアへ運ぶ場合，リンゴ酸-アスパラギン酸シャトルを経由すれば，ミトコンドリアに2分子のNADHができ，5分子のATPが生成する．グリセロールリン酸シャトルを経由すればミトコンドリアに2分子のFADH₂ができ，ATPは2分子が生成する．リンゴ酸-アスパラギン酸シャトルでは2+5+25＝32分子，グリセロールリン酸シャトルでは2+3+25＝30分子のATPが生成する．

肝臓，心臓，腎臓では，リンゴ酸-アスパラギン酸シャトルによって，電子はNAD⁺に渡されてNADH＋H⁺が生成するんだ！

● MEMO ●
オキサロ酢酸は分子や官能基などを運ぶ役割をしている．クエン酸回路ではアセチル基を運び，2個の炭素原子を1個ずつ二酸化炭素にかえて降ろしている．糖新生とリンゴ酸-アスパラギン酸シャトルでは水素を受け取り，リンゴ酸となって細胞質とミトコンドリア間で還元当量(電子)を輸送している．糖質からの脂肪酸合成では，ミトコンドリアのアセチル基を細胞質に運んでいる．

❼ クエン酸-リンゴ酸シャトル

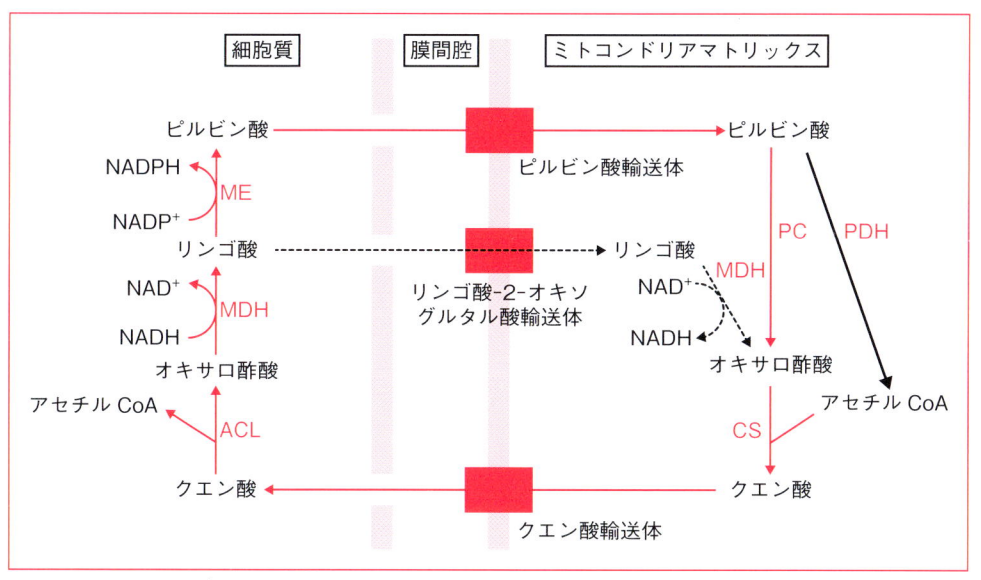

PDH：ピルビン酸デヒドロゲナーゼ，CS：クエン酸シンターゼ，PC：ピルビン酸カルボキシラーゼ，MDH：リンゴ酸デヒドロゲナーゼ，ME：リンゴ酸酵素，ACL：ATP依存性クエン酸リアーゼ．

ンスフェラーゼによりアスパラギン酸にかえられて細胞質へ戻される．

- 細胞質に移ったアスパラギン酸はアスパラギン酸アミノトランスフェラーゼにより，オキサロ酢酸となり，次の還元力（電子）を受け取る．

グリセロールリン酸シャトル

- 肝臓，心臓，腎臓以外のほとんどの臓器・組織ではグリセロールリン酸シャトル（❻）によってNADHの電子をミトコンドリア内に輸送している．
- 解糖系で生成したNADHの電子はグリセロール-3-リン酸デヒドロゲナーゼ（GPDH）によりグリセロール3-リン酸に与えられて，ミトコンドリア内膜の電子伝達系に渡される．
- グリセロール3-リン酸はミトコンドリア内膜の外表面にあるGPDHによりジヒドロキシアセトンリン酸となり，細胞質のNADHのエネルギーからミトコンドリアの$FADH_2$を生成する．

クエン酸-リンゴ酸シャトル（クエン酸-リンゴ酸-ピルビン酸シャトル）

- クエン酸-リンゴ酸シャトルは，ミトコンドリア内で生成するアセチルCoAを脂肪酸合成*5 などで利用するために細胞質へ輸送する．
- アセチルCoAはミトコンドリア内膜を通過できないため，クエン酸-リンゴ酸シャトル（❼）によりオキサロ酢酸と結合させたクエン酸として細胞質へ輸送される．
- 細胞質に移ったクエン酸はATP依存性クエン酸リアーゼによりアセチルCoAとオキサロ酢酸に開裂する．
- アセチルCoAを運ぶために使われたオキサロ酢酸は，リンゴ酸を経てピルビン酸となり，ミトコンドリア内に運ばれ，オキサロ酢酸に戻される．
- リンゴ酸酵素（$NADP^+$依存性リンゴ酸デヒドロゲナーゼ）は，脂肪酸合成が亢進しているときに誘導され，リンゴ酸を脱炭酸してピルビン酸にかえ，NADPHも供給する酵素である．

3 ペントースリン酸回路とグルクロン酸経路

ペントースリン酸回路（❽）

- ペントースリン酸回路は，ATPの合成も消費も伴わないグルコースの酸化経路の一つで，解糖系の側路である．

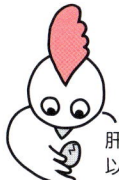

肝臓，心臓，腎臓以外のほとんどの臓器・組織では，グリセロールリン酸シャトルによって，電子はFADに戻されて$FADH_2$が生成するんだ！

*5 第13章「3 脂肪酸の合成」（p.122）を参照．

豆知識

赤血球に酸化ストレスが強くかかると細胞膜が不安定になり溶血性貧血をおこす．赤血球は酸化的ストレスから守るための酵素群をもっている．グルタチオンペルオキシダーゼは還元型グルタチオンを基質として酸化ストレスを取り除く．反応後に生成する酸化型グルタチオンはNADPHを使って還元型グルタチオンに再生される．赤血球ではNADPHを供給するペントースリン酸回路の活性が特に高い．

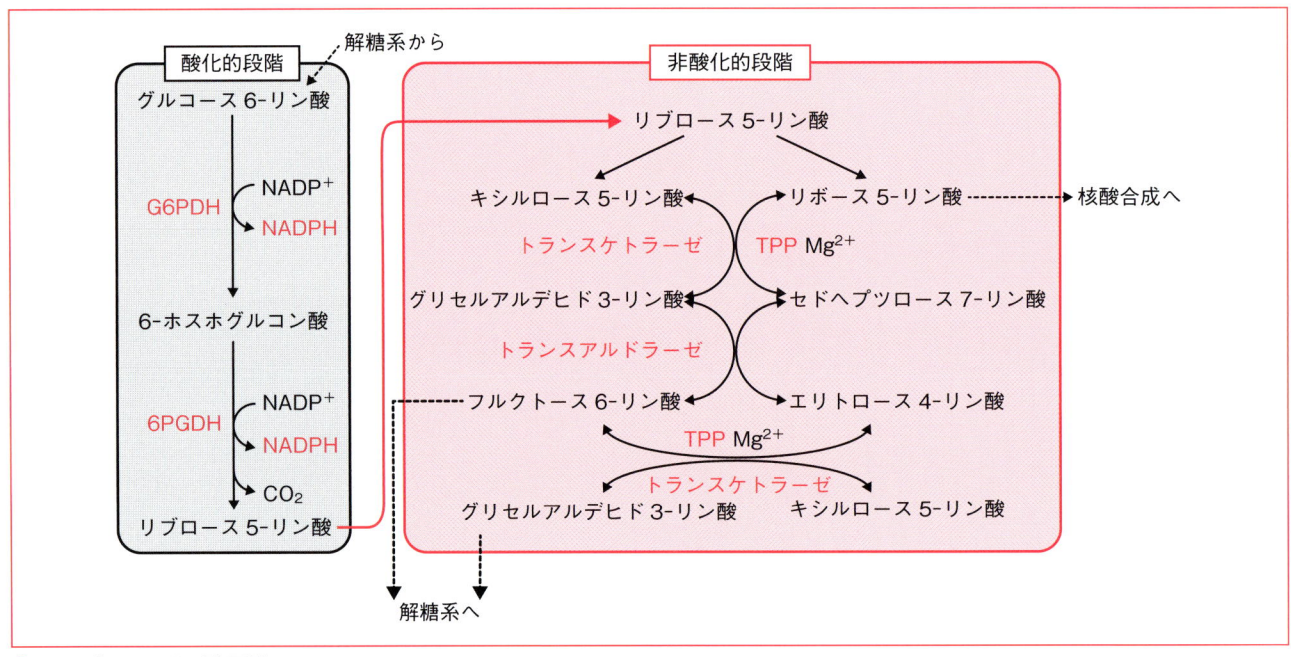

❽ ペントースリン酸回路
G6PDH：グルコース-6-リン酸デヒドロゲナーゼ，6PGDH：6-ホスホグルコン酸デヒドロゲナーゼ，TPP：チアミンニリン酸．

- ペントースリン酸回路には，NADPHを産生する不可逆な酸化的段階と，ヌクレオチド合成の前駆体であるリボース5-リン酸を生成する可逆的な非酸化的段階がある．
- グルコース6-リン酸が解糖系を進むか，ペントースリン酸回路に流れるかは，細胞質のNADP$^+$とNADPHの濃度比によって決まる．
- 肝臓・脂肪組織，ステロイドホルモンの合成を行う副腎皮質では酸化的段階の酵素活性が高い．
- 酸化的段階では，グルコース-6-リン酸デヒドロゲナーゼ(G6PDH)と6-ホスホグルコン酸デヒドロゲナーゼ(6PGDH)により，2分子のNADPHが生成する．
- 酸化的段階では脱炭酸によりCO_2を生成し，リブロース5-リン酸が生成する．
- 非酸化的段階には2か所のトランスケトラーゼと1か所のトランスアルドラーゼがあり，三～七炭糖の相互変換を行う．
- トランスケトラーゼはチアミン二リン酸（TPP）を補酵素にする．
- 非酸化的段階はペントースリン酸をフルクトース6-リン酸とグリセルアルデヒド3-リン酸に変換し，糖新生経路に合流する．
- ペントースリン酸回路の糖新生経路でグルコース6-リン酸に再生することにより，連続的にペントースリン酸回路を進行できる．

グルクロン酸経路（ウロン酸経路） ❾

- グルクロン酸経路は，グルコースをグルクロン酸，アスコルビン酸（ビタミンC），ペントースに変換するATP合成を伴わないグルコースの酸化経路の一つである．
- ヒトや他の霊長類およびモルモットでは，L-グロノラクトンオキシダーゼがないために，L-アスコルビン酸を合成することができない．
- ヒトではD-グルクロン酸は，L-グロン酸に酸化されたのち，L-キシルロースなどを経てD-キシルロース5-リン酸となり，ペントースリン酸回路へ合流する．
- 中間体のUDP-グルクロン酸は，ビリルビンや薬物をグルクロン酸抱合（水溶化）して排泄するために使われる．

豆知識

トランスケトラーゼとビタミンB$_1$：糖質代謝において，活性型ビタミンB$_1$を必要とする重要な酵素が3つある．ピルビン酸デヒドロゲナーゼ，2-オキソグルタル酸デヒドロゲナーゼ，トランスケトラーゼである．ビタミンB$_1$が不足するとトランスケトラーゼ活性が低下するので，相対的なビタミンB$_1$欠乏の評価に，赤血球中のトランスケトラーゼ活性測定が用いられる．

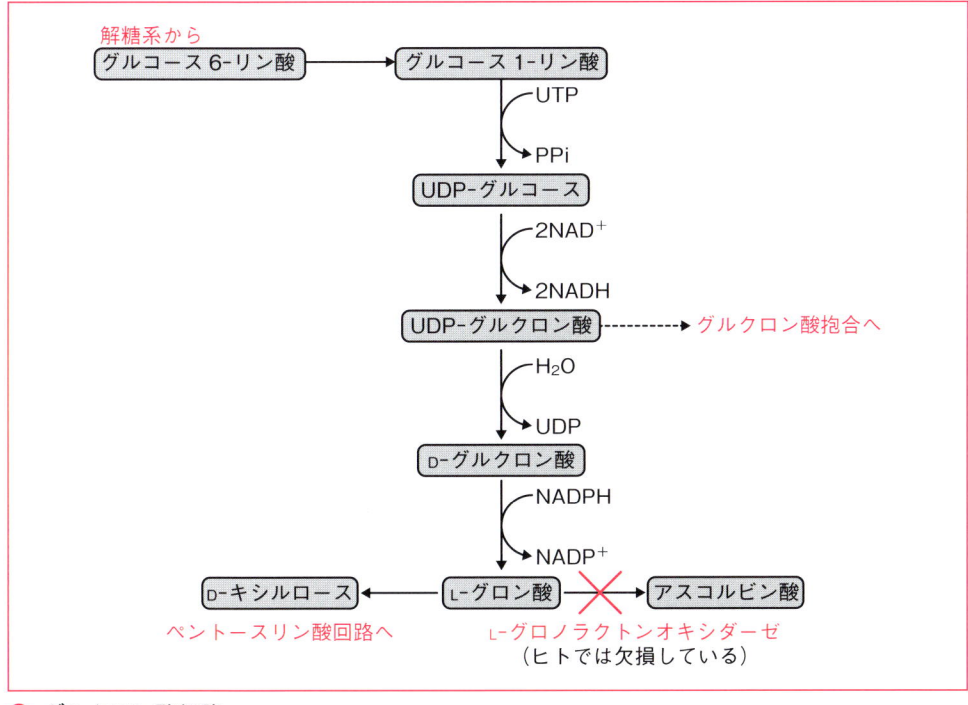

4 グリコーゲンの合成・分解

❾ グルクロン酸経路

```
解糖系から
グルコース6-リン酸 → グルコース1-リン酸
                        ↓ UTP
                        ↓ PPi
                    UDP-グルコース
                        ↓ 2NAD⁺
                        ↓ 2NADH
                    UDP-グルクロン酸 ----→ グルクロン酸抱合へ
                        ↓ H₂O
                        ↓ UDP
                    D-グルクロン酸
                        ↓ NADPH
                        ↓ NADP⁺
    D-キシルロース ← L-グロン酸 ✗ アスコルビン酸
    ペントースリン酸回路へ     L-グロノラクトンオキシダーゼ
                            （ヒトでは欠損している）
```

豆知識

グルクロン酸抱合：グルクロン酸抱合はビリルビン抱合だけでなく，非極性分子の生体異物を水に易溶化して，体外に排泄する重要な役割を担っている．生体異物は肝臓の小胞体に存在するグルクロノシルトランスフェラーゼによりグルクロン酸が結合したグルクロニドにかえられ，体外に排泄される．

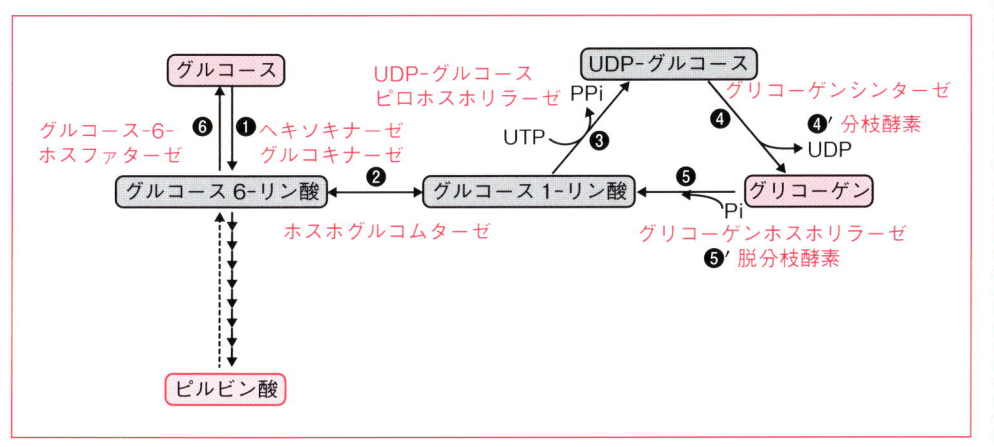

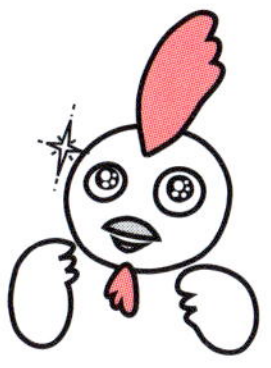

❿ グリコーゲンの合成と分解
図中❶〜❻については，本文参照．

```
                    UDP-グルコース      UDP-グルコース
                    ピロホスホリラーゼ    グリコーゲンシンターゼ
    グルコース                PPi ↖    ↗ ❹
グルコース-6-  ❻ ❶ヘキソキナーゼ         ❹' 分枝酵素
ホスファターゼ    グルコキナーゼ  UTP↗   ↘ UDP
    グルコース6-リン酸 ← グルコース1-リン酸 ← ❺ グリコーゲン
                ❷                    Pi
            ホスホグルコムターゼ      グリコーゲンホスホリラーゼ
                                    ❺' 脱分枝酵素
            ↓↑
            ピルビン酸
```

グルコース-6-ホスファターゼは肝臓にはあるけど，筋肉にはないんだ．肝臓に貯蔵されたグリコーゲンは血糖調節に使われ，筋肉のグリコーゲンは筋肉の運動のエネルギーに使われるんだよ

4 グリコーゲンの合成・分解

グリコーゲンの合成・分解経路の概要 (❿)

- グリコーゲンは動物における主要な貯蔵糖質であり，ヒトでは肝臓に約100 g，筋肉には約250 g貯蔵される．
- 筋肉のグリコーゲンは，筋肉の解糖系にグルコース6-リン酸をすみやかに供給するための貯蔵源である．
- 肝臓のグリコーゲンは血糖を維持するためのグルコース供給源である．
- グリコーゲンの合成と分解は別の経路で行われる．
- 解糖系のグルコース6-リン酸はグリコーゲン合成経路へ供給される．
- グリコーゲンシンターゼは合成の律速酵素で，UDP-グルコースを基質とする．
- グリコーゲン分解の律速酵素であるグリコーゲンホスホリラーゼは，加リン酸分解によりグルコース1-リン酸を生成する．

グルコースからのグリコーゲンの合成反応 (⑩)

反応❶
- 筋肉ではヘキソキナーゼにより，肝臓では主にグルコキナーゼによりグルコース6-リン酸が供給される．

反応❷
- グルコース6-リン酸のリン酸基が6位から1位に分子内転位し，グルコース1-リン酸が生成する．

反応❸
- UDP-グルコースピロホスホリラーゼ（グルコース-1-リン酸ウリジルトランスフェラーゼ）は，グルコース1-リン酸とUTPからUDP-グルコースとピロリン酸を生成する．

反応❹
- グリコーゲンシンターゼは，グリコーゲンの非還元性末端（4位）にUDP-グルコースのグルコース残基を結合させ，グリコーゲンのα(1→4)グリコシド結合を伸長させる．
- グリコーゲンシンターゼは，すでに存在するグリコーゲン鎖を伸長させることはできるが，遊離のグルコースにグルコース残基を付加することはできない．
- グリコーゲンの断片がない場合は，グリコゲニンというたんぱく質をプライマーとして，グリコーゲンシンターゼがグリコーゲン合成を行う．

反応❹′
- グルコース残基が11残基以上になると，分枝酵素が末端の約7残基を隣接するグルコース残基にα(1→6)グリコシド結合で付け替えて，最低4個から約10個のグルコース残基ごとに1つの枝分かれした樹状構造を形成する．

グリコーゲンの分解反応 (⑩)

反応❺
- グリコーゲンホスホリラーゼはグリコーゲン分解の律速酵素である．
- グリコーゲンホスホリラーゼは無機リン酸を加えて，末端からグリコーゲンのα(1→4)結合を切断（加リン酸分解）し，グルコース1-リン酸を生成する．
- グルコース残基が順次切断され，分岐部分からグルコース残基が4個になると反応は停止する．

反応❺′
- 脱分枝酵素は2つの酵素機能をもち，[α-1,4]→[α-1,6]グルカントランスフェラーゼは，4残基になった枝の3残基を別の分枝へと転移させる．
- 残った1残基は脱分枝酵素のα1,6-グルコシダーゼ活性によって加水分解されグルコースを生じる．

反応❷
- グルコース1-リン酸のリン酸基は1位から6位に分子内転位し，グルコース6-リン酸が生成する．

反応❻
- 肝臓ではグルコース-6-ホスファターゼにより，グルコース6-リン酸はグルコースとなる．
- 筋肉はグルコース6-ホスファターゼをもたないため，反応❻には進まず，解糖系を進んでピルビン酸となる．

5 糖新生

糖新生の概要 (⑪)

- 糖質以外の糖原性アミノ酸，乳酸，グリセロール，プロピオン酸などからグルコースを生成する経路を糖新生という．

●MEMO●
グルカゴンとアドレナリンのグリコーゲン分解の目的は異なる．グルカゴンは血糖値が下がったため，肝臓のグリコーゲンを分解させるが，アドレナリンは血糖値に関わらず，筋肉と肝臓のグリコーゲンを分解させる．筋肉のグリコーゲンは筋肉のエネルギーとして利用されるが，アドレナリンによって分解された肝臓のグリコーゲンはグルコースとなって，筋肉に運ばれエネルギー源として利用される．

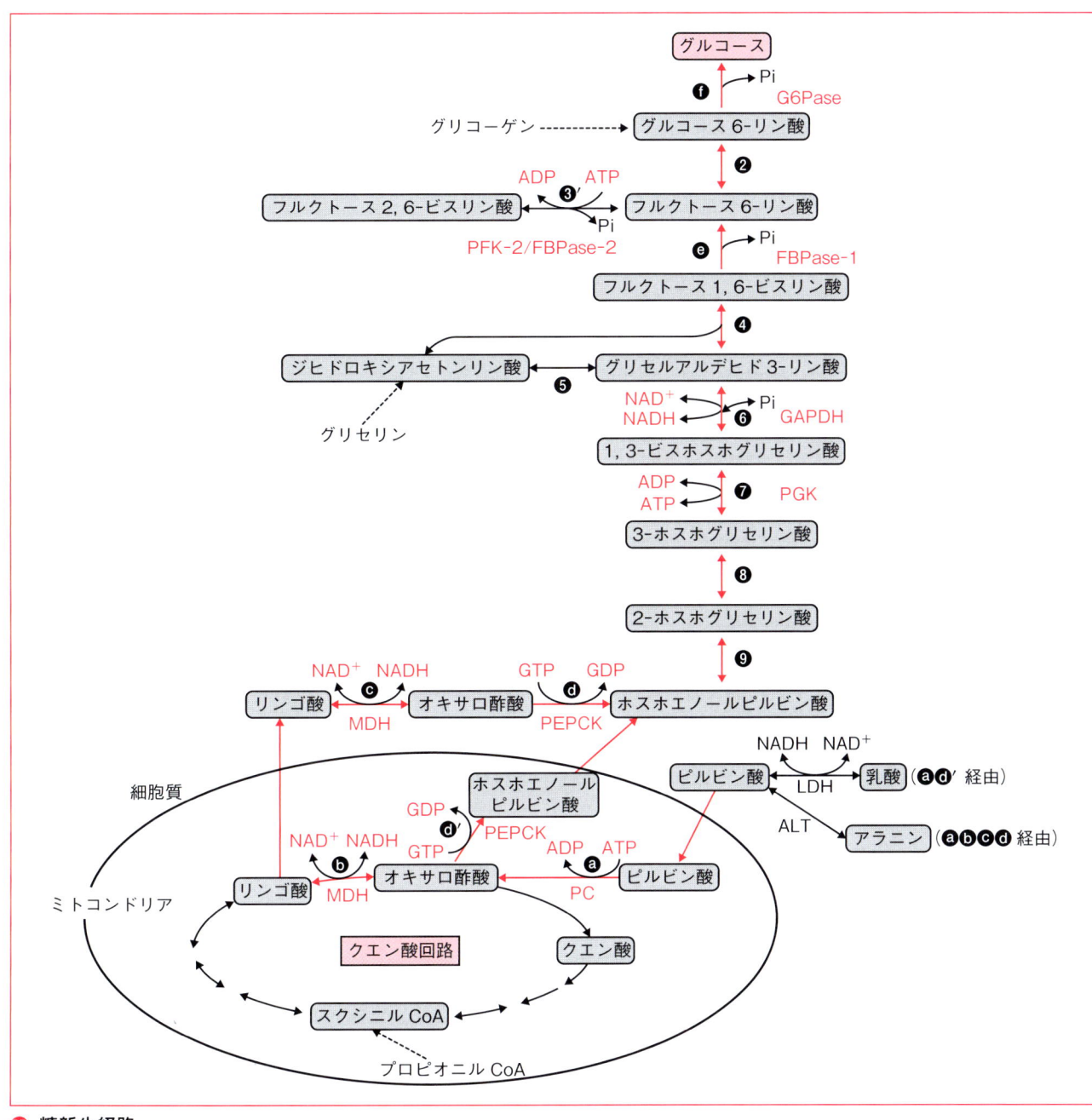

5 糖新生

⓫ 糖新生経路
図中 ⓐ～ⓕ については本文参照．図中の丸数字は❶と対応している．

- 糖新生を行う主要な臓器は肝臓であるが，約10%は腎臓でも行われる．
- 肝臓・腎臓以外ではグルコース-6-ホスファターゼがないため糖新生はおこらない．
- 糖新生は，食事やグリコーゲンの貯蔵から十分なグルコースを得ることができないときにおこる．
- 解糖系におけるヘキソキナーゼ（HK）とホスホフルクトキナーゼ（PFK）で触媒される不可逆反応に対して，それぞれの逆反応を行う糖新生経路の酵素がある．
- 解糖系のピルビン酸キナーゼ（PK）の逆反応はミトコンドリアを経由した迂回路を進む．

ピルビン酸からの糖新生の反応 (⓫)

反応ⓐ

- ピルビン酸はミトコンドリアに入り，ピルビン酸カルボキシラーゼ（PC）により，炭素数4個のオキサロ酢酸となる．
- ミトコンドリアのアセチルCoAの濃度の上昇は，これ以上グルコースを分解する必要がないというシグナルになる．

● MEMO ●
キナーゼは「リン酸化酵素」，ホスファターゼは「脱リン酸化酵素」と日本語では表記している．この用語については，「キナーゼはATPのリン酸基を移動させる酵素」であり，「ホスファターゼは加水分解により無機リン酸を離脱させる酵素」であると理解するとよい．キナーゼには調節機能をもったり，不可逆反応を触媒する酵素が多い（ホスホグリセリン酸キナーゼは可逆的）．また多くのキナーゼはMg^{2+}を必要とする．

- アセチルCoAはピルビン酸デヒドロゲナーゼ(PDH)を阻害し，ピルビン酸カルボキシラーゼ活性をアロステリック効果により促進させる．
- ピルビン酸カルボキシラーゼはATPを必要とし，ビオチンを補酵素にする．
- 糖新生の原料がアラニンであれば，細胞質でNADHを準備する必要があり，反応❺に進む．
- 糖新生の原料が乳酸であれば，すでに乳酸デヒドロゲナーゼによりNADHを生成しているので，反応❹′に進む．

反応❺
- ミトコンドリア内膜を通過できないオキサロ酢酸は，NADHの還元当量（電子）を使ってリンゴ酸にかえられ細胞質へ運ばれる．

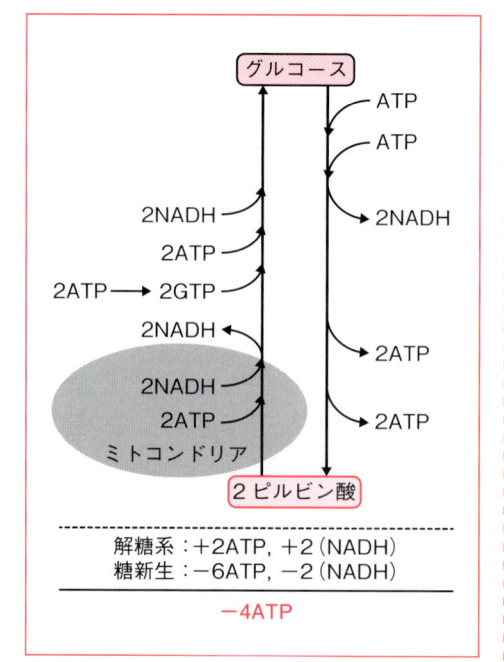

反応❹′
- オキサロ酢酸はミトコンドリアのホスホエノールピルビン酸カルボキシキナーゼ(PEPCK)により，脱炭酸とリン酸化を受けて，ホスホエノールピルビン酸となり，細胞質へ移行する．

反応❺
- 細胞質はNADH濃度が低いため，リンゴ酸はオキサロ酢酸に戻り，NADHが生成する．

反応❹
- オキサロ酢酸は細胞質のPEPCKにより，ホスホエノールピルビン酸となり，解糖系の逆経路を進む．
- PEPCKは糖新生の重要な律速酵素で，インスリンにより抑制される．

反応❼
- ホスホグリセリン酸キナーゼ(PGK)の可逆反応ではATPが消費される．

反応❻
- グリセルアルデヒド-3-リン酸デヒドロゲナーゼ(GAPDH)の反応は，NADHを用いて進行する．
- NADHが供給されなければ，この反応は持続できない．

反応❷
- フルクトース-1,6-ビスホスファターゼ(FBPase-1)は糖新生の律速酵素で，解糖系のホスホフルクトキナーゼの逆反応を触媒する．
- FBPase-1の反応はATPの共役はなく，フルクトース1,6-ビスリン酸のリン酸基はリン酸イオンとして放出される．

反応❸′
- PFK-2/FBPase-2は肝臓に含まれ，1つの酵素たんぱく質に，ホスホフルクトキナーゼ-2(PFK-2)とフルクトース-2,6-ビスホスファターゼ(FBPase-2)の機能をあわせもつ複合酵素である．
- PFK-2の生成物のフルクトース2,6-ビスリン酸はPFK-1とFBPase-1の両方に対してアロステリック調節因子としてはたらく．
- フルクトース2,6-ビスリン酸は解糖系を促進し，糖新生を抑制する．

❷ 解糖系と糖新生経路のATPの収支

解糖系：＋2ATP，＋2(NADH)
糖新生：－6ATP，－2(NADH)
－4ATP

● MEMO ●
解糖系で1分子のグルコースを2分子のピルビン酸に代謝すると，ATPは2分子生成する．2分子のピルビン酸を使って糖新生を行うとATPは6分子を消費する．生命維持のため，ATPを失っても血糖の調節が最優先される(❷)．

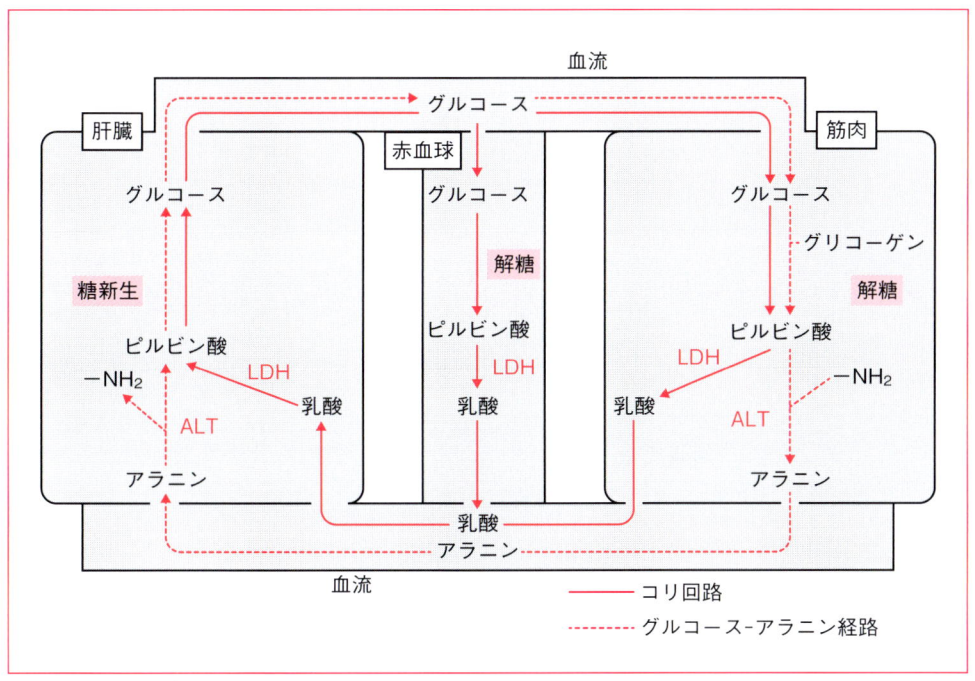

❸ コリ回路とグルコース-アラニン経路

反応❻

- グルコース-6-ホスファターゼ(G6Pase)の反応ではATPの共役はなく，グルコース6-リン酸のリン酸基はリン酸イオンとして放出される．

コリ回路 (❸)

- コリ回路の意義は，嫌気的な条件下で，持続的に解糖系でATPを産生させながら，乳酸アシドーシスを回避することである．
- 激しい運動により，解糖系におけるピルビン酸の生成速度が，クエン酸回路によるピルビン酸の酸化速度を上回ると，ATP合成速度の速い解糖系に依存して，大量のATPをつくり出す．
- 筋肉の解糖系で生成したピルビン酸は乳酸デヒドロゲナーゼ(LDH)により乳酸に還元される(❶)．
- 乳酸デヒドロゲナーゼはNADHからNAD⁺を生成し，解糖系を継続的に進行させるためにグリセルアルデヒド-3-リン酸デヒドロゲナーゼにNAD⁺を供給する(❶)．
- 生成した乳酸が過剰になると，筋肉細胞の乳酸は血流に放出される．
- 血液中の乳酸は肝臓に取り込まれ，肝臓の乳酸デヒドロゲナーゼによりピルビン酸に酸化される．
- ピルビン酸は糖新生によりグルコースに再生される．
- グルコースは血中に放出されて，筋肉で再びエネルギーとして利用される．
- 赤血球はミトコンドリアをもたないため，エネルギーの産生は解糖系に依存している．
- 筋肉と赤血球はG6Paseをもたないため，糖新生によるグルコースの再生は肝臓が担っている．

グルコース-アラニン経路 (❸)

- グルコース-アラニン経路は，空腹時において筋肉のアラニンを肝臓に送り，糖新生により，グルコースを供給する経路である．
- 筋肉にはG6Paseがないため，筋肉のグリコーゲンから血糖を供給することはできないが，筋肉のグリコーゲンから生成したピルビン酸は，アラニンアミノトランスフェラーゼ(ALT)によりアラニンに変換され，肝臓に送られて血糖供給にも利用できる(⓫)．
- グルコース-アラニン経路は筋肉細胞でアミノ酸の異化により生成するアミノ基を,

豆知識

乳酸デヒドロゲナーゼ(LDH)は，アミノ酸組成の異なるH型(心筋型)とM型(骨格筋型)の2種類のサブユニットから成る四量体を形成している．電気泳動によりLDH1，LDH2，LDH3，LDH4，LDH5の5種類のアイソザイムに分画され，組織・臓器によりこの比率が異なる．例えば，骨格筋はLDH1とLDH2が多く，肝臓にはLDH5が多い．血清のLDH値が高い場合[*6]，アイソザイムの分画は障害のある臓器・組織を推測でき，疾患の診断に役立つ．

H H	H H	H M
H H	H M	H M
LDH1	LDH2	LDH3

M M	M M
H M	M M
LDH4	LDH5

[*6] 第8章の「逸脱酵素」(p.67)を参照．

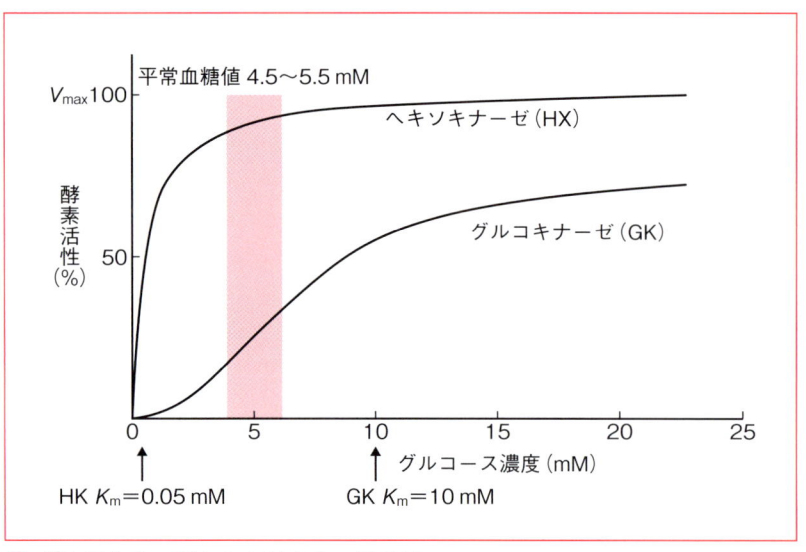

❶ グルコキナーゼとヘキソキナーゼのK_m

(Nelson DL, Cox MM. Lehninger Principles of Biochemistry, 6th ed. W.H.Freeman；2012. Fig.15-14 より)

肝臓の尿素回路に送る経路としても機能する．

6 血糖の調節

食後の血糖調節

- 膵臓と肝臓にはグルコースの取り込みの速いグルコース輸送担体（GLUT2）があり，血中と細胞内は同じグルコース濃度に保たれている．
- 膵臓は常に血糖値を監視しており，血糖値が約5 mMを超えると膵臓のランゲルハンス島β細胞からインスリンが分泌される．
- 筋肉にはインスリン依存性グルコース輸送担体（GLUT4）が存在し，インスリンが分泌されると食後上昇した血中グルコースの約70％は筋肉に取り込まれる．
- GLUT2が存在する肝臓は細胞内のグルコース代謝速度を上昇させることにより，血糖値を低下させる．
- 肝臓のヘキソキナーゼのグルコースに対するK_mは0.05 mMと小さく，肝臓内の通常のグルコース濃度（平常血糖値4.5〜5.5 mM）ではヘキソキナーゼは常に最大速度ではたらき，グルコース6-リン酸を供給している（❶）．
- 肝臓にはグルコースに対するK_m値が約10 mMのグルコキナーゼというヘキソキナーゼのアイソザイムが存在する．
- グルコキナーゼは食後グルコース濃度が高くなるとはたらき，ヘキソキナーゼよりV_{max}が大きいため，素早くグルコースを代謝し，血液からのグルコース取り込みを増加させる．
- インスリンはグルコキナーゼ遺伝子の転写速度を上昇させ，グルコキナーゼ量を増加させる．
- グルコース6-リン酸はまず，グリコーゲン合成に利用される．
- 肝臓や筋肉にグリコーゲンが十分貯蔵されてもまだ血糖値が高いと，肝臓はさらにグルコースを取り込み，脂肪酸合成を行って血糖値を下げる．

空腹時の血糖調節

- 空腹時に血中グルコース濃度が低下すると，膵臓のランゲルハンス島α細胞からグルカゴンが分泌される．
- 肝臓は，グリコーゲンを分解してグルコースを供給し，さらに糖新生を行い血液中へグルコースを供給する．

❺ 糖代謝酵素に対するインスリンとグルカゴンの作用

	糖代謝酵素	インスリン	グルカゴン
解糖系の酵素	グルコキナーゼ	↑	↓
	ホスホフルクトキナーゼ	↑	↓
	ピルビン酸キナーゼ	↑	↓
糖新生系の酵素	ピルビン酸カルボキシラーゼ	↓	↑
	ホスホエノールピルビン酸カルボキシキナーゼ	↓	↑
	グルコース-6-ホスファターゼ	↓	↑
グリコーゲン代謝の酵素	グリコーゲンシンターゼ	↑	↓
	グリコーゲンホスホリラーゼ	↓	↑

- 糖新生の原料には，乳酸，筋肉の糖原性アミノ酸，脂肪の分解で生成したグリセロールなどが利用される．
- 脂肪酸のβ酸化により生じたアセチルCoAは，ピルビン酸カルボキシラーゼを活性化し，糖新生を促進する．

インスリンとグルカゴンの作用機構 [*7] (❺)

- インスリンは唯一血糖値を低下させるホルモンで，その作用は細胞膜に存在するインスリン受容体[*8]を介して行われる．
- インスリン受容体は各2本のα鎖とβ鎖のサブユニットから構成される四量体を形成している．
- インスリンがインスリン受容体の細胞外にあるα鎖に結合すると，受容体の構造が変化し，細胞膜を貫通しているβ鎖の細胞内側領域にあるチロシンキナーゼは，自己のβ鎖にあるチロシン残基をリン酸化する．
- 受容体のチロシンキナーゼはインスリン受容体基質（IRS）などのたんぱく質もリン酸化する．
- インスリン受容体基質のシグナル伝達により，筋肉細胞内の小胞にあるGLUT4は細胞膜へと移動する．
- インスリン濃度が低下するとGLUT4は細胞内へ移動して貯蔵される．
- リン酸化されたIRSはいくつかの段階を経てプロテインホスファターゼ-1を活性化する．
- プロテインホスファターゼ-1は，グリコーゲンシンターゼとグリコーゲンホスホリラーゼを脱リン酸化し，グリコーゲンの合成を促進し，分解を抑制する（❻）．
- インスリンはホスホジエステラーゼを活性化し，cAMPを分解することによってもグリコーゲンの合成を促進し，分解を抑制する（❻）．
- インスリンの作用はインスリン受容体β鎖の脱リン酸化により終結する．
- 肝細胞には細胞膜を7回膜貫通する特徴的な構造をもつグルカゴン受容体が存在する．（❻）
- グルカゴン受容体の細胞内側には3つのサブユニットからなるGたんぱく質が結合しており，Gたんぱく質共役型受容体と呼ばれる（❻）．
- グルカゴンが受容体に結合すると，Gたんぱく質のαサブユニットがアデニル酸シクラーゼを活性化し，ATPからcAMPが生成される（❻）．
- cAMPはグルカゴンのセカンドメッセンジャーとして，プロテインキナーゼAを活性化する（❻）．
- プロテインキナーゼAはグリコーゲンシンターゼをリン酸化し，不活性なb型にかえる（❻）．
- プロテインキナーゼAはグリコーゲンホスホリラーゼキナーゼを活性化する（❻）．
- グリコーゲンホスホリラーゼキナーゼはグリコーゲンホスホリラーゼ-bをリン酸化

インスリンは血糖値を下げ，グルカゴンやアドレナリンは血糖値を上げるんだよ！

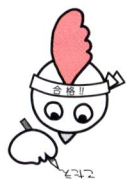

[*7] 第9章「4 ホルモンの作用機序」(p.80)を参照．

[*8] インスリン受容体については，第16章「4 細胞内シグナル伝達」(p.162)を参照．

【用語解説】
Gたんぱく質共役型受容体
（❻）：細胞膜に受容体をもつホルモンの多くは，GTP結合たんぱく質を介してエフェクターと共役している．Gたんぱく質共役型受容体は800種以上が知られており，これらの受容体には共通して，7つの疎水性膜貫通領域をもつ特徴がある．受容体にホルモンが結合すると，受容体を介してシグナルが細胞内のGたんぱく質に伝わり，αサブユニット上のGTPがGDPと交換される．αサブユニットは細胞膜上のアデニル酸シクラーゼの活性調節を行い，細胞内へ情報伝達を行う．(p.160を参照．)

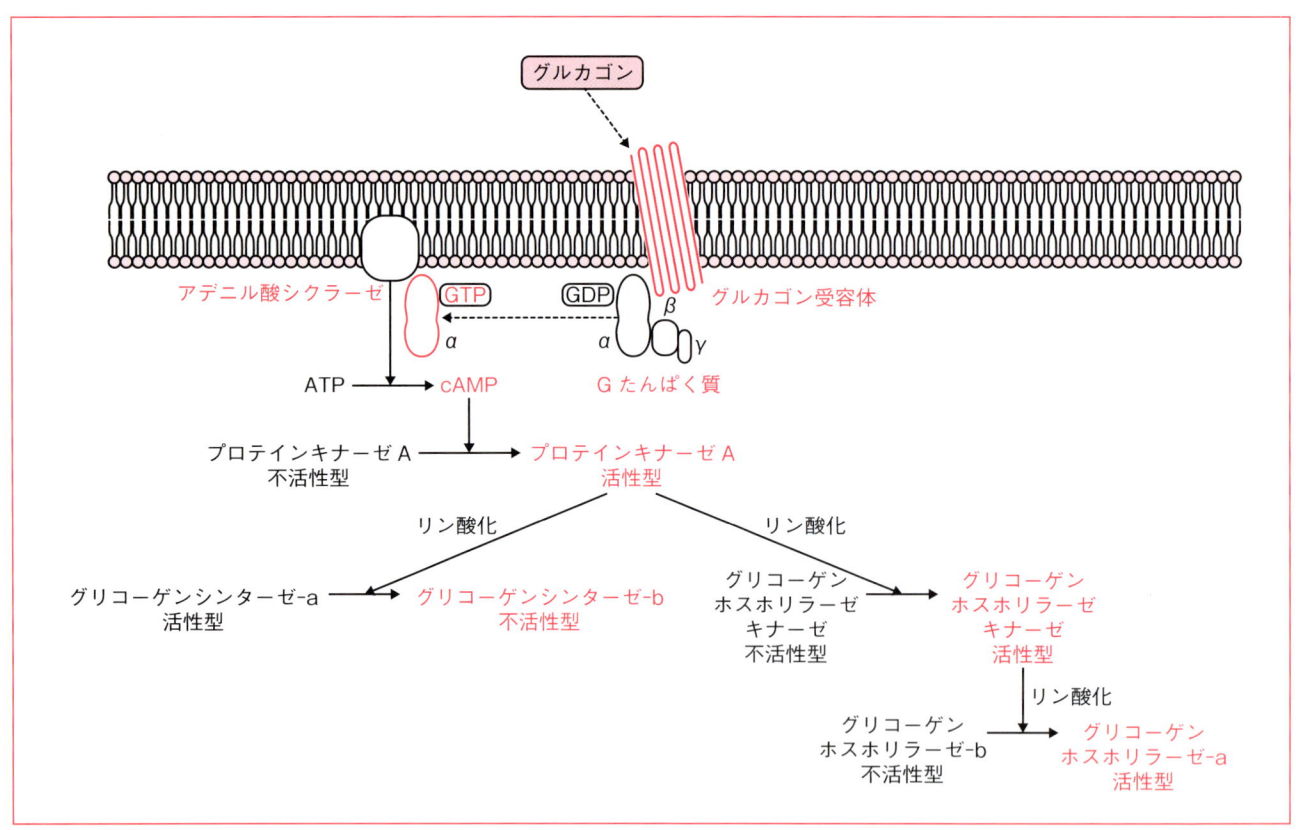

⑯ **グルカゴンによるグリコーゲン分解の調節**

し，活性型のグリコーゲンホスホリラーゼ-aにかえる（⑯）．
- グルカゴンはグリコーゲンの合成を抑制し，分解を促進することにより，血糖値を上昇させる．
- アドレナリンは，グルカゴンと同様のGたんぱく質共役型受容体を介してグリコーゲンを分解する．

7 糖質代謝の異常と疾病

糖尿病

- 糖尿病（diabetes mellitus）ではインスリンの絶対的または相対的不足により，血中から筋肉や肝臓へのグルコースの取り込みが低下し，また肝臓の糖新生が抑制されないため高血糖になる．
- 糖尿病にはその成因により，若年で多く発症する1型糖尿病と，生活習慣が大きく関わる2型糖尿病がある．

1型糖尿病
- 1型糖尿病では膵臓のランゲルハンス島β細胞が破壊され，インスリンの絶対的不足によりインスリン依存状態になる．
- 血液中に抗ランゲルハンス島抗体や抗グルタミン酸デカルボキシラーゼ抗体（GAD抗体）などが検出される．
- 特定のヒト白血球型抗原（HLA）遺伝子型をもつと，1型糖尿病の発症率が高くなることが知られている．

2型糖尿病
- 2型糖尿病ではインスリン抵抗性とランゲルハンス島β細胞の機能不全がみられ，1型糖尿病より遺伝要因が強い．
- 脂肪組織は単にエネルギーを蓄積する組織ではなく，内分泌の機能ももっている．
- 脂肪組織から分泌される液性調節物質をアディポサイトカインという．

【用語解説】
アディポサイトカイン：脂肪組織から分泌される液性調節因子をアディポサイトカイン（アディポカイン）という．アディポサイトカインには，メタボリックシンドローム状態を改善させるものと増悪させるものがある．前者は俗に「善玉」といわれ，摂食が十分なときに食欲を抑えて，脂肪の蓄積を抑制するレプチンと，インスリンを介さないグルコースの取り込みを促進し，インスリン感受性を上昇させるアディポネクチンがある．後者は俗に「悪玉」といわれ，インスリン感受性を低下させるレジスチン，線溶系を抑制するプラスミノーゲン活性化抑制因子-1（PAI-1），炎症性サイトカインを産生する腫瘍壊死因子α（TNF-α）などがある．

⑰ 糖原病の種類と障害酵素

病型	病名	部位	障害酵素
I型	フォン・ギールケ病 (von Gierke disease)	肝臓	グルコース-6-ホスファターゼ
II型	ポンペ病 (Pompe disease)	全身	α1,4-グルコシダーゼ
III型	コリ病 (Cori disease)	肝臓・筋肉	脱分枝酵素
IV型	アンダーソン病 (Anderson disease)	肝臓・筋肉	分枝酵素
V型	マッカードル病 (McArdle disease)	筋肉	グリコーゲンホスホリラーゼ (筋肉型)
VI型	ハーズ病 (Hers disease)	肝臓	グリコーゲンホスホリラーゼ (肝臓型)
VII型	垂井病 (Tarui disease)	筋肉	ホスホフルクトキナーゼ
IX型		肝臓	グリコーゲンホスホリラーゼキナーゼ

- 肥満により脂肪組織の内分泌が変化し，インスリン抵抗性が上昇すると，代償的にインスリン分泌量が増加する．
- この状態が続くとランゲルハンス島β細胞の機能不全に陥り，インスリン分泌が低下し，このとき2型糖尿病を発症する．

グルコース以外の単糖の代謝異常

ガラクトース血症

- ガラクトース血症 (galactosemia)[*9]は新生児マススクリーニング[*10]の対象となっている疾患である．
- ガラクトース血症は，ガラクトース代謝経路(❷)のガラクトキナーゼ，ガラクトース-1-リン酸ウリジルトランスフェラーゼ，UDP-ガラクトース-4-エピメラーゼの3つの酵素の先天的障害により起こる．

本態性フルクトース尿症，遺伝性フルクトース不耐症

- フルクトースの代謝異常に本態性フルクトース尿症 (essential fructosuria) と遺伝性フルクトース不耐症 (hereditary fructose intolerance) がある．
- 本態性フルクトース尿症は，フルクトキナーゼの欠損により起こり，尿中にフルクトースが排泄される(❷)．
- 遺伝性フルクトース不耐症は，アルドラーゼBの欠損により起こり，肝臓・腎臓の細胞内にフルクトース1-リン酸が蓄積する(❷)．
- 遺伝性フルクトース不耐症では，食事からフルクトースとスクロースを除去しないと肝不全を起こす．

グルコース-6-リン酸デヒドロゲナーゼ欠損症

- グルコース-6-リン酸デヒドロゲナーゼ欠損症 (glucose-6-phosphate dehydrogenase deficiency) は，NADPHの不足により赤血球がもろくなり，溶血性貧血を起こす(❽)．

糖原病 (⑰)

- 糖原病 (glycogen storage disease)[*11]のほとんどは，グリコーゲンの合成・分解に関わる酵素の遺伝子の異常による．
- 酵素が正常に機能しないかまたは欠損するため，組織にグリコーゲンが蓄積し，組織・臓器を障害する．
- 異常のある酵素によりI～IX型に分類され，また遺伝子の発現部位により肝型・筋型・全身型に分類される．
- 肝型では肝腫大・低血糖，筋型では筋力低下・心筋障害などがみられる．
- I型はフォン・ギールケ病といわれ，肝臓のグルコース-6-ホスファターゼの異常による．
- II型はリソソーム病またはポンペ病ともいわれ，リソソームのα1,4-グルコシダーゼの欠損により，全身にグリコーゲンが蓄積する．
- 糖原病のなかで，慢性的に肝臓にグリコーゲンが蓄積する病型に対しては，食事療法

[*9] ガラクトース血症については，第15章の「糖質代謝異常症」(p.146)を参照．

[*10] 新生児マススクリーニング検査については，[用語解説](p.146)を参照．

●MEMO●
グルコース-6-リン酸デヒドロゲナーゼ (G6PDH) 欠損症は世界で2億人以上の患者がおり，患者の地域分布はマラリア発症地域と重なる．G6PDH欠損症ではNADPHをつくれず，赤血球は酸化的ストレスにより溶血性貧血を起こす．マラリア原虫は酸化的ストレスに弱く，G6PDH欠損症ではマラリアに抵抗性をもつ．G6PDH欠損によって寿命が少し短くなっても，年間100万人以上が死亡するマラリアに罹患せずに生き延びる確率が上がるため，G6PDH欠損症は自然淘汰で有利になったと考えられる．

[*11] 糖原病については，第15章の「糖質代謝異常症」(p.146)を参照．

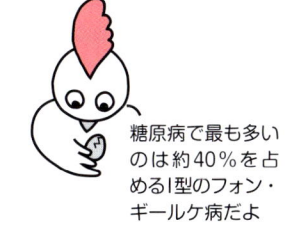

糖原病で最も多いのは約40%を占めるI型のフォン・ギールケ病だよ

が行われる．

参考文献
- Murray RK, et al, eds. 清水孝雄監訳．イラストレイテッド　ハーパー・生化学，原書29版．丸善出版；2013.
- Nelson DL, Cox MM. 川嵜敏祐監修．レーニンジャーの新生化学，第6版．廣川書店；2015.
- Harvey RA, Ferrier DR, eds. 石崎泰樹，丸山　敬監訳．リッピンコット シリーズ，イラストレイテッド生化学，原書6版．丸善出版；2015.
- Berg JM, et al. 入村達郎ほか監訳．ストライヤー生化学，原書7版．東京化学同人；2013.

カコモン に挑戦!!

◆ 第27回-25
糖質の代謝に関する記述である．正しいのはどれか．1つ選べ．
(1) グルカゴンは，グリコーゲン分解を抑制する．
(2) グルコース-6-ホスファターゼは，解糖系の律速酵素である．
(3) アセチルCoAは，ピルビン酸と反応してクエン酸回路に入る．
(4) グリコーゲンが加リン酸分解されると，グルコース1-リン酸が生成する．
(5) ペントースリン酸回路は，ペントースリン酸を分解するための代謝経路である．

◆ 第31回-23
糖質の代謝に関する記述である．正しいのはどれか．1つ選べ．
(1) グリコーゲンホスホリラーゼは，グリコーゲンを加水分解する．
(2) 肝細胞内cAMP（サイクリックAMP）濃度の上昇は，グリコーゲン合成を促進する．
(3) グルコース-6-ホスファターゼは，筋肉に存在する．
(4) ペントースリン酸回路は，NADHを生成する．
(5) 糖新生は，インスリンによって抑制される．

◆ 第32回-21
糖質・脂質代謝に関する記述である．正しいのはどれか．1つ選べ．
(1) 腎臓は，糖新生を行わない．
(2) 筋肉は，糖新生を行う．
(3) インスリンは，肝細胞のグルコース輸送体（GLUT2）に作用する．
(4) ホルモン感受性リパーゼの活性は，インスリンによって抑制される．
(5) 過剰なアルコール摂取により，血清トリグリセリド値は低下する．

解答&解説

◆ 第27回-25　正解(4)
解説：正文を提示し，解説とする．
(1) グルカゴンは，グリコーゲン分解を促進する．
(2) グルコース-6-ホスファターゼは，糖新生経路の律速酵素である．
(3) アセチルCoAは，オキサロ酢酸と反応してクエン酸回路に入る．
(4) グリコーゲンが加リン酸分解されると，グルコース1-リン酸が生成する．
(5) ペントースリン酸回路は，グルコース6-リン酸を分解するための代謝経路である．

◆ 第31回-23　正解(5)
解説：正文を提示し，解説とする．
（出題頻度が高い選択肢が多い）
(1) グリコーゲンホスホリラーゼは，グリコーゲンを加リン酸分解する．
(2) 肝細胞内cAMP（サイクリックAMP）濃度の上昇は，グリコーゲン分解を促進する．
(3) グルコース-6-ホスファターゼは，肝臓に存在する．
(4) ペントースリン酸回路は，NADPHを生成する．
(5) 糖新生は，インスリンによって抑制される．

◆ 第32回-21　正解(4)
解説：正文を提示し，解説とする．
(1) 腎臓は，糖新生を行う．
(2) 筋肉は，糖新生を行わない．
(3) インスリンは，肝細胞のグルコース輸送体（GLUT2）に作用しない．
(4) ホルモン感受性リパーゼの活性は，インスリンによって抑制される．
(5) 過剰なアルコール摂取により，血清トリグリセリド値は上昇する．

第13章 脂質の代謝

> **学習目標**
> - リポたんぱく質の種類と特徴を理解する
> - 脂肪酸の合成と分解（β酸化）を理解する
> - コレステロールの合成と胆汁酸，ステロイドホルモンへの代謝を理解する
> - LDL-コレステロール，HDL-コレステロール，中性脂肪と脂質異常症の関係について理解する

> **要点整理**
> - リポたんぱく質は脂質とたんぱく質からできている．
> - リポたんぱく質にはキロミクロン，VLDL，IDL，LDL，HDLなどがあり，密度と粒子の大きさが異なる．
> - 脂肪酸の分解はミトコンドリアで，合成は細胞質で起こる．
> - 脂肪酸はβ酸化により分解され，アセチルCoAが生じる．
> - 脂肪酸の合成はアセチルCoAを原料として，アシルキャリヤーたんぱく質上で起こる．
> - 不飽和脂肪酸は，飽和脂肪酸から不飽和化と鎖長延長によって合成される．
> - アシルグリセロールはリパーゼで，リン脂質はホスホリパーゼで脂肪酸が切り出される．
> - コレステロール合成の律速段階は，HMG-CoAレダクターゼで触媒される．
> - コレステロールは，胆汁酸やステロイドホルモンの原料になる．
> - 体内のコレステロールレベルとトリアシルグリセロールレベルが高いと脂質異常症となり，動脈硬化のリスクが高くなる．

1 脂質*1の輸送とリポたんぱく質

脂質の消化と吸収
- 食物中の脂肪酸は主にトリアシルグリセロール（トリグリセリド）の形で存在する（❶）．
- 食物中のトリアシルグリセロールは膵臓から分泌される膵リパーゼで分解されて，脂肪酸とグリセロール（主にモノアシルグリセロールやグリセロール）となる（❷）．
- 短鎖脂肪酸，中鎖脂肪酸とグリセロールはそのまま小腸で吸収される．コレステロール，長鎖脂肪酸とモノアシルグリセロールは胆汁によってミセル化され，小腸で吸収される．

リポたんぱく質とは
- リポたんぱく質は，脂質（トリアシルグリセロール，コレステロール，コレステロールエステル，リン脂質）とたんぱく質（アポリポたんぱく質）からできている（第4章「3 複合脂質」の❾〈p.37〉を参照）．
- 中心部分に疎水性のトリアシルグリセロールとコレステロールエステルが，まわりを両親媒性のリン脂質とコレステロールが取り囲む．さらにそのまわりをアポリポたんぱく質が取り囲んで，水になじみやすくすると同時にパッキングしている．
- リポたんぱく質にはキロミクロン，超低密度リポたんぱく質（VLDL），中間密度リポたんぱく質（IDL），低密度リポたんぱく質（LDL），高密度リポたんぱく質（HDL）などがあり，密度と粒子の大きさが異なる（❸）．

リポたんぱく質による脂質輸送
- 脂質は，疎水性で水に溶けにくいので，体内ではリポたんぱく質の形で運ばれる（❹）．
- 小腸で吸収された脂質はキロミクロンの形でリンパ管を通って肝臓へと運ばれる．

*1 脂質の構造と機能については，第4章「脂質の構造と機能」（p.32）を参照．

●MEMO●
食物中には，コレステロールのほかに植物のステロールも含まれている．コレステロールはほとんどが吸収される一方，植物ステロールはコレステロールとよく似た構造をもつにもかかわらずほとんど吸収されない．そして，胆汁によるミセル化においてコレステロールと競合することで，植物ステロールはコレステロールの腸管からの吸収を抑制する．

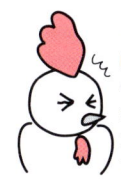

リポたんぱく質は脂質とたんぱく質の複合体．アポリポたんぱく質はリポたんぱく質のうちのたんぱく質の部分のこと．言葉が似ているので混同しないように！

❶ 脂質の消化と吸収

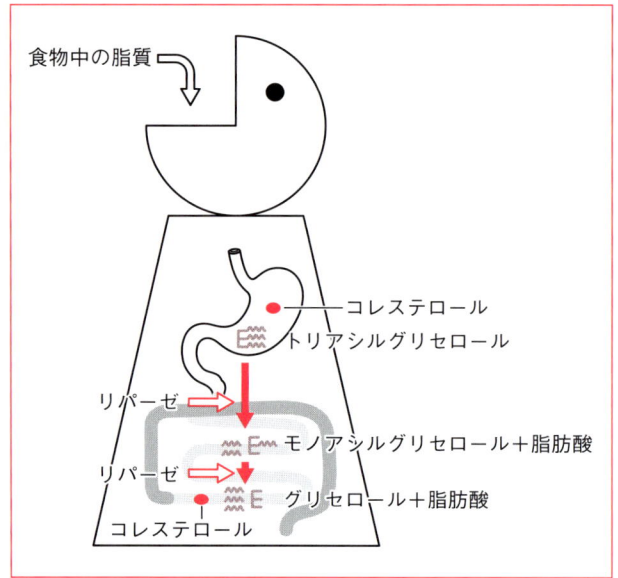

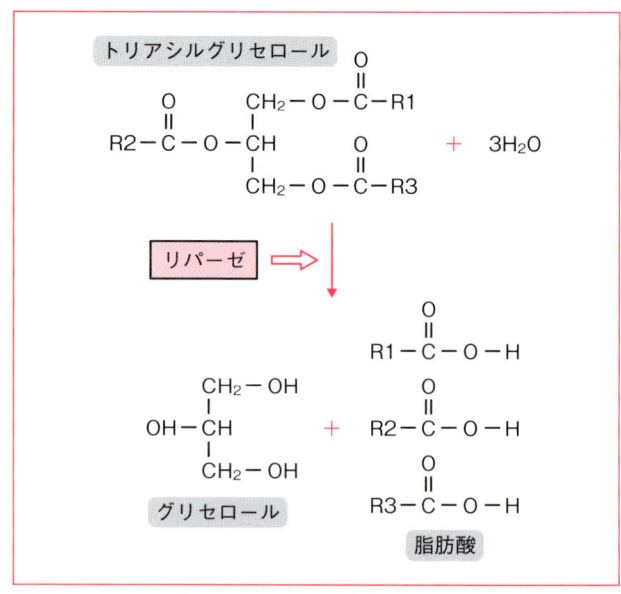

❷ トリアシルグリセロールの加水分解

❸ リポたんぱく質の種類と特徴

リポたんぱく質の種類	アポリポたんぱく質	比重（粒子径）	役　割
キロミクロン	アポB48	軽い（大きい）	小腸から肝臓への脂質の輸送
VLDL	アポB100	↑	肝臓から末梢への脂質の輸送
IDL	アポB100	↕	肝臓から末梢への脂質の輸送
LDL	アポB100	↓	肝臓から末梢への脂質の輸送
HDL	アポAI	重い（小さい）	末梢から肝臓への脂質の逆転送

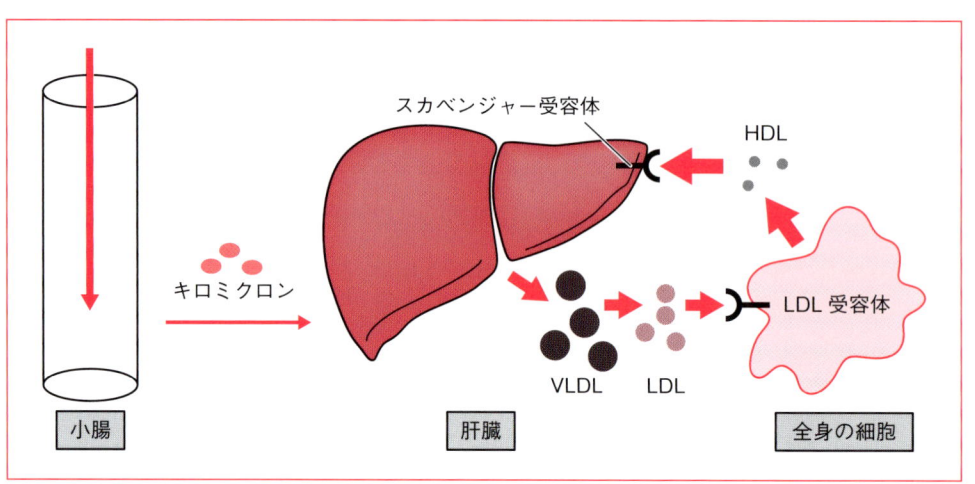

❹ リポたんぱく質による脂質の輸送

- その過程で，リポたんぱく質リパーゼが作用してトリアシルグリセロールの一部が加水分解され，キロミクロンレムナントとなる．
- リポたんぱく質リパーゼの働きで生じた脂肪酸は，血中のアルブミンやリポたんぱく質に結合して運ばれ，全身の細胞に取り込まれる．
- キロミクロンレムナントは肝臓に取り込まれる．
- 肝臓から脂質はVLDLとして放出され，リポたんぱく質リパーゼが作用してトリアシルグリセロールの含量が減少し，IDL，さらにLDLの形となって運ばれる．
- 全身の細胞でLDLはLDL受容体に結合し，取り込まれる．
- 全身の細胞に取り込まれた脂質のうち，リン脂質やコレステロールは細胞膜などの材料として，トリアシルグリセロールはエネルギー産生や貯蔵のために使われる．

● MEMO ●
LDLとHDLの間では，コレステロールエステル輸送たんぱく質などによって脂質のやり取りが行われている．

LDLは脂質を体のすみずみの細胞へ運んで供給するリポたんぱく質，HDLは体のすみずみの細胞から脂質を回収するリポたんぱく質なんだ！LDL-コレステロールは悪玉コレステロール，HDL-コレステロールは善玉コレステロールとも呼ばれるよ

豆知識
ここで取り上げたリポたんぱく質による脂質の輸送は末梢（脳以外）に限った話である．中枢神経系（脳）は独立した脂質の輸送体系をもち，脳に特有のリポたんぱく質がある．脳は体重の10％程度の重量であるが，体内のコレステロールの25％程度をもち，脂質が豊富な組織である．

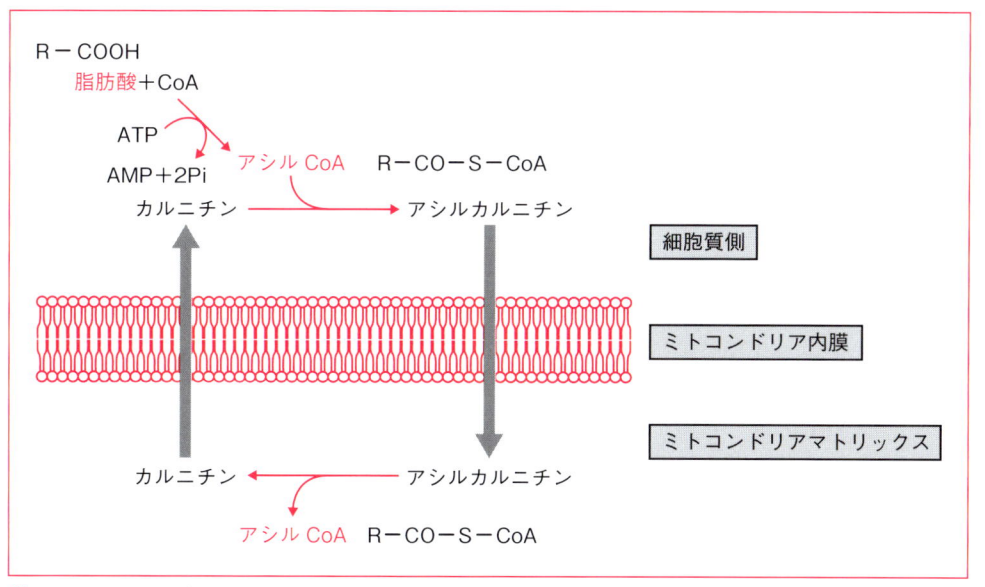

```
       R-COOH
        脂肪酸+CoA
          ATP
                         R-CO-S-CoA
        AMP+2Pi  アシルCoA
         カルニチン ────→ アシルカルニチン
                                        細胞質側
```

❺ アシルCoAの輸送

- 全身の細胞で余った脂質はHDLの形で肝臓へと運ばれ（逆転送），スカベンジャー受容体に結合し肝臓に取り込まれる．

2 脂肪酸の酸化

脂肪酸のβ酸化

- ホルモン感受性リパーゼによって脂肪細胞内のトリアシルグリセロールから生じて血中に放出された脂肪酸，あるいはリポたんぱく質リパーゼによってリポたんぱく質中のトリアシルグリセロールから生じた脂肪酸は，血中から細胞に取り込まれる．
- 脂肪酸はまず細胞質で補酵素A（CoA）と結合しアシルCoAとなる．この反応はアシルCoAシンターゼによって触媒される（❺）．
- 細胞質のアシルCoAはミトコンドリアに取り込まれる必要があるが，そのままではミトコンドリア内膜を通過できない．そこで，アシルCoAはカルニチン[*2]と反応して，アシルカルニチンとしてミトコンドリア内膜を輸送される（❺）．
- ミトコンドリアマトリックス内で，カルニチンがはずれ，脂肪酸は再びアシルCoAとなる．
- 脂肪酸の酸化は，主にβ酸化（❻）で行われる．
- β酸化はミトコンドリアで反応が進む．
- アシルCoAはエノイルCoA，3-ヒドロキシアシルCoA，3-ケトアシルCoAを経て，炭素2個がアセチルCoAとして切り離され，元よりも炭素が2個少ないアシルCoAとなる．
- 以上のサイクルをくり返すことで，脂肪酸は炭素が2個ずつ少なくなって分解される．
- 生成したアセチルCoAは，TCA回路によって分解され，最終的にATPを生じる．

ケトン体の生成

- ケトン体は，アセト酢酸，3-ヒドロキシ酪酸およびアセトンのことである．
- ケトン体は心臓，骨格筋や腎臓などでエネルギー源となる．また，グルコースが枯渇したときには脳でもエネルギー源となる．
- グルコースが不足してオキサロ酢酸が少なくTCA回路が回らないときやアセチルCoAが豊富なときに，アセチルCoAを原料としてケトン体が生成する（❼）．
- 3分子のアセチルCoAが縮合して，3-ヒドロキシ-3-メチルグルタリルCoA（HMG-CoA）を経てアセト酢酸が生じる．
- アセト酢酸は脱炭酸してアセトンが生じる．あるいはアセト酢酸から3-ヒドロキシ

[*2] カルニチンは，肝臓や腎臓でメチオニンとリシンから合成される化合物である．かつてはビタミンB_Tと呼ばれたこともある．近年，サプリメントなどとして販売されている．カルニチンとオルニチンは名前がよく似ているが，オルニチンは尿素回路を構成する物質なので混同しないように！

例えば炭素数18の脂肪酸からはβ酸化によって9分子ものアセチルCoAが生じることから，脂肪は糖に比べて1分子からより多くのエネルギー（ATP）が生じることがわかるよ！

豆知識
ケトーシス（ketosis）は血中のケトン体が過剰な状態で，血液が酸性になる．糖尿病や飢餓などで糖の供給が不十分なときに起こる病態であり，ケトン尿症を起こす．

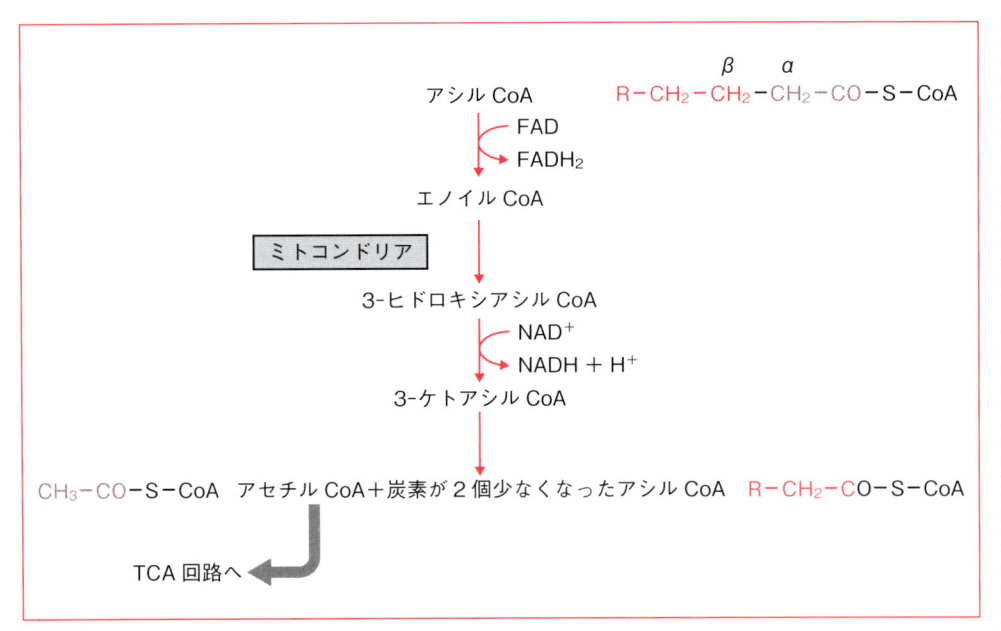

```
                                              β   α
                  アシル CoA      R-CH₂-CH₂-CH₂-CO-S-CoA
                         ┐ FAD
                         └→ FADH₂
                  エノイル CoA

          ┌─────────────┐
          │ ミトコンドリア │
          └─────────────┘
                3-ヒドロキシアシル CoA
                         ┐ NAD⁺
                         └→ NADH + H⁺
                3-ケトアシル CoA

CH₃-CO-S-CoA   アセチル CoA＋炭素が2個少なくなったアシル CoA   R-CH₂-CO-S-CoA
        │
        └→ TCA 回路へ
```

❻ **脂肪酸のβ酸化**

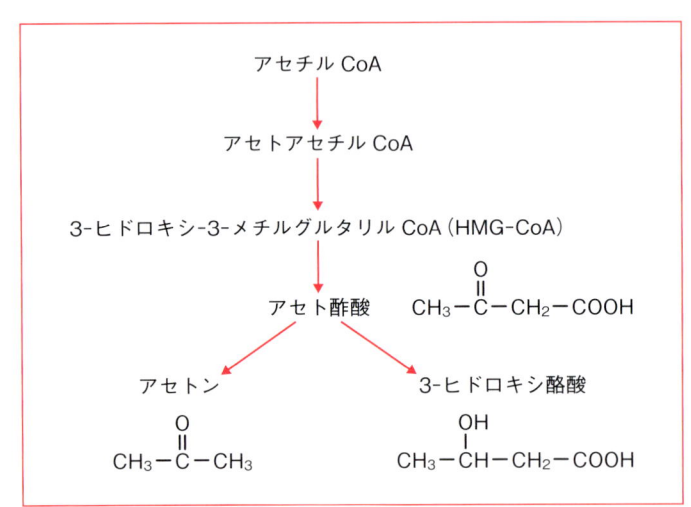

```
                  アセチル CoA
                         ↓
                  アセトアセチル CoA
                         ↓
          3-ヒドロキシ-3-メチルグルタリル CoA (HMG-CoA)
                         ↓                O
                      アセト酢酸          ‖
                     ↙       ↘        CH₃-C-CH₂-COOH
                アセトン        3-ヒドロキシ酪酸
                  O                      OH
                  ‖                      │
               CH₃-C-CH₃            CH₃-CH-CH₂-COOH
```

❼ **ケトン体の生成**

●MEMO●
β酸化のほかにα酸化とω酸化というのもある．また，炭素数24以上の極長鎖脂肪酸の分解にはペルオキシソームも関与する．『ロレンツォのオイル― 命の詩』という映画にもなった副腎白質ジストロフィという病気は，極長鎖脂肪酸を代謝できないため，特に中枢神経に障害がでる．

酪酸が生じる．また逆に3-ヒドロキシ酪酸からアセト酢酸が生じる．
- 肝臓以外の組織では，ケトン体からアセチルCoAが再びつくられて，TCA回路でエネルギー産生に利用される．

3　脂肪酸の合成

トリカルボン酸輸送系

- 脂肪酸の合成はアセチルCoAを原料とする．
- 脂肪酸の合成は細胞質で起こるため，ミトコンドリア内のアセチルCoAがまず細胞質に輸送される必要がある（❽）．
- ミトコンドリアマトリックス内のアセチルCoAがオキサロ酢酸と反応しクエン酸となる．
- クエン酸はミトコンドリアから細胞質に輸送される．
- 細胞質に入ったクエン酸はCoAと反応してアセチルCoAとオキサロ酢酸を生じる．
- これらによって，ミトコンドリア内のアセチルCoAは細胞質に輸送される．
- オキサロ酢酸は，リンゴ酸を経てピルビン酸となる．
- ピルビン酸は細胞質からミトコンドリアマトリックス内へ輸送される．

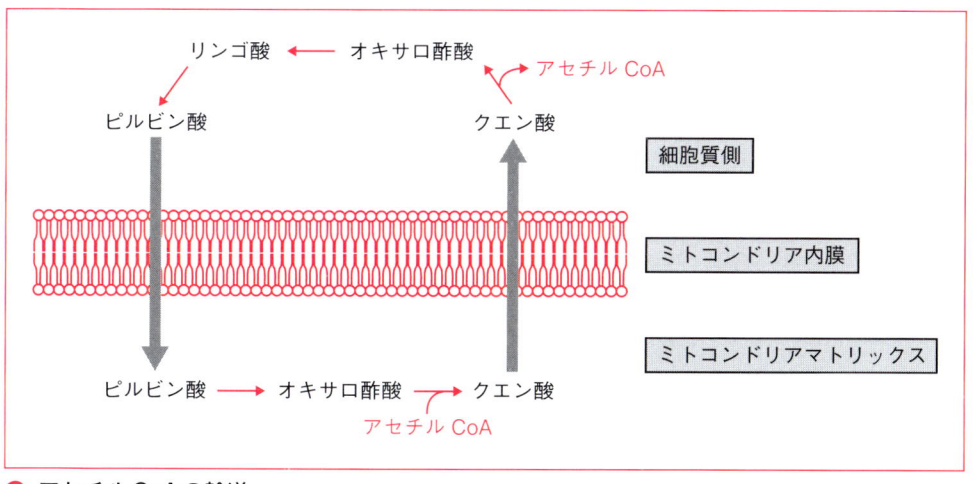

❽ アセチルCoAの輸送

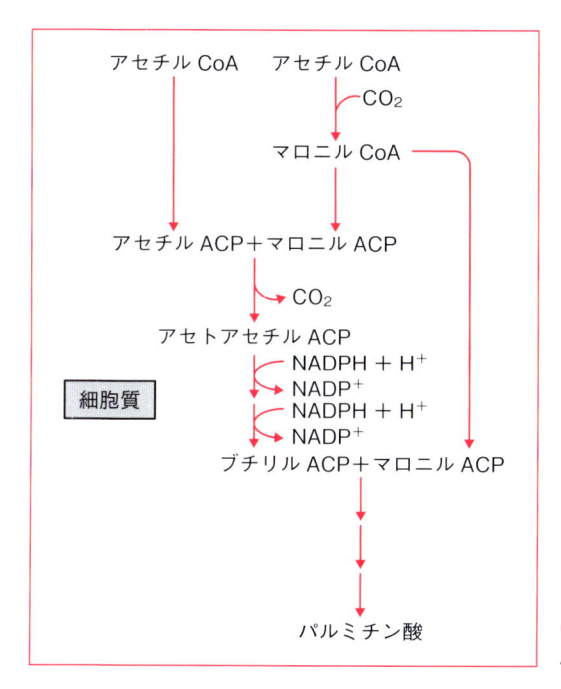

❾ 脂肪酸の生合成
ACP：アシルキャリヤーたんぱく質.

- ミトコンドリア内のピルビン酸からオキサロ酢酸が再生される．

脂肪酸の合成

- 脂肪酸の合成は細胞質で行われ，アシルキャリヤーたんぱく質（ACP）で一連の反応が起こる（❾）．
- アセチルCoAから炭酸固定反応によりマロニルCoAが生じる．
- マロニルCoAがACPに受け渡されて，マロニルACPが生成する．
- アセチルCoAがACPに受け渡されてできるアセチルACPとマロニルACPが縮合して，アセトアセチルACPが生成する．このときCO_2と1分子のACPがはずれる．
- アセトアセチルACPからD-3-ヒドロキシブチリルACPと2,3-エノイルACPを経由して，2分子のNADPHを消費しブチリルACPが生成する．
- これらの反応により，マロニルACPからブチリルACPへと炭素が2個伸びている．
- ブチリルACPとマロニルACPが縮合し，同様の反応をたどって炭素が2個ずつ伸びる．
- これら一連の反応によって，アセチルCoAを原料として，最終的に主にパルミチン酸（C16:0）が産生される．その後は鎖長延長酵素により炭素鎖が伸びる．

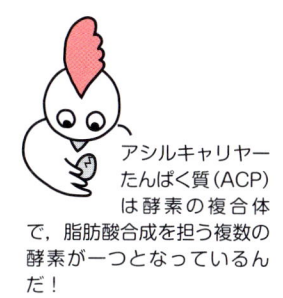

アシルキャリヤーたんぱく質（ACP）は酵素の複合体で，脂肪酸合成を担う複数の酵素が一つとなっているんだ！

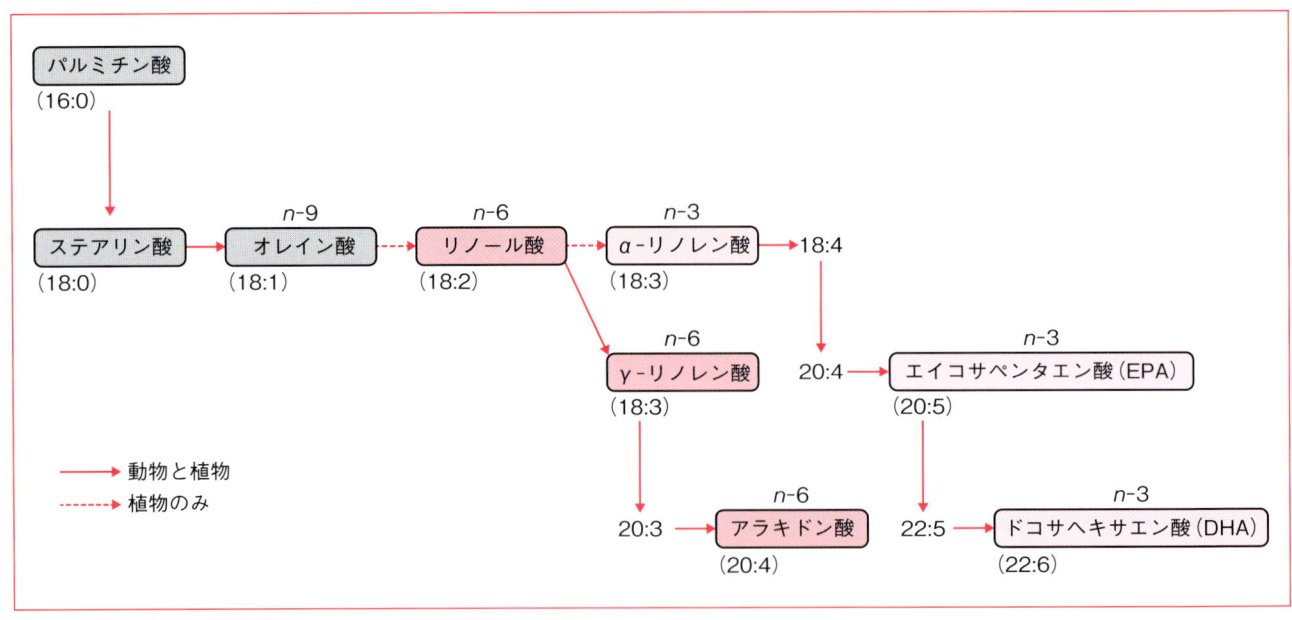

```
パルミチン酸
(16:0)
   ↓
ステアリン酸 → オレイン酸 ⇢ リノール酸 ⇢ α-リノレン酸 → 18:4
(18:0)        n-9         n-6        n-3
              (18:1)      (18:2)     (18:3)         ↓
                            ↓                      20:4 → エイコサペンタエン酸(EPA)
                          γ-リノレン酸                    n-3
                          n-6                           (20:5)
                          (18:3)
                            ↓                              ↓
                          20:3 → アラキドン酸    22:5 → ドコサヘキサエン酸(DHA)
                                 n-6                    n-3
                                 (20:4)                 (22:6)

→ 動物と植物
⇢ 植物のみ
```

❿ 不飽和脂肪酸の生合成

4 不飽和脂肪酸の合成とエイコサノイドの代謝

不飽和脂肪酸の合成

- 不飽和脂肪酸は飽和脂肪酸から合成される(❿).
- 飽和脂肪酸にデサチュラーゼによって二重結合が導入され，不飽和化が行われる.
- 脂肪酸の合成で産生されたパルミチン酸から不飽和化と鎖長延長が起こる.
- パルミチン酸から鎖長延長でできたステアリン酸から，不飽和化によってオレイン酸が産生する.
- オレイン酸をさらに不飽和化する酵素が動物には存在しないため，リノール酸やα-リノレン酸は動物ではつくられず，必須脂肪酸として摂取する必要がある.
- 植物などではオレイン酸が不飽和化され，n-6系の脂肪酸であるリノール酸，さらにn-3系の脂肪酸であるα-リノレン酸ができる.
- リノール酸からは不飽和化によりγ-リノレン酸が，さらに不飽和化と鎖長延長によりアラキドン酸が産生される.
- α-リノレン酸からはさらに不飽和化と鎖長延長によりエイコサペンタエン酸(EPA)やドコサヘキサエン酸(DHA)が産生される.

エイコサノイドの代謝

- 細胞膜脂質二重層のリン脂質からホスホリパーゼA_2によってアラキドン酸が切り出される(⓫).
- 生じたアラキドン酸から，プロスタグランジン(PG)，トロンボキサン(TX)，ロイコトリエン(LT)といったエイコサノイド(またはイコサノイドとも呼ばれる)と総称される生理活性物質が産生される.
- アラキドン酸から，環化反応によってプロスタグランジンG_2が生じる．また，リポキシゲナーゼによって触媒される非環化経路によって5-HPETEを経てロイコトリエンが生じる.
- プロスタグランジンH_2からは，他のさまざまなプロスタグランジン(D, E, F, I など)やトロンボキサンが生じる.
- 生成したエイコサノイドは血圧調節や血小板凝集調節など，さまざまな機能に働く.

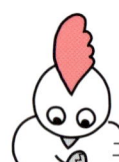

エイコサペンタエン酸やドコサヘキサエン酸は魚油に多く含まれているよ．これらの脂肪酸の摂取は，心疾患のリスクを下げるといわれているんだ！

豆知識

代謝によってn-6系列のアラキドン酸から生成するプロスタグランジンやロイコトリエンが炎症を引き起こすのに対し，n-3系列のエイコサペンタエン酸からはレゾルビンなどの炎症を抑制する物質やトロンボキサンA_3といった血小板凝集能が弱くて血栓をつくりにくい物質が生成する．エイコサペンタエン酸の生理作用の一つは，これらの代謝産物によるものかもしれない．

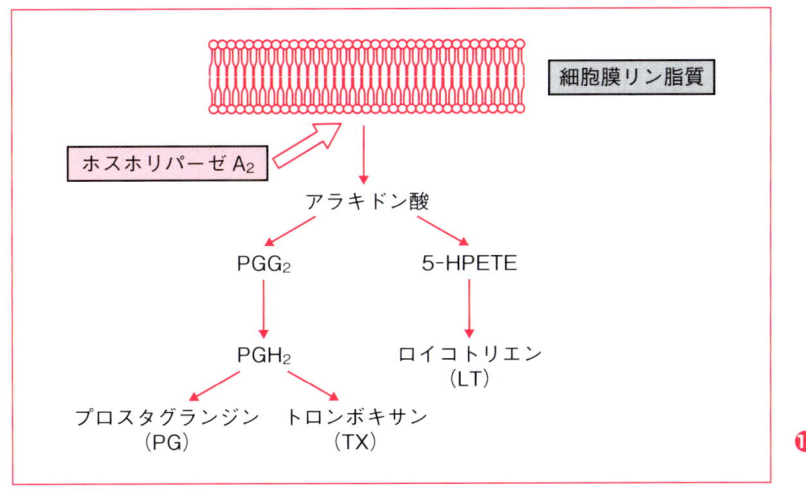

❶ エイコサノイドの代謝

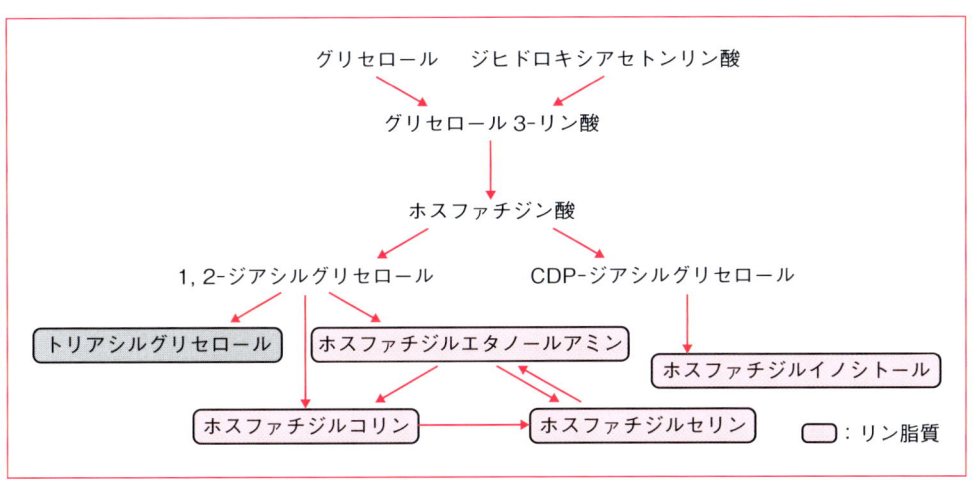

❷ トリアシルグリセロールとリン脂質の合成

5 アシルグリセロール・リン脂質の代謝

アシルグリセロールの代謝

- トリアシルグリセロールは，前述のようにリパーゼによってエステル結合が加水分解され，脂肪酸とジアシルグリセロール，モノアシルグリセロールまたはグリセロールが生成する．
- トリアシルグリセロールの合成は，まずグリセロールキナーゼによってグリセロールがリン酸化されて，グリセロール3-リン酸が生成する（❷）．
- グリセロールキナーゼがない細胞では，解糖系で生成するジヒドロキシアセトンリン酸からグリセロール3-リン酸が生成する．
- グリセロール3-リン酸とアシルCoAが反応して，ホスファチジン酸が生成する．
- ホスファチジン酸のリン酸が遊離し，1,2-ジアシルグリセロールが生成する．
- 1,2-ジアシルグリセロールにさらにアシルCoAが反応して，トリアシルグリセロールが生成する．

リン脂質の代謝

- リン脂質はホスホリパーゼによって加水分解される．
- リパーゼとは異なり，ホスホリパーゼは切断部位が特異的であり，切断部位によってホスホリパーゼA_1，A_2，B，C，Dに分けられる．
- リン脂質の合成は，グリセロール3-リン酸からホスファチジン酸が産生するところ

●MEMO●
スフィンゴミエリンなどのスフィンゴリン脂質は，スフィンゴシンからセラミドを経て合成される．また，糖脂質は脂質に糖が転移して合成される．

```
        アセチル CoA
            ↓
      アセトアセチル CoA
            ↓
3-ヒドロキシ-3-メチルグルタリル CoA (HMG-CoA)
  [HMG-CoA レダクターゼ] ⇒ ↓
          メバロン酸
            ↓
         ラノステロール
           ↙  ↘
7-デヒドロコレステロール  デスモステロール
           ↘  ↙
         コレステロール
```

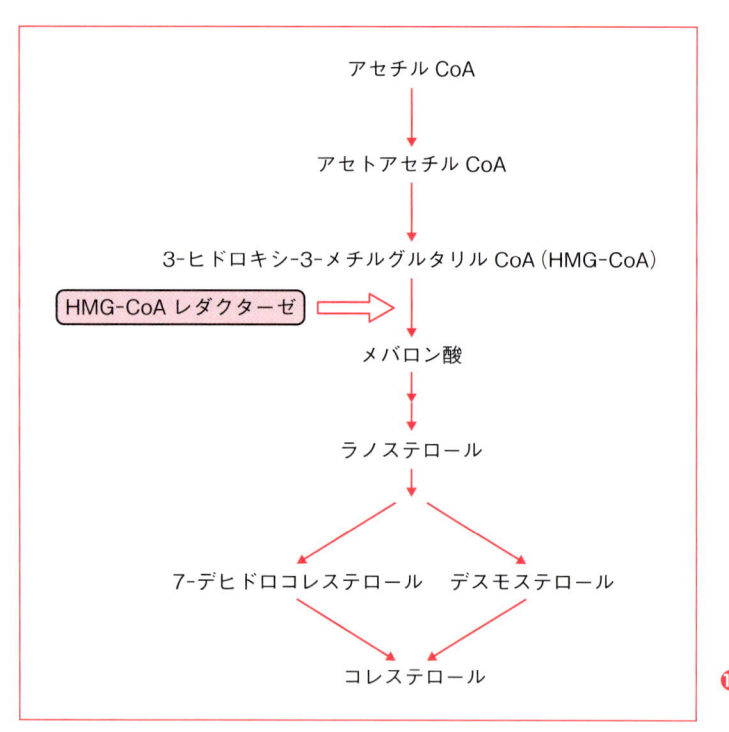

⓭ コレステロールの生合成

までは，前述のトリアシルグリセロールの合成と同じである（⓬）．
- 1,2-ジアシルグリセロールに塩基が結合し，それぞれホスファチジルコリン，ホスファチジルエタノールアミンが生成する．
- あるいは，ホスファチジン酸とCTPが反応してできるCDP-ジアシルグリセロールを経て，ホスファチジルイノシトールが生成する．
- ヒトではホスファチジルセリンはホスファチジルコリンあるいはホスファチジルエタノールアミンの塩基交換反応によって生成する．
- ホスファチジルセリンの脱炭酸反応によってホスファチジルエタノールアミンが生成する経路も存在する．
- ホスファチジルエタノールアミンのメチル化反応によりホスファチジルコリンが生成する経路もある．

6 コレステロールの合成と代謝

コレステロールの合成
- コレステロール[*3]は，食物中のコレステロールが小腸から吸収されるほかに，合成によって供給される．
- 体内のほぼすべての細胞がコレステロール合成能をもつが，主には肝臓で合成される．
- コレステロールは炭素27個から成る大きな分子である．
- コレステロール合成は，アセチルCoAを出発物質とする20段階以上の反応を経て合成される（⓭）．
- アセチルCoAからHMG-CoAが合成される．ここまでの反応は，ケトン体合成と同じである．
- HMG-CoAはHMG-CoAレダクターゼ（HMG-CoA還元酵素）によって還元され，メバロン酸となる．この反応がコレステロール合成の律速段階である．
- HMG-CoAレダクターゼによる反応は，最終産物であるコレステロールによってフィードバック制御を受ける．
- HMG-CoAレダクターゼは，スタチン系薬剤によって阻害される．

豆知識
コレステロール合成の中間体から，ビタミンA・E・K，ユビキノン，カロテノイドなど，さまざまな化合物が合成される．

[*3] コレステロールは動物が産生するステロールであり，植物ではシトステロールなどの植物ステロールが，酵母ではエルゴステロールが，コレステロール合成経路の中間体から生成する．

【用語解説】
律速段階：多段階の反応において，最も速度が遅い反応のことである．律速段階を触媒する酵素を律速酵素という．反応全体の速度が律速段階で左右されることから，律速段階が反応全体の調節に働くことが多い．

【用語解説】
フィードバック制御：反応の中間産物や最終産物が前の段階の反応を正にあるいは負に調節することである．例えばコレステロールの生合成では，最終産物であるコレステロールが合成されすぎないように負に調節している．

豆知識
スタチン系薬剤であるコンパクチンは，遠藤章博士がコレステロール合成を阻害する化合物としてアオカビから発見した．コンパクチンを利用して，アメリカのブラウンとゴールドスタイン両博士がコレステロール代謝とその制御を解明し，ノーベル賞を受賞した．スタチン系薬剤は現在，脂質異常症とりわけ高コレステロール血症の薬として広く用いられている．日本人の発見がノーベル賞の成果やヒトの健康につながったのである．

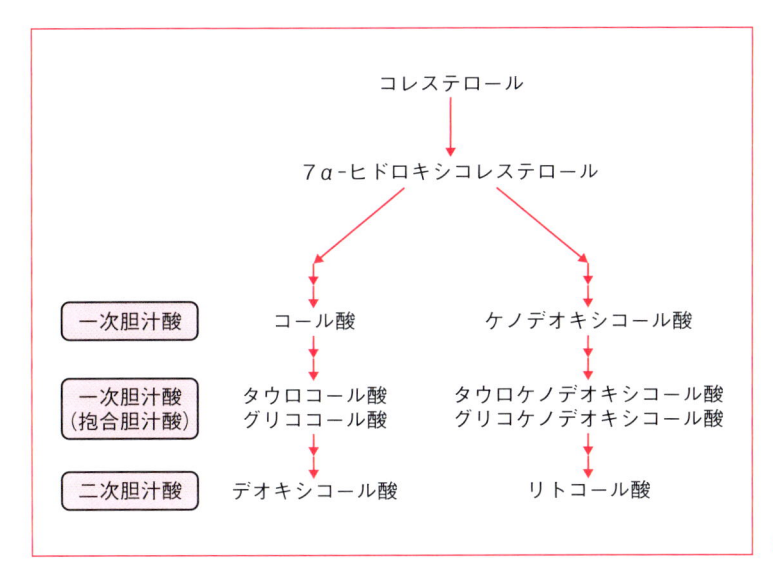

6 コレステロールの合成と代謝

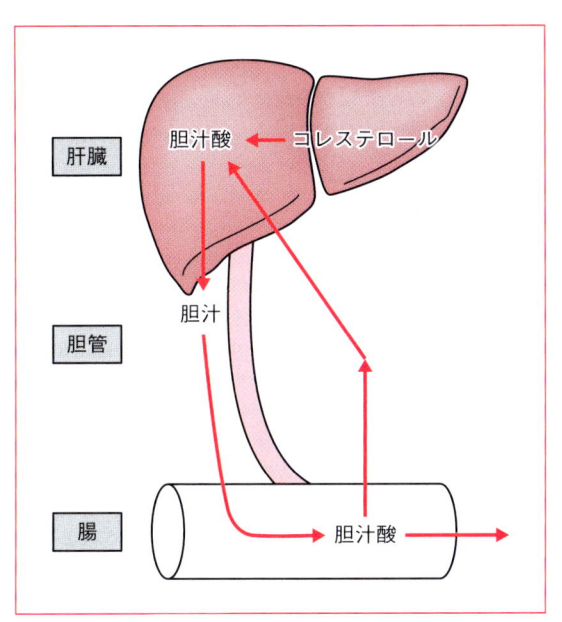

⑭ 胆汁酸の生合成

⑮ 胆汁酸の腸肝循環

- メバロン酸から多段階の反応を経て，スクアレンが生じる．
- スクアレンからさらに多段階の反応を経てラノステロールがつくられる．
- ラノステロールからデスモステロールまたは7-デヒドロコレステロールを経て，さらに数段階の反応で，最終産物のコレステロールが生成する．

胆汁酸の生成
- 胆汁酸は肝臓でコレステロールから合成される（⑭）．
- コレステロールが水酸化されて7α-ヒドロキシコレステロールが生じる．この反応は，コレステロールによって正に調節され，胆汁酸によって負に調節される．
- 7α-ヒドロキシコレステロールからは2つの経路に分かれる．一方の経路では，水酸化を受けて複数の反応によって，コール酸が生じる．もう一方の経路では，水酸化と酸化を受けて複数の反応によって，ケノデオキシコール酸が生じる．
- コール酸とケノデオキシコール酸は，タウリンやグリシンと抱合体となり，胆汁酸塩（一次胆汁酸）として分泌される．
- 胆汁酸塩から，腸内細菌の働きによりデオキシコール酸とリトコール酸（二次胆汁酸）が生成する．

豆知識
コレステロール合成の前駆体である7-デヒドロコレステロールは光分解されてプレビタミンD_3を産生し，自発的なイソメライゼーションによってビタミンD_3が産生する．ビタミンD_3から活性型のカルシトリオールが産生される．

豆知識
コレステロールも胆汁酸と同様に小腸で再吸収され，腸肝循環している．ただし，コレステロールの場合は，食物由来のものも同時に吸収していること，肝臓で合成されたものも同時に胆管へ排出されることから，すべてが循環しているわけではない．

●MEMO●
コレステロールの代謝としては，本文に取り上げた胆汁酸への変換，ステロイドホルモンへの変換のほかに，酸化コレステロール（オキシステロール）の生成とコレステロールエステルの生成もある．アシルCoAコレステロールアシルトランスフェラーゼ（ACAT）やレシチンコレステロールアシルトランスフェラーゼ（LCAT）によってコレステロールと脂肪酸が結合してコレステロールエステルが生じる．コレステロールエステルは，余剰のコレステロールの貯蔵やリポたんぱく質の構成成分として利用される．

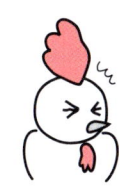

コレステロールの代謝では，分解してエネルギーを得ることはないよ．だからコレステロールは，脂肪酸などの他の脂質とは異なり，エネルギー源とはならないんだ！

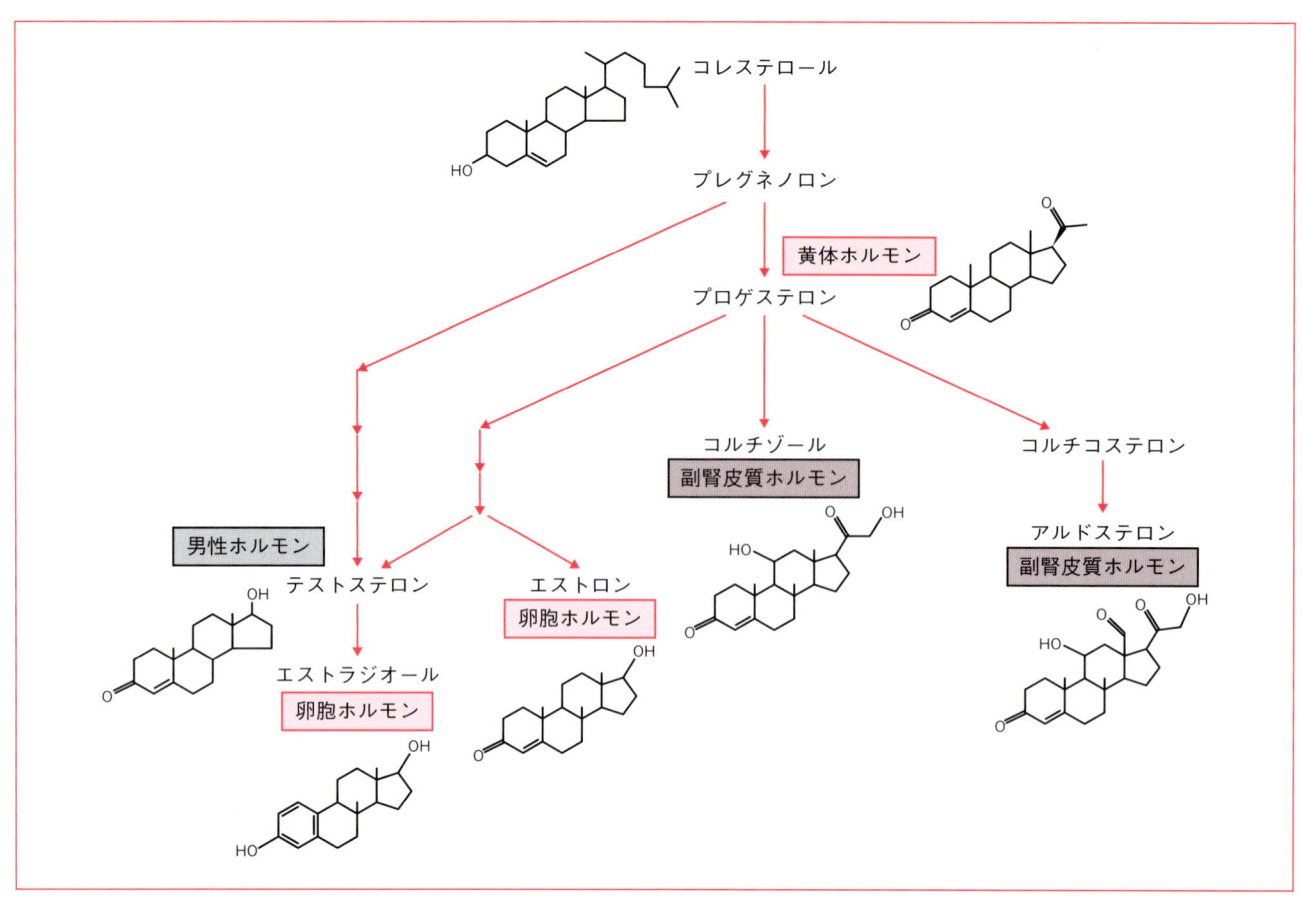

❶ ステロイドホルモンの生合成

胆汁酸の腸肝循環

- 腸管に分泌された胆汁酸の90％以上が小腸の回腸で再吸収され，肝臓へと戻り，再び分泌される．このような循環を胆汁酸の腸肝循環と呼ぶ(❶)．
- 胆汁酸は，肝臓でコレステロールから合成され，胆管へ排出される．
- 同じく肝臓から胆管へ排出されたコレステロールとリン脂質(主にホスファチジルコリン)とともに胆汁を形成する．
- 胆汁は，いったん胆嚢に貯蔵されたあと，膵液とともに十二指腸に分泌される．
- 胆汁酸は，腸管で脂質をミセル化し溶かす役割を果たす．
- 回腸で胆汁酸は再吸収され，血中(門脈)を通って肝臓へと運ばれる．
- 胆汁酸は肝細胞に入り，再び胆管へと排出される．

7 ステロイドホルモンの生成

- ステロイドホルモンは，コレステロールを原料につくられる(❶)．
- ステロイドホルモンには，糖質コルチコイド(コルチゾール)や鉱質コルチコイド(アルドステロン)のような副腎皮質ホルモンと，男性ホルモン(テストステロン)や女性ホルモン(プロゲステロン，エストロン，エストラジオール)のような性ホルモンが含まれる．
- コレステロールはまずプレグネノロンに変換される．
- プレグネノロンからは，プロゲステロンを経てコルチゾールやアルドステロンが合成される．
- また，プレグネノロンから，テストステロンを経てエストラジオールが合成される．

豆知識

過剰のコレステロールは一部が酸化されて，25-ヒドロキシコレステロールなどのオキシステロールとなる．ただし，オキシステロールは分解中間体などではなく，コレステロールが過剰であることの細胞における目印であり，コレステロール合成を抑制する．

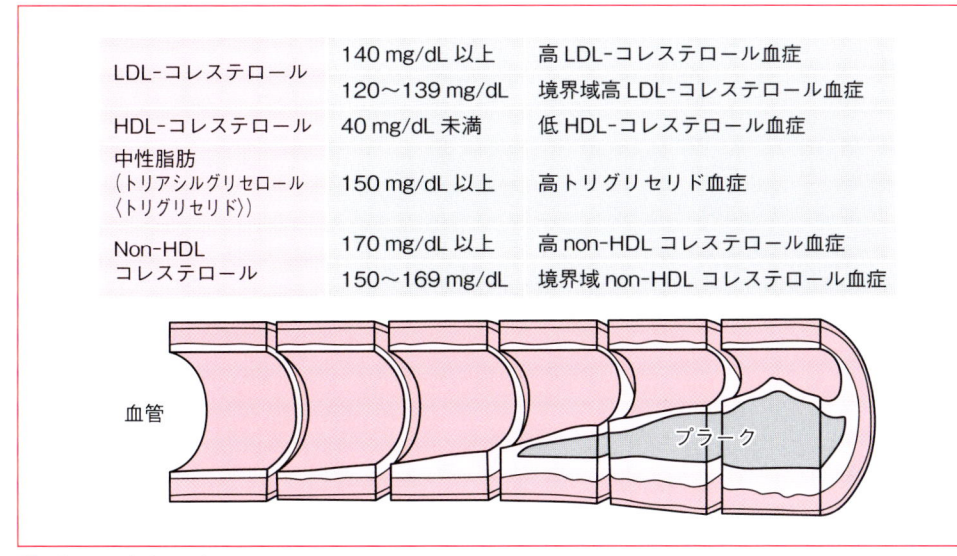

LDL-コレステロール	140 mg/dL 以上	高LDL-コレステロール血症
	120〜139 mg/dL	境界域高LDL-コレステロール血症
HDL-コレステロール	40 mg/dL 未満	低HDL-コレステロール血症
中性脂肪 (トリアシルグリセロール 〈トリグリセリド〉)	150 mg/dL 以上	高トリグリセリド血症
Non-HDL コレステロール	170 mg/dL 以上	高non-HDLコレステロール血症
	150〜169 mg/dL	境界域non-HDLコレステロール血症

⑰ 脂質異常症と動脈硬化
(上:日本動脈硬化学会編.動脈硬化性疾患予防ガイドライン2017年版.日本動脈硬化学会;2017.より)

8 脂質代謝異常[*4]

- 体内には脂質の恒常性を維持するためのメカニズムが備わってはいるが,生活習慣や近年の食の変化に起因して,体内脂質レベルの異常が問題となっている.
- 脂質異常症の診断基準は,血中LDL-コレステロール値140 mg/dL以上,HDL-コレステロール値40 mg/dL未満,トリアシルグリセロール値150 mg/dL以上,Non-HDLコレステロール値(=総コレステロール値-HDLコレステロール値)170 mg/dL以上とされる(⑰).
- 脂質異常症は,糖尿病や高血圧と並び,動脈硬化症の原因となる.
- 血中のLDL-コレステロール[*5]やトリアシルグリセロール値が高くなると,あるいはHDL-コレステロール値が低くなると,末梢細胞に脂質が蓄積する.
- 特に血管壁のマクロファージに脂質が蓄積すると,炎症反応が起き,スカベンジャー受容体を介したさらなる脂質の蓄積とマクロファージの遊走をもたらす.
- 脂質を蓄積した細胞などがプラークをつくり,アテローム性動脈硬化が進行する(⑰).

引用文献
1) 日本動脈硬化学会編.動脈硬化性疾患予防ガイドライン2017年版.日本動脈硬化学会;2017.

参考文献
・Moran LA, et al. 鈴木紘一ほか監訳.ホートン生化学.第5版.東京化学同人;2013.
・福田 満編.新食品・栄養科学シリーズ.生化学.第2版.化学同人;2012.

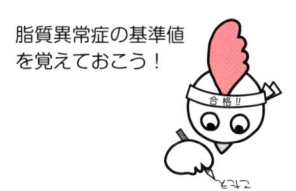

脂質異常症の基準値を覚えておこう!

●MEMO●
脂質代謝異常としては,脂質異常症のほかにさまざまな病気がある.遺伝性の家族性高コレステロール血症やニーマン-ピック病,タンジール病などもある.ニーマン-ピック病は,LDLから取り込んだ脂質を代謝できず,リソソームにコレステロールやスフィンゴ脂質が蓄積し,神経細胞死を引き起こす.タンジール病は,血漿中にほとんどHDLが存在しない家族性低HDL血症であり,扁桃腺肥大や末梢神経症状がみられる.アメリカのタンジール島の島民の患者で初めて報告され,島の名称にちなんでタンジール病と呼ばれている.

[*4] 先天性の脂質代謝異常症については,第15章の「脂質代謝異常症」(p.147)を参照.

豆知識
最近はLDLやHDLといったリポたんぱく質の量だけでなく,どれだけ細胞に蓄積した脂質を引き抜く能力がHDLにあるのかなど,リポたんぱく質の質が注目されている.

[*5] LDLのうち,とりわけ酸化LDLは動脈硬化症のリスクを上げる.酸化LDLは,活性酸素などによる脂肪酸の過酸化などによって生じる.

豆知識
トランス脂肪酸は,血清LDL-コレステロールを上昇させ,心血管疾患のリスクを高める.

カコモンに挑戦!!

◆ 第26回-27

脂質とその代謝に関する記述である．正しいのはどれか．1つ選べ．
(1) HDLの粒子径は，キロミクロンより大きい．
(2) 肝臓のLDL受容体は，HMG-CoA還元酵素の阻害に伴って減少する．
(3) インスリンは，リポたんぱく質リパーゼ活性を低下させる．
(4) リポたんぱく質のコア部分は，リン脂質からなる．
(5) スカベンジャー受容体は，酸化LDLを結合する．

◆ 第27回-26

脂質の代謝に関する記述である．正しいのはどれか．1つ選べ．
(1) コレステロールは，身体活動のためのエネルギー源となる．
(2) 脂肪酸のβ酸化は，脂肪酸を水と二酸化炭素に分解する過程である．
(3) 肝細胞内で生成したクエン酸は，脂肪酸の合成材料となる．
(4) アラキドン酸は，オレイン酸から産生される．
(5) 骨格筋細胞は，脂肪酸をグルコースに変換する作用をもつ．

解答&解説

◆ 第26回-27　**正解(5)**
解説：正文を提示し，解説とする．
(1) HDLの粒子径はキロミクロンより小さい．
(2) 肝臓のLDL受容体は，HMG-CoA還元酵素の阻害に伴って増加する．
(3) インスリンは，リポたんぱく質リパーゼ活性を上昇させる．
(4) リポたんぱく質のコア部分は，コレステロールエステルやトリアシルグリセロールからなる．
(5) スカベンジャー受容体は，酸化LDLを結合する．

◆ 第27回-26　**正解(3)**
解説：正文を提示し，解説とする．
(1) コレステロールは，身体活動のためのエネルギー源とならない．
(2) 脂肪酸のβ酸化は，脂肪酸をアセチルCoAに分解する過程である．
(3) 肝細胞内で生成したクエン酸は，脂肪酸の合成材料となる．
(4) アラキドン酸は，リノール酸から産生される．
(5) 骨格筋細胞は，脂肪酸をグルコースに変換する作用をもたない．

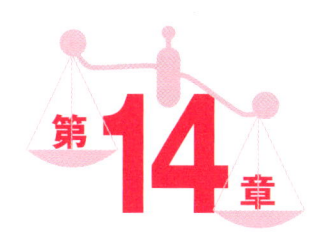

第14章 ヌクレオチドの代謝

> **学習目標**
> - プリンヌクレオチドの合成と分解の過程を理解する
> - ピリミジンヌクレオチドの合成と分解の過程を理解する
> - 痛風と代謝異常について理解する

> **要点整理**
> - 塩基と糖(リボース)とリン酸から成るリボヌクレオチドは,プリンヌクレオチドとピリミジンヌクレオチドに分けられ,新生経路(デノボ経路)と再利用経路(サルベージ経路)によって合成される.
> - DNA合成の基質となるdATP,dGTP,dCTPは,それぞれ対応するリボヌクレオシド二リン酸が還元されたデオキシリボヌクレオシド二リン酸からつくられる.dTTP(TTP)はチミジル酸から生成される.
> - ヒトにおけるヌクレオチド分解では,プリン塩基は尿酸になり,主に腎臓から排泄される.ピリミジン塩基は,最終的にアンモニアと二酸化炭素にまで分解される.
> - 痛風では,血中尿酸濃度が高くなり,尿酸塩が関節内に析出して関節炎が起こる.

1 プリンヌクレオチドの合成と分解

プリンヌクレオチドの合成 (❶)

- プリンヌクレオチド新生経路(デノボ経路)の出発物質は,糖代謝系のペントースリン酸回路中間体のリボース5-リン酸である.
- リボース5-リン酸にピロリン酸が付いたホスホリボシルピロリン酸(PRPP)を土台にプリン塩基であるヒポキサンチンが構築される.
- プリンヌクレオチド新生経路では,まずイノシン酸(IMP)が合成される.
- IMPは他のプリンヌクレオチドであるアデニル酸(AMP)やグアニル酸(GMP)へ変換される.
- ヒポキサンチンを構成する窒素原子や炭素分子の供給源として,グルタミンのアミノ基,グリシン,葉酸誘導体,炭酸(HCO_3^-),アスパラギン酸のアミノ基があげられる(❷).
- 新生経路(❶)の11種の酵素のうち,初発の2種の酵素(PRPP合成酵素とアミドホスホリボシルトランスフェラーゼ)は新生経路の律速段階である.
- 新生経路はフィードバック阻害やフィードフォワード促進により調節される.
- IMPからアデニロコハク酸を経てAMPへ変換される.
- IMPからキサンチル酸(XMP)を経てGMPが合成される.
- IMPからのAMP合成はGTPが基質となり促進し,AMPが抑制する.IMPからのGMP合成はATPを基質として要求し,GMPが阻害する(❶).
- GTPとATPがたすきをかけるように相互のプリンヌクレオチド合成を促進することは,2種類のプリンヌクレオチドの合成バランスを図るしくみと考えられる.
- すでに存在する塩基をPRPPに結合する再利用経路(サルベージ経路)は,細胞内の核酸分解で遊離した塩基からプリンヌクレオチドを合成する(❸).

プリンヌクレオチドの分解

- IMPは5'-ヌクレオチダーゼによって水解され,イノシンとリン酸になる.
- イノシンは加リン酸分解され,ヒポキサンチンとなる.

> **豆知識**
> **生物種の違いによる窒素の排泄のしかた**:種々のアミノ酸由来の窒素原子は,ヒトを含む哺乳動物では尿素回路で尿素となって腎臓から排泄される.鳥類・爬虫類などは,種々のアミノ酸由来の窒素原子をプリンヌクレオチド新生経路でIMPに取り込み,尿酸として排泄する尿酸排泄動物である.ハトの糞の白っぽいものは尿酸である.

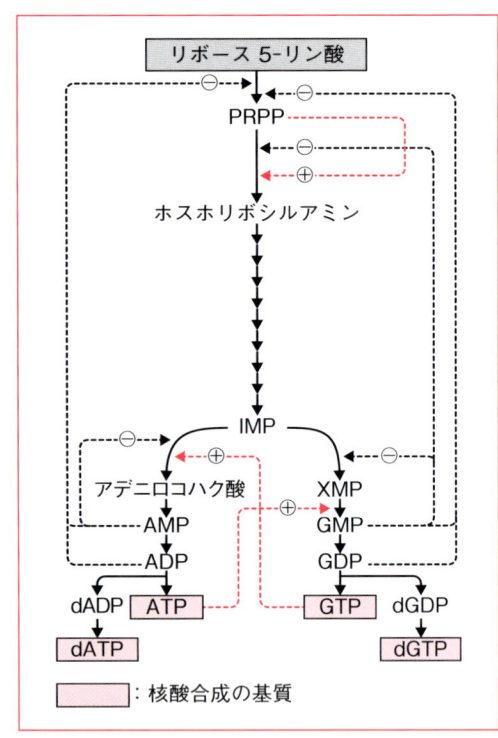

❶ プリンヌクレオチド代謝経路における制御
実線は酵素反応を示す．
⊕：反応促進，⊖：反応抑制，XMP：キサンチル酸．

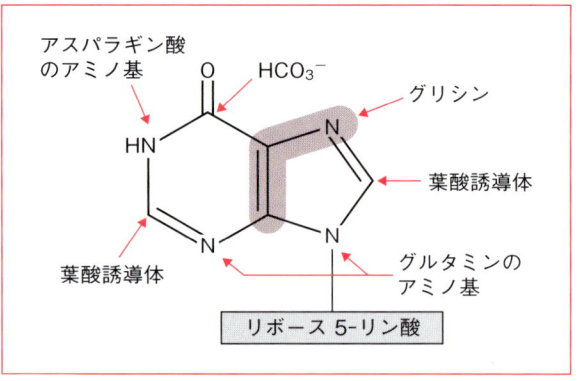

❷ プリン塩基の構築

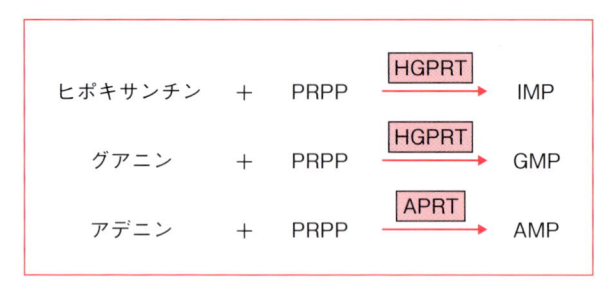

❸ 塩基の再利用経路
HGPRT：ヒポキサンチン-グアニンホスホリボシルトランスフェラーゼ，APRT：アデニンホスホリボシルトランスフェラーゼ．

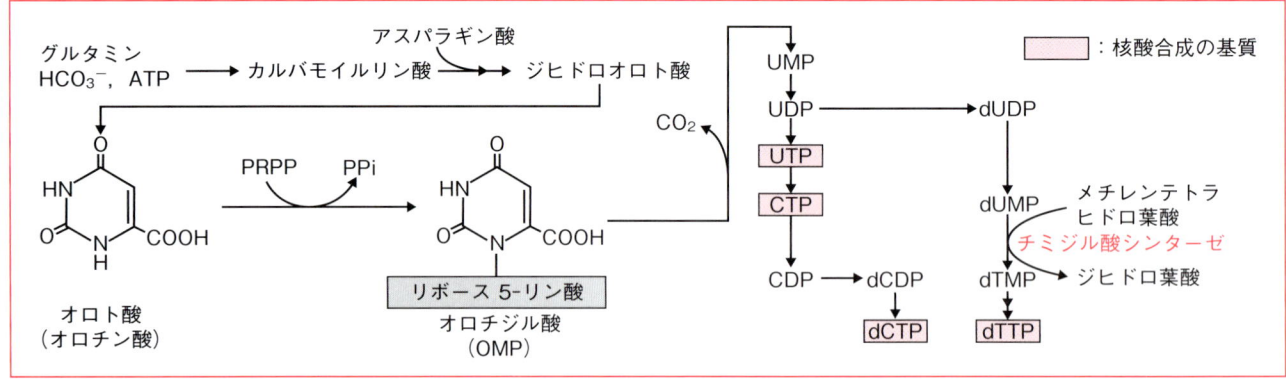

❹ ピリミジンヌクレオチドの新生経路

- ヒポキサンチンはキサンチン脱水素酵素によりキサンチンを経て尿酸となる．
- アデニンはヒポキサンチンになり，グアニンはキサンチンとなり分解される．
- ヒトでは尿酸が最終代謝産物として，主に腎臓から排泄される．

2 ピリミジンヌクレオチドの合成（❹）と分解

- ピリミジン塩基はカルバモイルリン酸とアスパラギン酸から合成される．
- 合成されたオロト酸はPRPPと結合し，オロチジル酸となる．
- オロチジル酸は脱炭酸をうけてUMPになる．
- UMPはUDPとなり，その後CTP/dCTPあるいはdUMPができる．
- dUMPはチミジル酸シンターゼでチミジル酸（dTMP）となり，その後dTTP（TTP）が生成される．
- ピリミジン塩基は開裂されたのちアンモニアを生成するとともに，代謝されてクエン酸回路に入り二酸化炭素にまで分解される．

● MEMO ●
プリンヌクレオチドとピリミジンヌクレオチドでは，合成・分解の様式に違いがある．プリンヌクレオチドの新生経路では，PRPPを土台にして順次組み上げられて環状のヒポキサンチンになる．ピリミジンヌクレオチドの新生経路では，環状のオロト酸がPRPPと結合する．分解では，プリン塩基は環状が開裂しないが，ピリミジン塩基は環状が開裂する．

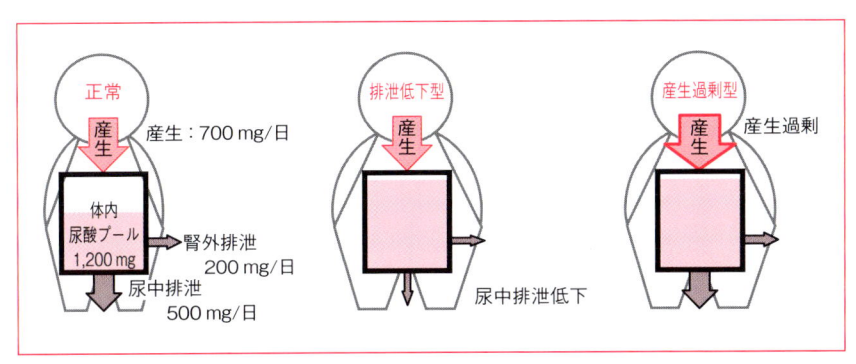

❺ **正常および高尿酸血症の尿酸動態**
正常の血清尿酸値は4〜6 mg/dL.

- 再利用経路ではチミンがチミジン合成酵素でチミジンとなり，リン酸化されてdTMPとなる．

3 痛風と代謝異常

- 痛風は9割以上の患者が男性である．最近では30歳代で発症する人が最も多くなり，若年化する傾向にある．
- 痛風の基礎病態である高尿酸血症は，男女とも血清尿酸値が7.0 mg/dLを超えるものをいう．
- 痛風では血中尿酸濃度が高く，尿酸塩が関節内に析出し関節炎が起こる．
- 痛風関節炎は痛風発作と呼ばれ，足の親指の付け根の関節などに多い．この部位は体幹温度よりも低くなるので尿酸の結晶析出が起こりやすい．
- 痛風では，腎臓に尿酸塩が沈着し腎障害（＝痛風腎）を合併する．

尿酸の代謝 ❺

- 1日あたりの尿酸の産生は，生体内の核酸の分解からの内因性尿酸と食事中の細胞成分の核酸からの外因性尿酸と合わせて約700 mgである．
- 腎臓からは1日約500 mgの尿酸が尿中に排泄される．さらに消化管から消化液とともに約200 mgが排泄される．
- 正常人の体内尿酸プールは約1,200 mgといわれている．
- 血中尿酸値の上昇には，①腎臓における尿酸の排泄低下（排泄低下型），②プリン体分解（尿酸産生）亢進，生体内でのプリン体生合成の亢進および食事性のプリン体負荷（産生過剰型）が関わる．
- エストロゲンは尿酸の尿中排泄を促進するので，女性には痛風患者が少ないと考えられている．

尿酸値と栄養

- 適正なエネルギー摂取による肥満の解消は，血清尿酸値を低下させる効果が期待される．
- 食事療法としては，プリン体・果糖の過剰摂取制限，十分な飲水が勧められる．
- アルコール摂取は，内因性プリン体の分解亢進，血中乳酸値上昇による腎臓での尿酸排泄低下，さらにアルコール飲料中のプリン体の負荷などの機序によって，血清尿酸値を上昇させる．
- 尿が酸性になると尿酸結石ができやすいので，尿のアルカリ化を図る．

参考文献
- 高尿酸血症・痛風の治療新ガイドライン，第3版．診断と治療社；2019．
- 田村隆明．コア講義 生化学．裳華房；2010．
- 坂本順司．イラスト 基礎からわかる生化学—構造・酵素・代謝—．裳華房；2012．
- Murray RK, et al, eds. Harper's Biochemistry, 24th ed. Appleton & Lange；1996.

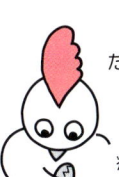

だいじ‼
痛風は生活習慣病の一つ．高尿酸血症・痛風では，血清尿酸値を低下させるために栄養療法を行い，定期的な運動を実行することが必要だよ

肥満解消や食事療法，生活習慣の改善で，血中尿酸値が低下するんだ！

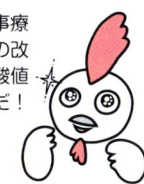

カコモンに挑戦!!

◆ 第18回-103

塩基・ヌクレオチドの代謝についての記述である．正しいのはどれか．
(1) キサンチンは，ピリミジン塩基の代謝産物である．
(2) 摂取したプリン体は，体内で尿酸にまで代謝されることはない．
(3) ウリジンヌクレオチドは，イノシン-5'-一リン酸 (IMP) から合成される．
(4) アルギニンは，プリンヌクレオチドの合成に使われる．
(5) 再利用経路 (サルベージ経路) は，プリンヌクレオチドの合成に使われる．

◆ 第28回-35

高尿酸血症・痛風に関する記述である．正しいのはどれか．1つ選べ．
(1) 女性に多い．
(2) ピリミジン塩基を含む食品の過剰摂取によって起こる．
(3) アルコールは，尿酸の尿中排泄を促進する．
(4) 高尿酸血症は，血清尿酸値が 5.0 mg/dL を超えるものをいう．
(5) 腎障害を合併する．

◆ 第34回-19

核酸とその分解産物に関する記述である．最も適当なのはどれか．1つ選べ．
(1) 核酸は，ペプチドに分解される．
(2) ヌクレオチドは，構成糖として六炭糖を含む．
(3) シトシンは，プリン塩基である．
(4) アデニンの最終代謝物は，尿酸である．
(5) 尿酸の排泄は，アルコールの摂取により促進される．

解答&解説

◆ 第18回-103　正解 (5)

解説：正文を提示し，解説とする．
(1) キサンチンは，プリン塩基の代謝産物である．
(2) 摂取したプリン体は，体内で尿酸にまで代謝される．
(3) ウリジンヌクレオチドは，オロチジル酸 (OMP) から合成される．
(4) グリシンは，プリンヌクレオチドの合成に使われる．
(5) 再利用経路 (サルベージ経路) は，プリンヌクレオチドの合成に使われる．

◆ 第28回-35　正解 (5)

解説：正文を提示し，解説とする．
(1) 男性に多い．
(2) プリン塩基を含む食品の過剰摂取によって起こる．
(3) アルコールは，尿酸の尿中排泄を低下させる．
(4) 高尿酸血症は，血清尿酸値が 7.0 mg/dL を超えるものをいう．
(5) 腎障害を合併する．

◆ 第34回-19　正解 (4)

解説：正文を提示し，解説とする．
(1) 核酸は，ヌクレオチドに分解される．
(2) ヌクレオチドは，構成糖として五炭糖を含む．
(3) シトシンは，ピリミジン塩基である．
(4) アデニンの最終代謝物は，尿酸である．
(5) 尿酸の排泄は，アルコールの摂取により低下する．

第15章 遺伝子発現とその制御

> **学習目標**
> - DNAの複製と修復の過程を理解する
> - 遺伝子発現の基本的原理とその調節機構を理解する
> - 遺伝子の異常とヒトの疾患との関係を理解する

> **要点整理**
> ✓ DNA複製は，DNAポリメラーゼの働きにより，半保存的かつ半不連続的に進行する．
> ✓ 細胞はDNAの塩基に生じた変化（DNA損傷）を感知してもとに戻す，DNA修復機構を備えている．
> ✓ DNAを鋳型にしてRNA鎖を合成する過程を転写といい，mRNAの塩基配列の情報をもとにたんぱく質を合成する過程を翻訳という．
> ✓ 遺伝子発現は，転写の開始からたんぱく質が機能を発揮するまでのあらゆる段階で調節されうる．
> ✓ ゲノムの塩基配列の異常は，遺伝子疾患や生活習慣病の原因となる．
> ✓ 遺伝子多型を調べることにより，個人の体質に合わせたテーラーメイド医療が実現する可能性が高まっている．

1 DNAの複製と修復

- 遺伝子とは，生物の遺伝情報を担う因子である．
- 遺伝子とは，たんぱく質をコード（指令）するRNAの情報が書き込まれているDNAの領域を指す．
- 突然変異とは，子孫に形質が伝わるような変化＝遺伝子の変化である．
- 突然変異とは，DNAの塩基配列の変化である．

DNA複製は半保存的に進行する

- DNAの複製では，アデニン（A）とチミン（T），グアニン（G）とシトシン（C）の相補性を利用してDNAが合成される．
- DNAの複製は，DNAの1本のポリヌクレオチド鎖（親鎖）を鋳型にして相補的なポリヌクレオチド鎖（娘鎖）を新たに合成することで行われる．
- DNAの複製は，2本の親鎖から成るDNAから，親鎖1本と娘鎖1本から成るDNAを2組生じるため，「半保存的複製」と呼ばれる．
- DNAポリメラーゼは，DNA（親鎖）を鋳型にして新たなDNA鎖（娘鎖）を合成する．
- DNAポリメラーゼは，5′→3′方向へのDNA鎖の伸長を触媒する（❶）．

●MEMO●
3′→5′方向にDNA鎖を伸長させるDNAポリメラーゼは存在しない．

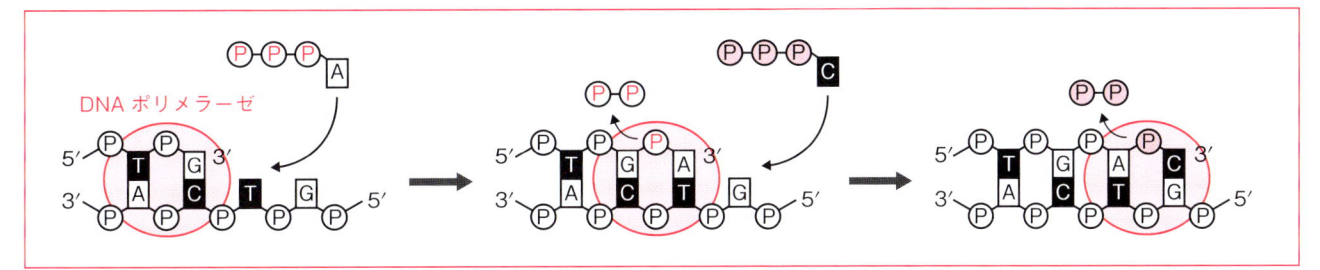

❶ DNAポリメラーゼによるDNA鎖の伸長
A：デオキシアデノシン，G：デオキシグアノシン，T：デオキシチミジン，C：デオキシシチジン，P：リン酸．

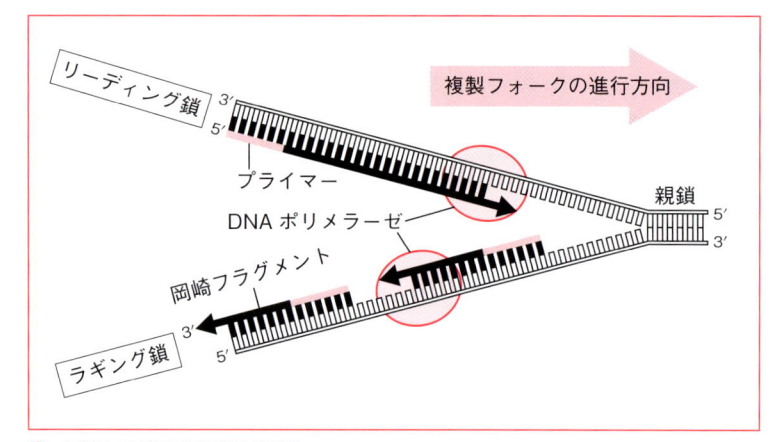

❷ DNAの半不連続的複製

❸ ラギング鎖の伸長と染色体末端問題

- DNAポリメラーゼは、ポリヌクレオチド鎖の3′-OH末端にデオキシリボヌクレオシド三リン酸を付加させ、二リン酸（ピロリン酸）を遊離させる（❶）．
- DNAポリメラーゼによるDNA鎖の伸長開始には、一本鎖の短いDNAまたはRNAの断片（プライマー）が親鎖に結合している必要がある．
- 生体内では、RNAプライマーゼが親鎖を鋳型にして10ヌクレオチド程度のRNAプライマーを合成し、DNAポリメラーゼによるDNA鎖の伸長を可能にする．
- DNAの二本鎖間の水素結合が切れて一本鎖に解離することを、DNAの変性という．
- 生体内では、DNAヘリカーゼがDNAを一本鎖に解離させて複製を可能にする．
- DNAヘリカーゼによって解離した一本鎖DNAは、一本鎖DNA結合たんぱく質が結合することによって安定化される．
- 二本鎖DNAが一本鎖DNAに解離して複製が行われている部分を、複製フォークという．

DNA複製は半不連続的に進行する

- DNAは逆平行構造をとっているため、一方のポリヌクレオチド鎖の伸長は複製フォークの進行方向と同方向に、もう一方は逆方向になる（❷）．
- 娘鎖が複製フォークの進行と同じ方向に伸長する鎖をリーディング鎖といい、逆方向に伸長する鎖をラギング鎖という（❷）．
- ラギング鎖の合成では、「返し縫い」のように、短いDNA断片が次々と合成される（❷）．ラギング鎖の合成でみられる短いDNA断片を、岡崎フラグメントと呼ぶ（❷）．
- ラギング鎖では、RNAプライマーがDNAに置き換えられたあと、隣り合ったDNA断片がDNAリガーゼによってつなぎ合わされ、連続したDNA鎖となる（❸）．
- リーディング鎖の伸長が連続的に、ラギング鎖の伸長が不連続的に起こることから、DNAの複製様式は「半不連続的複製」といわれる．

DNA複製の末端問題

- 複製フォークが染色体の末端近くまで進むと、ラギング鎖の伸長に必要なプライマーを合成する余地がなくなるため、複製が終了する（❸）．このため、真核生物では複製のたびに染色体は短くなる（❹）．
- 染色体が複製のたびに短くなってもいいように、染色体の末端には、意味のない繰り返し配列をもつDNA領域（テロメア）が存在する（❹）．
- ヒトの体細胞を培養すると、一定の分裂回数を超えると分裂できなくなる（❹）．これは分裂のたびにテロメアが短縮し、一定の分裂回数を超えると染色体の不安定化を招くためと考えられている．
- 幹細胞・生殖細胞・がん細胞では、短くなったテロメアを伸長させる酵素であるテロメラーゼが発現している[*1]．

【用語解説】
岡崎フラグメント：1967年に岡崎令治（1930～1975）により発見された．

● MEMO ●
ミトコンドリアや細菌のゲノムは環状DNAなので、末端問題およびテロメアは存在しない．

[*1] テロメラーゼは、自身に含まれるRNAを鋳型にしてDNAを合成し、テロメアを伸長させる．

豆知識
テロメラーゼの発現を促進する化合物を配合し、肌の若返りをうたう化粧品も市販されている．

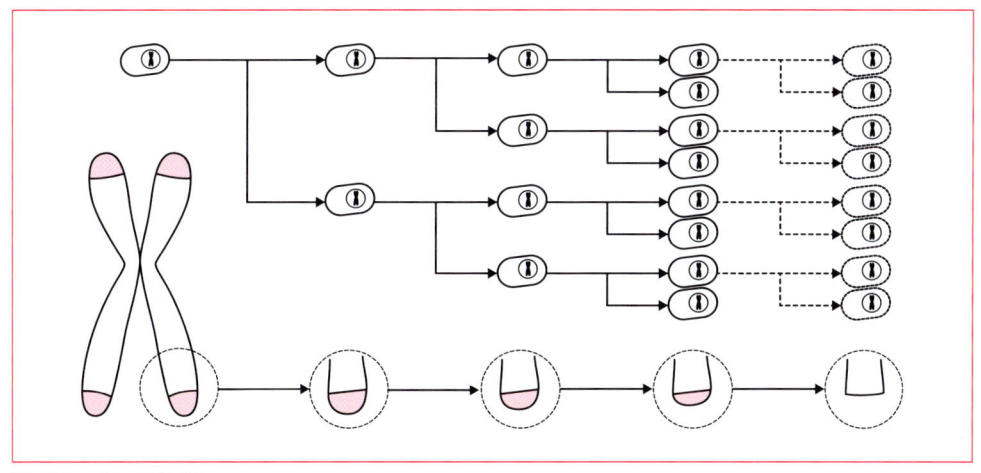

❹ テロメアの短縮
(Meletis CD. A genetic solution to slowing aging and preventing disease. Whole Health Insider Newsletter 2012 より)
テロメア（赤で示した部分）は細胞分裂のたびに短縮し，最終的に細胞は分裂を停止する．

❺ チミン二量体の形成

DNAの修復

- DNA複製の過程で新生鎖の3'末端に誤った塩基が付加されると，DNAポリメラーゼのエキソヌクレアーゼ活性によって除去される．これをDNAポリメラーゼの校正機能という．
- 校正機能があっても，DNAポリメラーゼによるDNA複製反応はごくまれに失敗する．
- 正しく複製されたDNAも，塩基に変化が生じる場合がある．これをDNA損傷という．
- 紫外線，放射線，活性酸素，化学物質などにより，DNA損傷が起こる．
- 細胞が紫外線の照射を受けると，DNAの2つの隣り合うピリミジン塩基（シトシンまたはチミン）のあいだで二量体が形成される（❺）．
- DNA中のシトシンが脱アミノ反応を受けてウラシルに変わると，誤った塩基対が娘鎖に生じることになる（❻）．
- DNA複製の失敗やDNA損傷の結果，塩基の置換（点変異）・挿入・欠失などが生じ，遺伝子の機能が損なわれることがある．
- DNA複製の失敗やDNA損傷で生じた塩基の変化の大部分は，修復される．修復されなかった塩基の変化は，突然変異として残る．
- DNAの一方のポリヌクレオチド鎖の損傷は，塩基除去修復やヌクレオチド除去修復などにより修復される（❼）．
- DNAの二本鎖が切断された場合は，相同組換えや非相同末端連結により修復される．
- 相同組換えでは，姉妹染色分体が鋳型として使用される（❽）．

豆知識
世界初の体細胞クローン羊として生まれたドリーは，誕生時からテロメアが短かったとの報告がある．

● MEMO ●
相同組換えの機構は，減数分裂期において染色体交差が起きる際にも用いられており，遺伝子の多様性を生じる原動力になっている．

豆知識
塩基配列に相同性のないDNA間でも組換えが起こることがあり，これを非相同組換えという．免疫グロブリン遺伝子やT細胞受容体遺伝子における遺伝子再編成の過程や，トランスポゾンと呼ばれる塩基配列がゲノム上を転移する過程などでみられる．

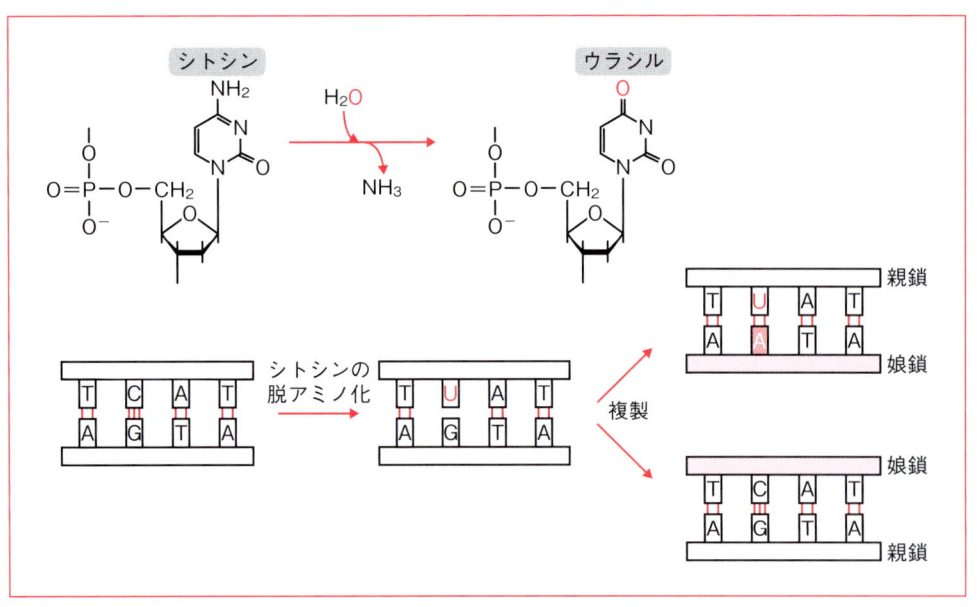

❻ シトシンの脱アミノ化と，複製の結果生じる変異

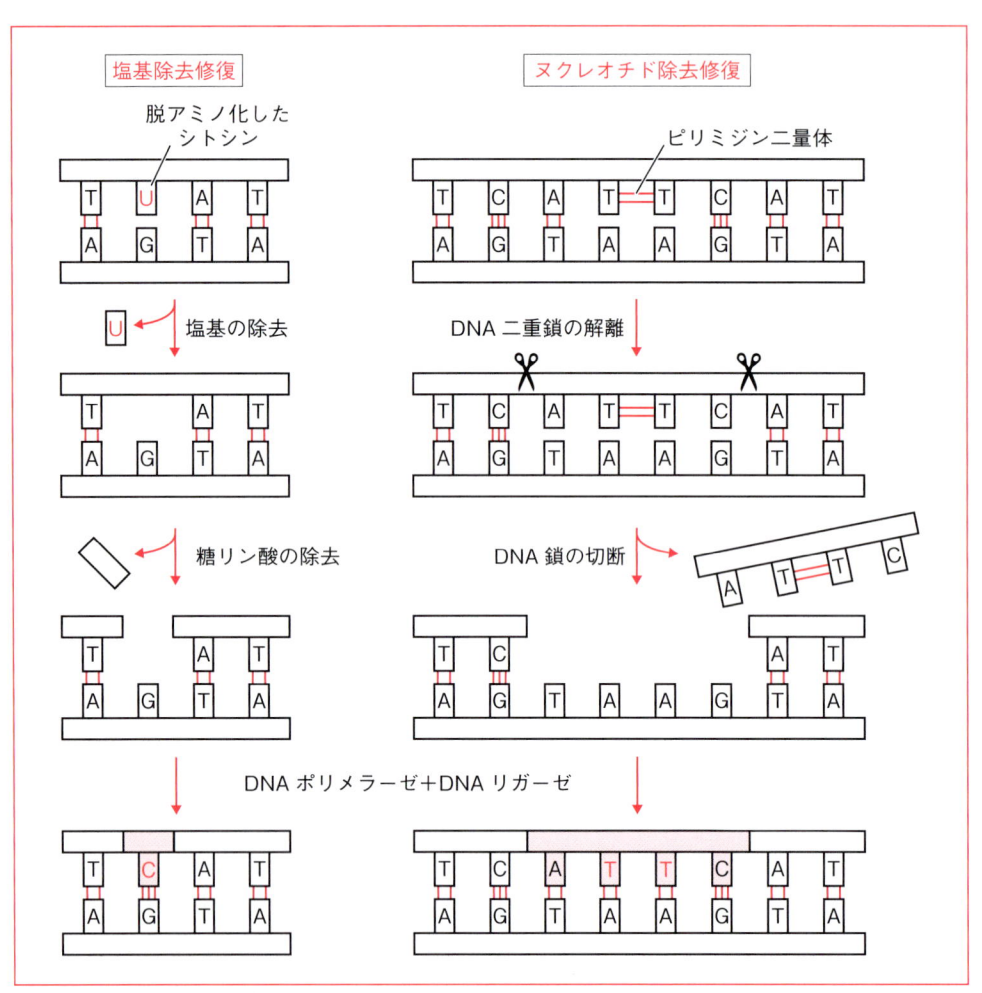

❼ DNAの除去修復機構
実際にはヒトでは30ヌクレオチド程度がヌクレオチド除去修復で除去される．

DNA修復の異常

- ヒトの遺伝子疾患のなかには，DNA修復機能の欠損が原因のものがある．
- DNA修復機能に欠損があると，DNA損傷により生じた塩基の変化が修復されずに固

●MEMO●
DNA損傷の頻度は低いものの，ヒト細胞では毎日何千もの塩基が変化している[1]．

138

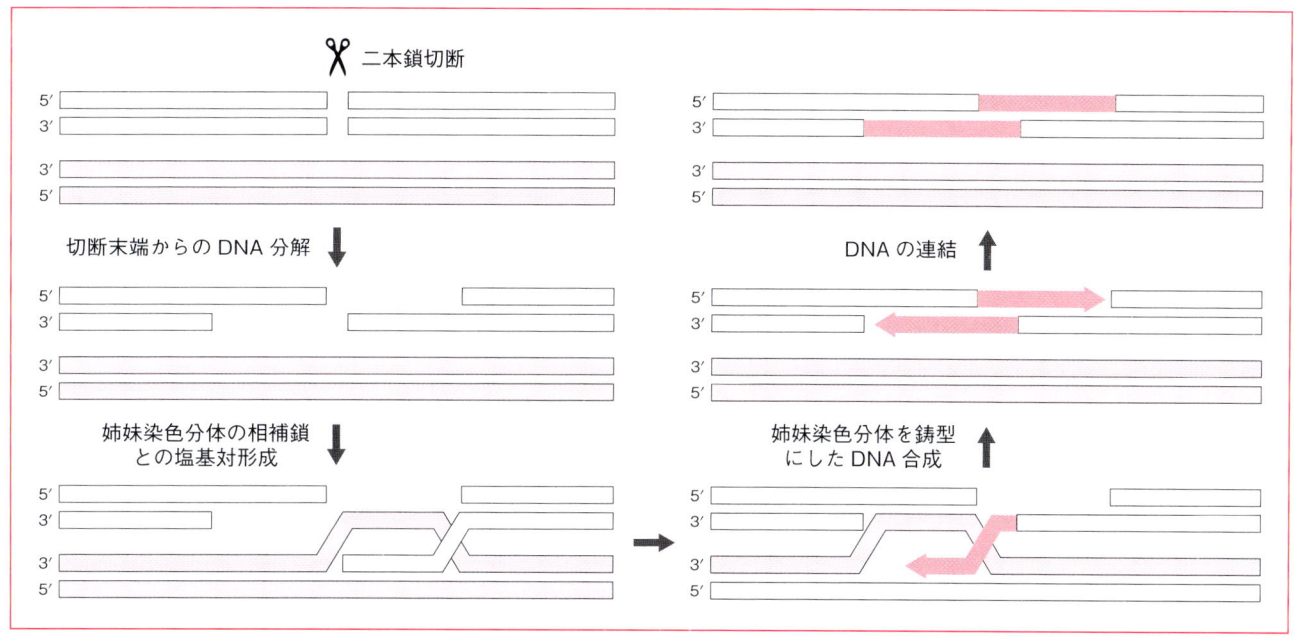

❽ 相同組換えによるDNA二本鎖切断の修復
(Alberts B, et al. 中村桂子, 松原謙一監訳. 細胞の分子生物学, 第5版. ニュートンプレス；2010. p.309より)

定化され，細胞のがん化などを引き起こす可能性が高まる．
- **色素性乾皮症**（XP：xeroderma pigmentosum）は，除去修復に関わる遺伝子の欠損により生じるヒトの遺伝子疾患である．色素性乾皮症患者が日光などの紫外線に当たると，皮膚の角質化・色素沈着などが起こり，皮膚がんになりやすい．
- DNA複製の失敗を修復する機構（ミスマッチ修復機構）に関連する遺伝子に異常があると，大腸がんなどの発がんリスクが上昇することが知られている．

2　転写と翻訳

- すべての生物に共通する，遺伝情報発現の基本原則を，**セントラルドグマ**という．
- セントラルドグマは「DNAにコードされた遺伝情報はmRNAに伝達され，たんぱく質として発現する」という遺伝子発現の概念を示している．

RNAの種類
- DNAを鋳型にしてRNA鎖を合成する過程を，**転写**という．
- RNAにはさまざまな種類と機能がある（❾）．
- **mRNA**（伝令RNA）は，遺伝情報すなわちたんぱく質のアミノ酸配列の情報をもつ．
- mRNA以外のRNAは，たんぱく質をコードしていないことから，**ノンコーディングRNA**（または非翻訳RNA）と呼ばれる．
- たんぱく質の合成に直接関わるRNAには，mRNAのほかに**tRNA**（転移RNA）と**rRNA**（リボソームRNA）がある．
- RNAのなかにはRNase Pのように酵素活性をもつものがあり，これらは**リボザイム**と総称される．

転写の開始
- **RNAポリメラーゼ**が転写の反応を触媒する．
- RNAポリメラーゼが結合するDNAの領域を，**プロモーター**という（❿）．
- プロモーターの塩基配列に厳密な共通性はないが，**TATAボックス**と呼ばれる，チミン（T）とアデニン（A）に富む配列をもつものが多い．
- 真核生物のRNAポリメラーゼがプロモーターと結合するためには，**基本転写因子**と呼ばれる複数のたんぱく質が必要である（❿）．
- 基本転写因子は，TATAボックスなどのプロモーターの認識，RNAポリメラーゼと

●MEMO●
セントラルドグマは，遺伝子の情報がたんぱく質として発現するまでの流れを示しているが，ノンコーディングRNAの遺伝子など，遺伝子の情報がたんぱく質として発現しない例もある．

🫘 豆知識
レトロウイルスの遺伝情報はRNAにコードされており，宿主細胞内でDNAに変換されてから転写・翻訳を経て発現する．RNAからDNAへの変換は逆転写と呼ばれ，セントラルドグマに従わない代表的な例である．

【用語解説】
リボザイム（ribozyme）：RNA（ribonucleic acid）と酵素（enzyme）を組み合わせた造語である．リボザイムやレトロウイルスの存在は，RNAが原始生命体の細胞において遺伝情報と酵素活性の両方を担っていたとする仮説（RNAワールド仮説）を支持している．

❾ RNAの種類と機能

RNAの種類	機　　能
mRNA	たんぱく質のアミノ酸配列情報をもつ
tRNA	アミノ酸を結合してリボソームに運ぶ
rRNA	リボソームの構成因子
snRNA	スプライシングの調節
RNase P	RNA切断活性をもつ（リボザイム）
miRNA	遺伝子発現の抑制

生体内には，ここで挙げた以外にもさまざまな機能をもったRNAが存在する．

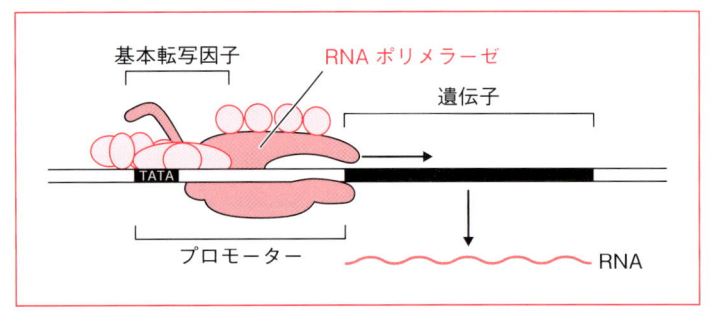

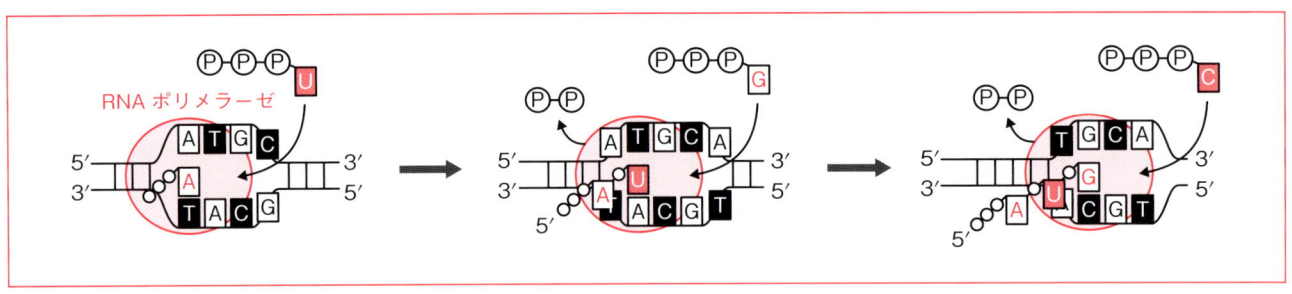

❿ 転写の開始

⓫ RNAポリメラーゼによるRNA鎖の伸長
DNAのA（アデニン）と相補的な塩基はRNAではU（ウラシル）であることに注意．

基本転写因子の結合の安定化，転写開始部位のDNA二本鎖の解離（DNAヘリカーゼ活性）などの機能をもつ．

- プロモーターに結合したRNAポリメラーゼは，転写の進行する方向に向かってDNA上を滑ったあと，転写を開始する．
- 転写を促進する働きをもつDNAの領域を，エンハンサーという（㉑参照）．エンハンサーは，遺伝子やプロモーターから離れた位置に存在する．エンハンサー結合たんぱく質は，エンハンサーに結合し，転写を促進する．
- エンハンサーと反対に，転写を抑制する働きをもつDNAの領域を，サイレンサーという．

転写の伸長と終結

- RNAポリメラーゼは，RNAの合成開始にプライマーを必要としない．
- 真核生物のRNAポリメラーゼは3種類あり，RNAポリメラーゼIがrRNAを，RNAポリメラーゼIIがmRNAを，RNAポリメラーゼIIIがtRNAをそれぞれ合成する．
- RNAポリメラーゼはDNAの片方のヌクレオチド鎖を鋳型として[*2]，DNAの塩基と相補的な塩基をもつRNA鎖を5′→3′方向へ伸長させる．このとき鋳型となるDNA鎖は，RNA鎖と逆向きである（⓫）．
- RNAポリメラーゼは，ポリヌクレオチド鎖の3′-OH末端にリボヌクレオシド三リン酸を付加させ，二リン酸（ピロリン酸）を遊離させる（⓫）．
- RNAポリメラーゼがDNA上のターミネーターと呼ばれる領域に達すると，RNAポリメラーゼはDNA鎖から解離し，転写が終結する．

mRNAの成熟

- 真核生物のmRNA前駆体は転写後，5′キャップ構造（7-メチルグアノシン）の付加・スプライシング・3′末端へのポリA[*3]の付加を受けて成熟体となる（⓬）．
- 多くの遺伝子には，アミノ酸をコードする領域とコードしない領域が散在しており，後者は転写後にスプライシングと呼ばれる機構により除かれる．
- mRNA前駆体のうち，スプライシングによって除かれる部分をイントロン，残る部分をエクソンという[*4]．

[*2] 転写ではDNAの二本鎖のいずれか一方がRNA合成のための鋳型となり，もう一方は鋳型とならない．すなわち遺伝子はDNAの片側のヌクレオチド鎖にコードされているといえる．RNA合成のための鋳型となるDNA鎖はアンチセンス鎖，鋳型とならないDNA鎖はセンス鎖と呼ばれる．

[*3] ポリAはアデノシンヌクレオチドが200～250個程度結合したもので，ポリAポリメラーゼによって形成される．ポリAはmRNAの安定性などに寄与している．

[*4] イントロン（intron）の語源はintragenic region，エクソン（exon）の語源はexpressed regionである．イントロン，エクソンという言葉はDNAに対しても用いられる．

2 転写と翻訳

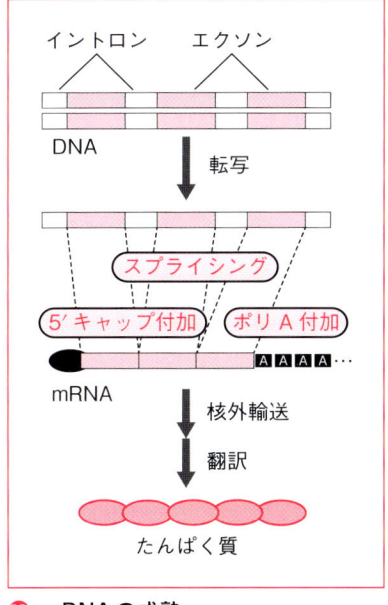

❷ mRNAの成熟

❸ 遺伝暗号表（コドン表）

1番目の塩基	2番目の塩基 U	C	A	G	3番目の塩基
U	フェニルアラニン	セリン	チロシン	システイン	U
U	フェニルアラニン	セリン	チロシン	システイン	C
U	ロイシン	セリン	終止	終止	A
U	ロイシン	セリン	終止	トリプトファン	G
C	ロイシン	プロリン	ヒスチジン	アルギニン	U
C	ロイシン	プロリン	ヒスチジン	アルギニン	C
C	ロイシン	プロリン	グルタミン	アルギニン	A
C	ロイシン	プロリン	グルタミン	アルギニン	G
A	イソロイシン	トレオニン	アスパラギン	セリン	U
A	イソロイシン	トレオニン	アスパラギン	セリン	C
A	イソロイシン	トレオニン	リシン	アルギニン	A
A	メチオニン	トレオニン	リシン	アルギニン	G
G	バリン	アラニン	アスパラギン酸	グリシン	U
G	バリン	アラニン	アスパラギン酸	グリシン	C
G	バリン	アラニン	グルタミン酸	グリシン	A
G	バリン	アラニン	グルタミン酸	グリシン	G

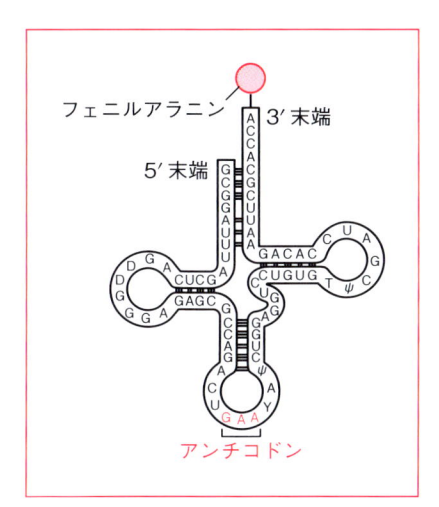

❹ tRNAの二次構造（フェニルアラニンを結合するtRNAの例）

（Alberts B, et al. 中村桂子, 松原謙一監訳. 細胞の分子生物学, 第5版. ニュートンプレス；2010. p.368より）

遺伝暗号

- mRNAの塩基配列の情報をもとにたんぱく質を合成する過程を, **翻訳**という.
- mRNAの3つの連続する塩基が1つのアミノ酸をコードしており[*5], この3つの連続する塩基を**コドン**と呼ぶ(❸).
- UAA, UAG, UGAの3つのコドンは**終止コドン**と呼ばれ, アミノ酸を指定せず, 翻訳終結のシグナルとして働く(❸).
- 翻訳開始のシグナルとして働くコドンを, **開始コドン**と呼ぶ. AUGはメチオニンを指定するとともに, 開始コドンとしても働く(❸).

翻訳の機構

- tRNAは遺伝暗号の解読を媒介するアダプター分子であり, 数十種類存在し, それぞれが1種類のアミノ酸を結合する(❹).
- tRNAは3つの連続する塩基から成るアンチコドンをもち, この部分でmRNAのコドンと塩基の相補性により結合する(❹).
- アミノアシルtRNA合成酵素がtRNAの3'末端にアミノ酸を結合させる.
- たんぱく質合成の場であるリボソームは, たんぱく質とrRNAから成る複合体であ

●MEMO●
エクソン内に1つの塩基の置換（点変異）が生じた結果, アミノ酸が変化しない変異をサイレント変異, 別のアミノ酸に変化する変異をミスセンス変異, 翻訳が終結する変異をナンセンス変異という. もとの配列がAAG（リシン）である場合, AAA（リシン）への置換はサイレント変異, AGG（アルギニン）への置換はミスセンス変異, TAG（終止）への置換はナンセンス変異となる.

豆知識
エクソン内に塩基の挿入や欠失が起こった場合, コドンの読み取り枠（フレーム）がずれて, まったく違うアミノ酸配列になってしまうことがある. これをフレームシフト変異という.

[*5] 20種類のアミノ酸を4種類の塩基（A, T, G, C）の並びで指定するためには, 2塩基の順列（$4^2=16$）では足りず, 3塩基の順列（$4^3=64$）が必要である. その結果, 複数のコドンが同一のアミノ酸を指定する. UUUとUUCのように, 同一のアミノ酸を指定するコドンを, 同義コドンという.

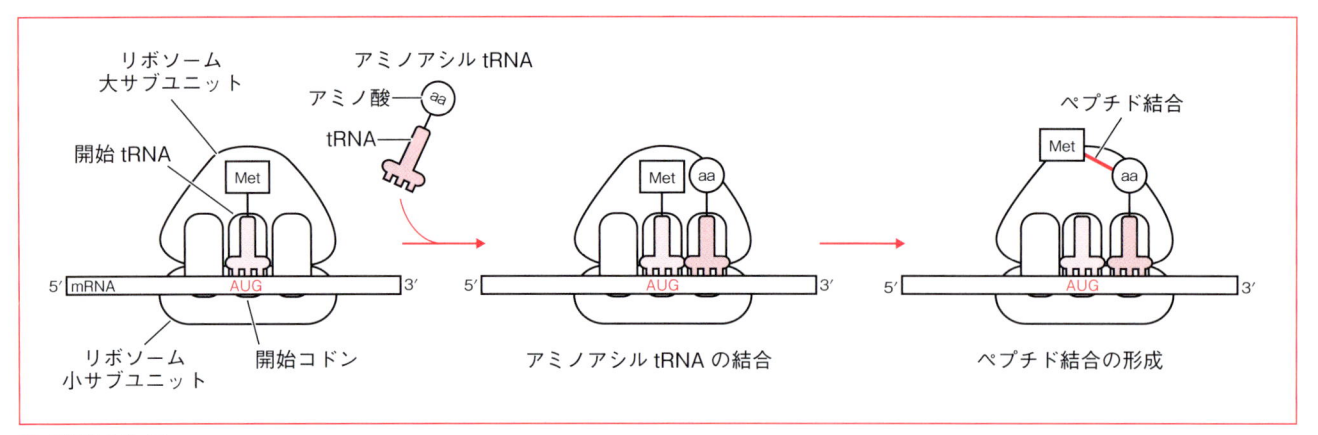

❶ 翻訳の伸長
(Alberts B, et al. 中村桂子, 松原謙一監訳. 細胞の分子生物学, 第5版. ニュートンプレス；2010. p.380より)
Met：メチオニン.

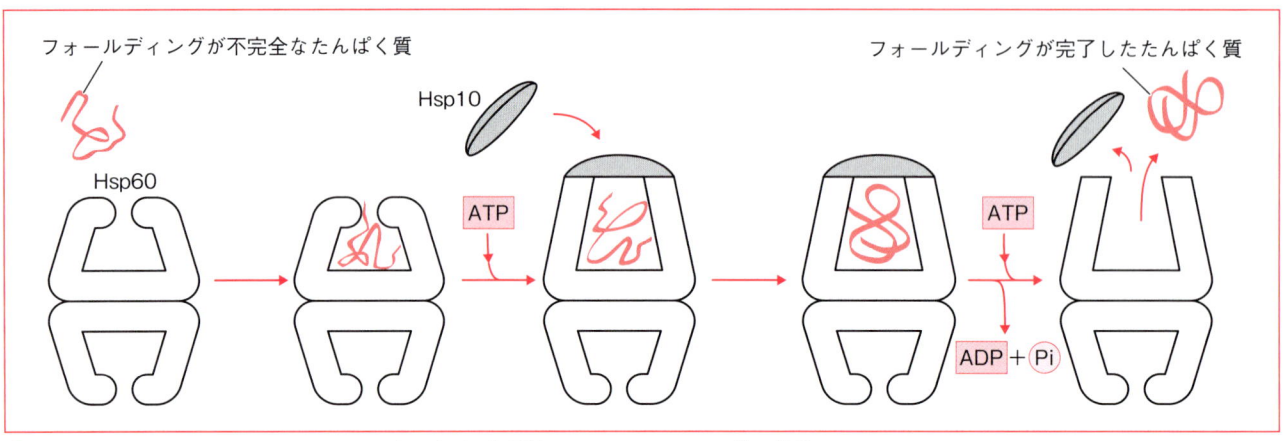

❶ Hsp60ファミリーのシャペロンによるたんぱく質のフォールディングの促進
(Alberts B, et al. 中村桂子, 松原謙一監訳. 細胞の分子生物学, 第5版. ニュートンプレス；2010. p.390より)

り，大サブユニットと小サブユニットから成る．
- 翻訳開始時には，開始tRNAを結合したリボソームの小サブユニットがmRNAに結合し，小サブユニットが開始コドンまで移動すると，大サブユニットが結合する（❶）．
- 翻訳の伸長時には，リボソームがmRNA上をコドン1つ分ずつ移動し，アミノ酸を結合したtRNA（アミノアシルtRNA）がmRNAに結合する．
- tRNAによって運ばれてきたアミノ酸のアミノ基と，1つ前に運ばれてきたアミノ酸のカルボキシ基とのあいだで，リボソームの働きによりペプチド結合が形成される（❶）．
- リボソームが終止コドンまで達すると，終止コドンに翻訳終結因子と呼ばれるたんぱく質が結合し，翻訳が終結する．

3 翻訳後修飾

- たんぱく質は，アミノ酸配列に従って固有の立体構造を形成（フォールディング）する．
- たんぱく質のフォールディングに関わる結合には，イオン結合，水素結合，ファンデルワールス力，疎水結合などがある．
- フォールディングにジスルフィド結合（S-S結合）を利用するたんぱく質もある．
- たんぱく質のフォールディングを助ける，シャペロンと呼ばれるたんぱく質が存在する．多くのシャペロンは，ATPの加水分解エネルギーを利用してたんぱく質のフォールディングを助ける（❶）．
- 多くのたんぱく質は，細胞内外に局在化するためのシグナルとなるアミノ酸配列を内在した状態で翻訳される．

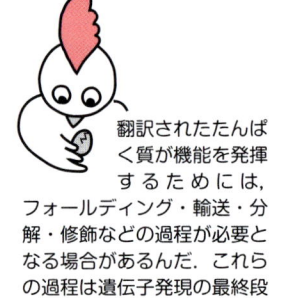

翻訳されたたんぱく質が機能を発揮するためには，フォールディング・輸送・分解・修飾などの過程が必要となる場合があるんだ．これらの過程は遺伝子発現の最終段階ととらえることができるよ

15 遺伝子発現とその制御

3 翻訳後修飾

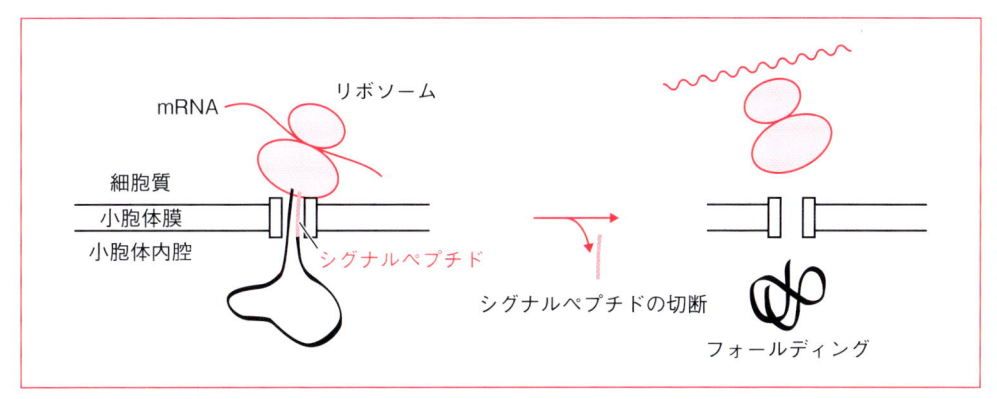

⓱ シグナルペプチド
(田村隆明. わかる！身につく！生物・生化学・分子生物学. 南山堂；2011. p.257より)

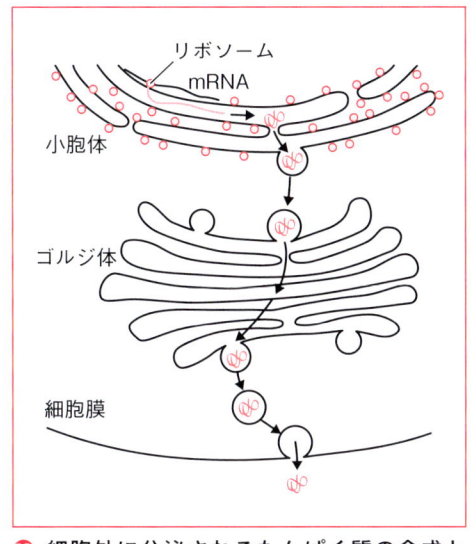

⓲ 細胞外に分泌されるたんぱく質の合成と輸送
(Kelsoe G, Cain D. A new guise for hyper-IgM syndrome. Blood 2010；116：5785より)

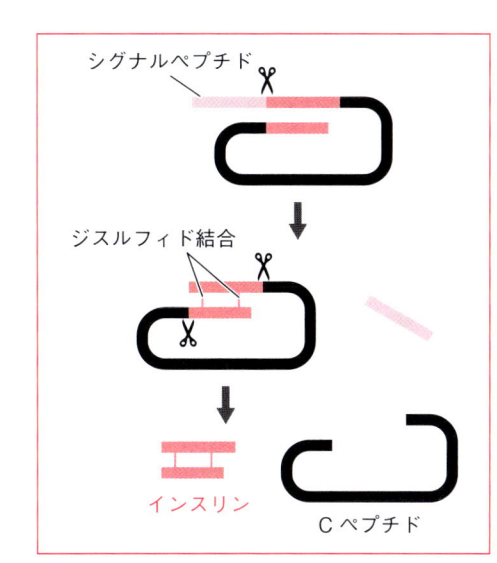

⓳ インスリンの成熟体化

- 細胞外に分泌されるたんぱく質や，細胞膜に局在化するたんぱく質などは，小胞体に結合したリボソームにおいて，シグナルペプチドと呼ばれる短いポリペプチドを含んだ状態で翻訳され，小胞体内腔に輸送される際にシグナルペプチドが切断される（⓱）.
- 小胞体内腔に輸送されたたんぱく質は，小胞体やゴルジ体で糖鎖の付加や切断を受け，膜小胞に包まれて細胞膜などに運ばれる（⓲）.
- たんぱく質のなかには，**限定分解**によりたんぱく質の一部が除去されることにより活性型となるものがある．
- インスリンは膵臓β細胞内の小胞体に結合したリボソームで前駆体として合成され，小胞体内腔でジスルフィド結合を形成したあと，ゴルジ体，膜小胞を経て細胞外に輸送されるあいだに限定分解を受けて成熟体となる（⓳）.
- 翻訳後にたんぱく質の特定のアミノ酸が化学修飾される例がある．
- たんぱく質の化学修飾には，リン酸化・アセチル化・メチル化・グリコシル化（糖鎖付加）・ビオチン化など，さまざまな様式がある．
- 翻訳後にたんぱく質に別のたんぱく質が付加する例として，ユビキチン化やSUMO化がある．
- **ユビキチン**[*6]は，フォールディングに失敗したたんぱく質のリシン残基に結合し，さらに複数のユビキチン分子が連鎖的に結合してポリユビキチン鎖を形成する．
- ポリユビキチン鎖は，たんぱく質がプロテアソームによる分解を受ける際の標的となる[*7].

● MEMO ●
トリプシンは前駆体のトリプシノーゲンとして十二指腸に分泌されたあと，エンテロキナーゼによる限定分解を受けて活性型のトリプシンとなる．

● MEMO ●
血液凝固因子の多くはプロテアーゼ前駆体であり，限定分解によって活性化される．これらは活性化されると，次の凝固因子を限定分解して活性化させる．このように連鎖的に進行する反応を，カスケード反応という．

豆知識
コラーゲンのプロリン残基の約半数は翻訳後に水酸化を受けてヒドロキシプロリンとなり，コラーゲンの安定化に寄与する．この反応を触媒するプロリルヒドロキシラーゼの補因子である鉄イオンの還元には，ビタミンCが必要である．ビタミンCの欠乏症である壊血病は，翻訳後修飾が阻害され不完全なコラーゲンが生成することで発症する．

豆知識
血液凝固因子（第II，VII，IX，X因子）は，グルタミン酸残基が翻訳後にカルボキシル化を受けることにより，Ca^{2+}イオンに対する結合能を獲得する．この反応を触媒するγ-グルタミルカルボキシラーゼは，補助因子としてビタミンKを要求する．このため，ビタミンKの欠乏は血液凝固の遅延を招く．

[*6] ユビキチンについては[用語解説]（p.91）を参照.

[*7] ユビキチンは，たんぱく質分解の標的として付加されるだけではなく，シグナル伝達などの目的で付加されることもある.

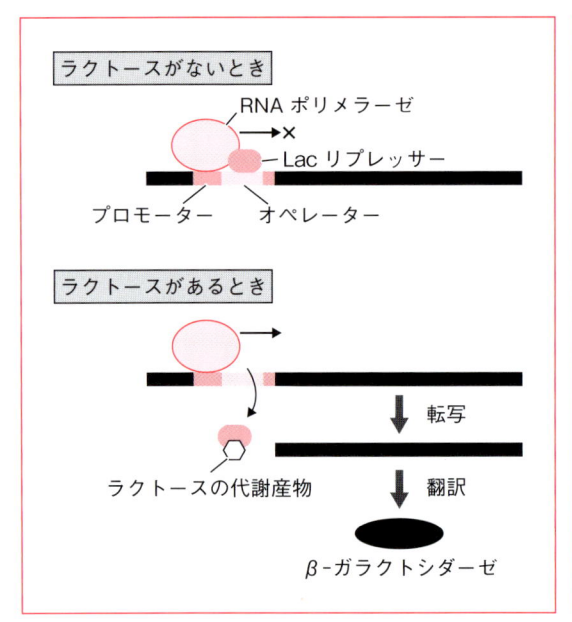

⑳ 大腸菌のlacオペロンにおける転写調節

㉑ 真核細胞における転写開始の活性化

4 遺伝子発現の調節

転写開始の調節

- 生物が遺伝子の発現量を調節するうえで最も有効な手段の一つが, 転写開始の頻度の調節である.
- 転写開始の調節は, 調節たんぱく質(転写因子)がDNAのプロモーター付近に結合することにより, RNAポリメラーゼのプロモーターへの結合を促進したり, 阻害したりすることにより行われる.
- 調節たんぱく質と, それをコードする調節遺伝子の存在は, 原核生物の大腸菌で発見された概念であり, この説をオペロン説という.
- 大腸菌では, 培地にラクトースが存在するときに限り, ラクトースを加水分解する酵素であるβ-ガラクトシダーゼをコードする遺伝子などを含む複数の遺伝子(lacオペロン)の転写が起こる(⑳).
- lacオペロンの転写を負に制御する調節たんぱく質(Lacリプレッサー)がプロモーター付近のDNA配列であるオペレーターに結合していると, RNAポリメラーゼによるlacプロモーターからの転写が抑制される(⑳).
- ラクトースが存在すると, その代謝産物が結合したLacリプレッサーがオペレーターから解離し, lacプロモーターからの転写が起こる(⑳).
- リプレッサーとは反対に, RNAポリメラーゼのプロモーターへの結合を促進する調節たんぱく質を, アクチベーターという.
- 真核生物のDNAはクロマチン構造をとっているため, 転写が起こるためにはDNAがほどかれる必要がある.
- エンハンサー結合たんぱく質のなかには, 基本転写因子がメディエーターと呼ばれるたんぱく質を介してプロモーター付近で集合するのを促進する働きをもつものがある(㉑).
- DNAのクロマチン構造を局所的に変える(DNAをほどく)ことによって転写を促進する働きをもつエンハンサー結合たんぱく質もある.
- ヌクレオソームを構成するヒストンたんぱく質は, メチル化などさまざまな翻訳後修飾を受けており, その組み合わせが遺伝子発現に影響を及ぼすと考えられている(ヒストンコード仮説).

●MEMO●
生物は, 遺伝子を必要に応じて発現させるしくみをもっている. ヒトの体を構成する細胞はさまざまな機能や形態に分化しているが, 一つの個体を構成する細胞がもっている遺伝情報は同一である. 細胞の分化は, その細胞でどの遺伝子を発現させるかを調節することでもたらされる.

●MEMO●
lacオペロンはアクチベーターによる制御も受けている. 培地にグルコースが存在する場合はアクチベーターが働かないため, ラクトースがあってもβ-ガラクトシダーゼは発現しない.

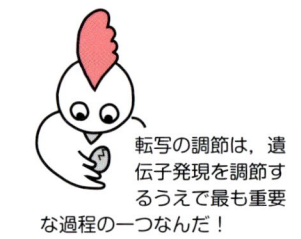

転写の調節は, 遺伝子発現を調節するうえで最も重要な過程の一つなんだ!

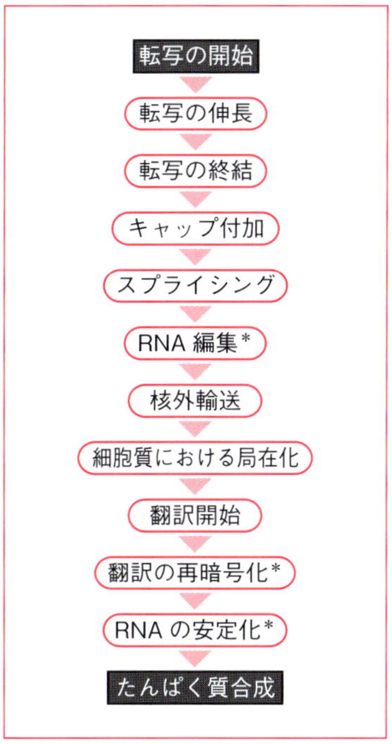

4 遺伝子発現の調節

❷ miRNAによる遺伝子発現の抑制
（Alberts B, et al. 中村桂子，松原謙一監訳. 細胞の分子生物学，第5版. ニュートンプレス；2010. p.494より）

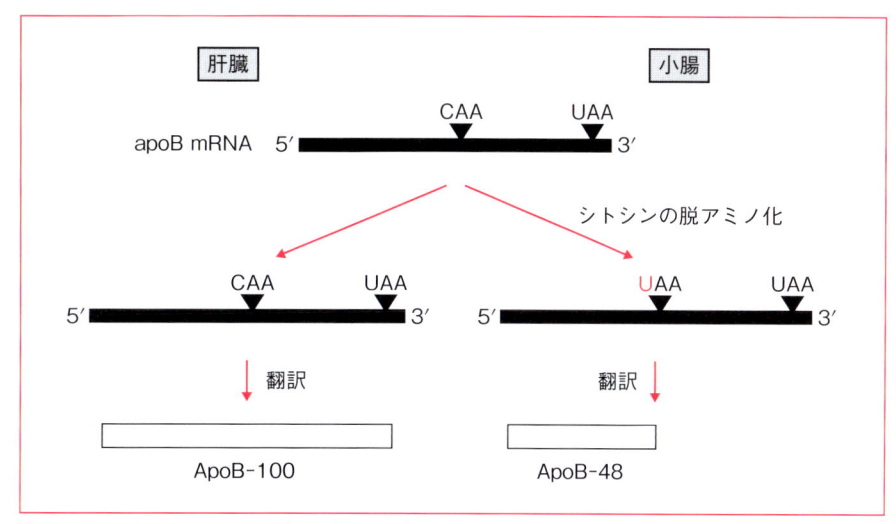

❷ 遺伝子発現調節の対象となる転写開始後の段階
*は一部のRNAが受ける過程．

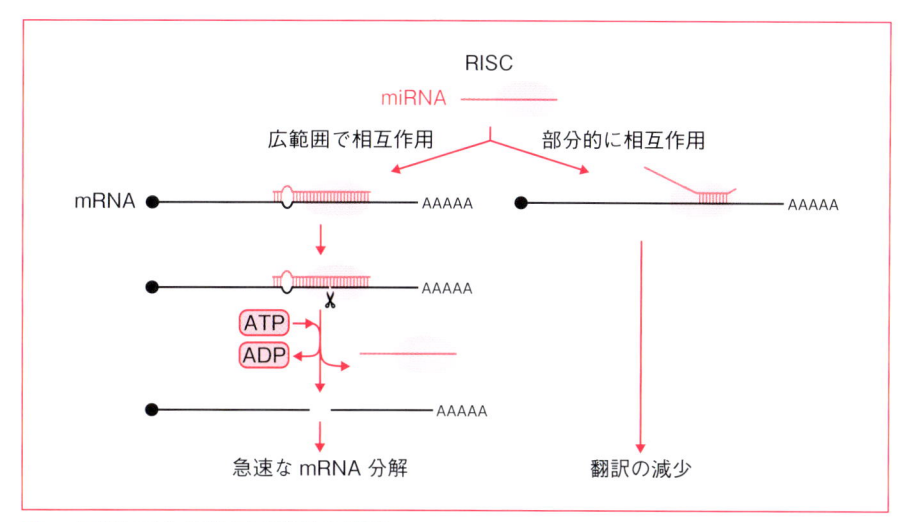

❷ RNA編集によってアポリポたんぱく質B100遺伝子から2種のたんぱく質が合成されるしくみ

転写後調節

- 遺伝子発現の調節は，転写開始後のあらゆる段階で起こりうる（❷）．
- 転写の中断（アテニュエーション），RNAの核外輸送の妨害や分解の促進などにより，遺伝子の発現が抑制されることがある．
- miRNAは，複数のたんぱく質とRISCと呼ばれる複合体を形成し，標的となるmRNAを分解したり，翻訳を抑制したりする（❷）．
- mRNAの塩基の脱アミノ反応により，遺伝情報が転写後に書き換えられることがある．これをRNA編集という．
- 小腸では，アポリポたんぱく質をコードするapoB mRNA中の1つのシトシンが脱アミノ反応によりウラシルに変化することで，アルギニンのコドン（CAA）が終止コドン（UAA）に変わり，翻訳が途中で終了したApoB-48たんぱく質ができる（❷）．
- 翻訳抑制たんぱく質は，特定のmRNAの開始コドン付近に結合してリボソームによる翻訳開始を抑制する（❷参照）．
- 翻訳開始因子eIF2がリン酸化されることにより，細胞全体の翻訳活性が低下し，遺伝子発現が抑制されることがある．

豆知識

単一の遺伝子から生じたmRNA前駆体であっても，スプライシングで連結されるエクソンの順序や組み合わせの違いによって，異なるmRNAが生じる例が知られている．これは選択的スプライシングと呼ばれ，1つの遺伝子から複数のたんぱく質をつくることができる利点がある．

●MEMO●

肝臓ではシトシンの脱アミノ反応を触媒する酵素が発現していないため，本来の終止コドンまで翻訳されたApoB-100たんぱく質が合成される．ApoB-48はキロミクロン，ApoB-100はVLDLの構成成分として働く．

- ナンセンス変異などの異常をもった遺伝子の発現は，mRNAの選択的分解や，ユビキチン-プロテアソーム依存的たんぱく質分解システムにより抑制される[2]．

5 先天性代謝異常症

- DNA複製の失敗や，DNA損傷で生じた塩基の変化の大部分は修復されるが，一部は突然変異として残る．
- 突然変異が生殖細胞系列の細胞で生じた場合，その変異は子孫に伝わる形質の変化の原因となる可能性がある．
- 親から受け継いだゲノム上の異常が原因で生じる疾患を，**遺伝子疾患**という．
- 先天的な代謝異常により引き起こされる遺伝子疾患を，**先天性代謝異常症**という[*8]．
- 先天性代謝異常症の多くは，酵素をコードする遺伝子の異常に起因し，常染色体劣性遺伝をする．
- 先天性代謝異常症は，酵素の量や質の異常により基質が過剰に蓄積して毒性を示したり，必要な代謝産物が不足したりすることで発症する．
- 先天性代謝異常症では発達上の障害が特に大きな問題となるため，わが国では一部の先天性代謝異常症(フェニルケトン尿症，ホモシスチン尿症，メープルシロップ尿症，ガラクトース血症)について，全新生児を対象にした検査(**新生児マススクリーニング検査**)を実施している．

先天性アミノ酸代謝異常症

- **フェニルケトン尿症**：フェニルアラニンからチロシンを合成するフェニルアラニン水酸化酵素をコードする遺伝子の欠損により，血中のフェニルアラニンおよびフェニルケトン体の濃度が上昇することによって，発達遅延などの中枢神経障害を引き起こす．
- フェニルケトン尿症の患者に対しては，血中のフェニルアラニン濃度を低く保つために，フェニルアラニンの摂取量を制限する食事療法がとられる[*10]．
- **ホモシスチン尿症**：シスタチオニンβ合成酵素や5,10-メチレンテトラヒドロ葉酸還元酵素をコードする遺伝子の欠損が原因で，血中のホモシステインやメチオニンの濃度が上昇することによって(㉕)，知的障害，骨格異常，脳梗塞などを引き起こす．
- ホモシスチン尿症の患者に対しては，メチオニンを制限し，シスチンを多く含む食事療法を行うほか，ビタミンB_6やビタミンB_{12}および葉酸の摂取が有効なことがある．
- **メープルシロップ尿症**[*11]：分岐鎖2-オキソ酸脱水素酵素複合体を構成するサブユニットのいずれかをコードする遺伝子の欠損が原因で，低血糖やケトアシドーシスによる麻痺を引き起こすとともに，分岐鎖アミノ酸およびそれらの2-オキソ酸($α$-ケト酸)が蓄積することにより，発育障害や知的障害などを引き起こす．
- メープルシロップ尿症の患者に対しては，分岐鎖アミノ酸の摂取量を制限する食事療法がとられる．

糖質代謝異常症

- **ガラクトース血症**：ガラクトース-1-リン酸ウリジルトランスフェラーゼまたはガラクトキナーゼをコードする遺伝子の欠損が原因で，ガラクトースおよびガラクトース1-リン酸が蓄積することにより，栄養障害，白内障を引き起こす．
- ガラクトース血症の患者に対しては，ガラクトースおよび乳糖の摂取量を制限する食事療法がとられる．
- **糖原病**：グリコーゲンの代謝に関わる酵素群のいずれかをコードする遺伝子の欠損が原因で，肝臓におけるグリコーゲン代謝が阻害されることにより(㉖)，低血糖，肝腫大，乳酸アシドーシスなどが引き起こされる[*12]．
- 糖原病の患者に対しては，血糖を維持するために食事の回数を増やし，夜間にコーンスターチを与えることがあるほか，経管栄養が実施されることがある．

[*8] 先天性代謝異常症は出生直後に症状が現れないために診断が難しい場合が多いが，放置されると発育異常や知的障害を引き起こすほか，乳幼児突然死症候群(SIDS)の原因となることもある．

【用語解説】
新生児マススクリーニング検査：生後5～7日に採血し，質量分析法(mass spectrometry)で代謝産物を測定することにより，先天性異常を発症前に発見することを目的に行われる．先天性代謝異常症に加え，先天性副腎過形成症および先天性甲状腺機能低下症(クレチン症)がスクリーニングの対象となる．近年はタンデム型質量分析計を用いたタンデムマス法[*9]を採用し，より多くの先天性代謝異常症のスクリーニングを行っている自治体もある．

[*9] タンデムマス法については，「豆知識」(p.97)を参照．

[*10] フェニルアラニンは必須アミノ酸であるため，フェニルケトン尿症の食事療法においては，制限食であっても患者の発育に必要な量のフェニルアラニンを補給したうえで，血中フェニルアラニン濃度が高くなりすぎないよう管理することが重要である．

[*11] メープルシロップ尿症の名称は，急性期の新生児の尿中に含まれる分岐鎖アミノ酸および分岐鎖2-オキソ酸から発する，メープルシロップに似た特有の甘い匂いに由来する．

● MEMO ●
チロシンからメラニンを合成する反応に関わる，チロシナーゼなどの酵素をコードする遺伝子の欠損により引き起こされる先天性アミノ酸代謝異常症に，白皮症がある．メラニン色素を欠損するため全身の皮膚は白く，毛髪は白髪または金髪になる．紫外線により日焼けをしやすく，皮膚がんの発症リスクも高いため，日差しを避ける対策が必要である．動物を含めてメラニンを欠乏する個体は，アルビノと呼ばれる．

[*12] 糖原病は主に肝臓または筋肉に症状が現れる．筋型糖原病では運動耐久力の低下がみられる．

5 先天性代謝異常症

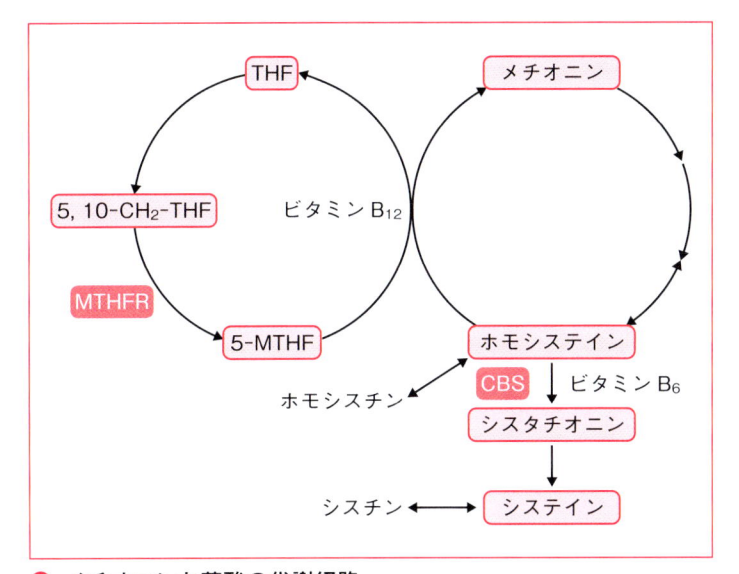

㉕ メチオニンと葉酸の代謝経路
THF：テトラヒドロ葉酸，5,10-CH₂-THF：5,10-メチレンテトラヒドロ葉酸，5-MTHF：5-メチルテトラヒドロ葉酸，MTHFR：5,10-メチレンテトラヒドロ葉酸還元酵素，CBS：シスタチオニンβ合成酵素．

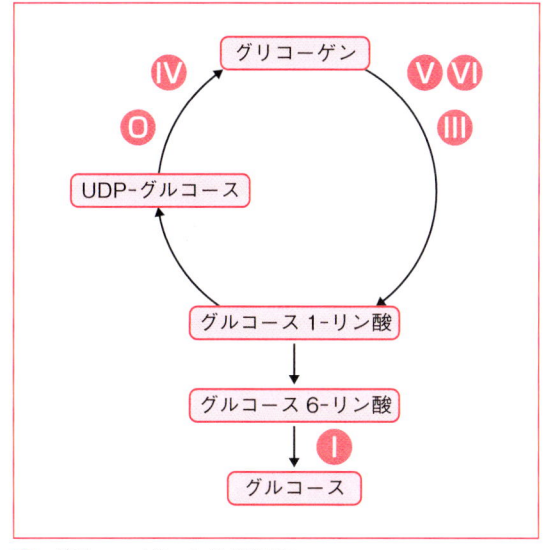

㉖ グリコーゲンの代謝経路
ローマ数字は各反応を触媒する以下の酵素の欠損により発症する糖原病の型番号を示す．0：グリコーゲンシンターゼ，Ⅰ：グルコース-6-ホスファターゼ，Ⅲ：グリコーゲン脱分枝酵素，Ⅳ：グリコーゲン分枝酵素，Ⅴ：グリコーゲンホスホリラーゼ（筋肉），Ⅵ：グリコーゲンホスホリラーゼ（肝臓）．

脂質代謝異常症

- 長鎖脂肪酸代謝異常症：ミトコンドリアの脂肪酸酸化経路を構成する酵素などをコードする遺伝子の欠損が原因で，脂肪酸のβ酸化が阻害されることにより，低ケトン性低血糖症を引き起こす．
- 長鎖脂肪酸代謝異常症の患者に対しては，低脂肪・高糖質食を用いた食事療法がとられ，長鎖脂肪酸の摂取を制限し中鎖脂肪酸を与える．
- 家族性高コレステロール血症：LDL受容体をコードする遺伝子の欠損が原因で，LDLが肝臓で代謝されないために血液中に長時間滞留し，動脈硬化を引き起こす．
- 家族性高コレステロール血症の患者に対しては，低脂肪・低コレステロール食を用いた食事療法に加え，運動療法が行われる．

核酸代謝異常症

- レッシュ-ナイハン症候群：尿酸の代謝に関わるヒポキサンチン-グアニンホスホリボシルトランスフェラーゼ（HGPRT）をコードする遺伝子の欠損により引き起こされる．プリンヌクレオチドの再利用経路での合成が阻害されることにより尿酸が過剰に産生され，高尿酸血症，痛風，腎不全，自傷行為などを引き起こす．

リソソーム代謝異常症

- リソソームは細胞内の老廃物の加水分解を行う細胞小器官である．リソソームの酵素をコードする遺伝子の欠損により，老廃物が蓄積することで発症する先天性代謝異常症を，リソソーム代謝異常症（ライソゾーム病）という．
- リソソーム代謝異常症として，グリコサミノグリカンと呼ばれるムコ多糖が蓄積するムコ多糖症，ガングリオシドと呼ばれる脂質が蓄積するテイ-サックス病，グルコセレブロシドと呼ばれる糖脂質が蓄積するゴーシェ病などがある．

尿素回路異常症

- 尿素の合成に関与する酵素をコードする遺伝子の欠失に起因し，血中のアンモニアおよびその他の代謝産物の濃度が上昇することにより発症する．
- 尿素回路異常症には，カルバミルリン酸合成酵素欠損症，オルニチントランスカルボキシラーゼ欠損症，シトルリン血症Ⅰ型，アルギニノコハク酸尿症，アルギナーゼ欠

豆知識

同一の個体にあって，同じ反応を触媒するにもかかわらず，化学構造の異なる酵素をアイソザイムという．アイソザイムをコードする遺伝子の発現は臓器によって異なる．例えば筋肉で働くグリコーゲンホスホリラーゼは，肝臓で働くグリコーゲンホスホリラーゼとは異なる遺伝子から発現しており，前者の欠損はⅤ型糖原病，後者の欠損はⅥ型糖原病の原因となる．

【用語解説】
家族性高コレステロール血症：常染色体優性遺伝をし，対立遺伝子の片方だけに変異が存在するヘテロ接合体でも高LDL-コレステロール血症などを発症する．対立遺伝子の両方に変異が存在するホモ接合体では極度に重症化し，人工透析装置に似た器械を用いて血漿中のLDLを除去するLDL吸着療法（LDLアフェレシス）が行われる場合もある．

【用語解説】
レッシュ-ナイハン症候群：HGPRTをコードする遺伝子はX染色体上に存在し，本症候群は伴性劣性遺伝をする．したがって，この代謝異常症の発症はほぼ男性に限られ，女性の発症はまれである．

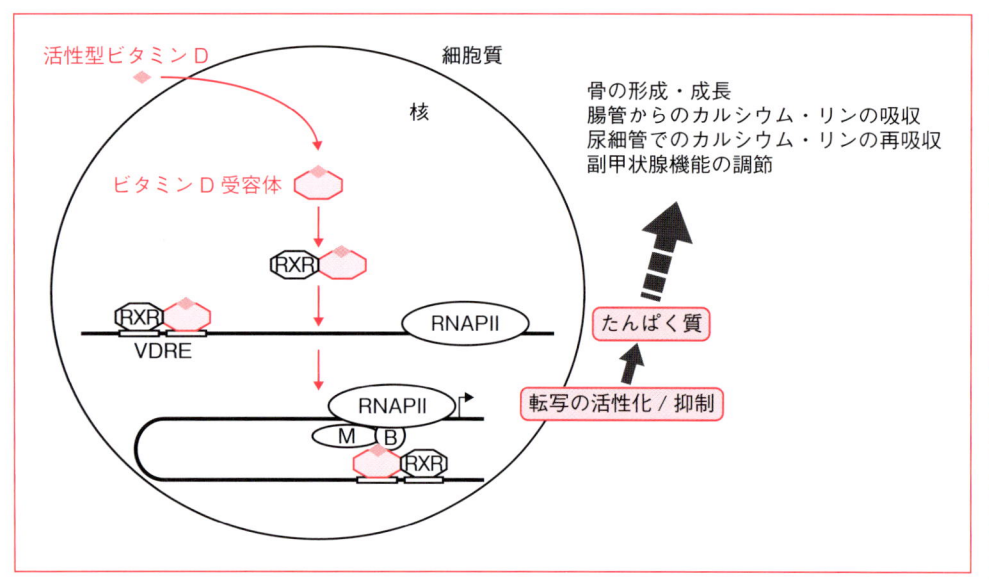

㉗ ビタミンDによる遺伝子発現調節
(Dusso AS. Kidney disease and vitamin D levels : 25-hydroxyvitamin D, 1,25-dihydroxyvitamin D, and VDR activation. Kidney Int Suppl 2011 ; 1 : 137 より)
RXR：レチノイドX受容体，VDRE：ビタミンD受容体応答配列，RNAPII：RNAポリメラーゼII，B：基本転写因子，M：メディエーター.

損症，*N*-アセチルグルタミン酸合成酵素欠損症などがある．

6 遺伝子と栄養

遺伝子と栄養の相互作用

- 遺伝子は酵素などのたんぱく質をコードする．生物はそれらの遺伝子産物を使って外界から取り込んだ物質を代謝し，不要物を排泄する一連の過程＝栄養によってエネルギーを獲得し，生命を維持している．
- 遺伝子の先天性・後天性異常はたんぱく質の質または量の変化を引き起こし，細胞の代謝機能に不適切な影響を及ぼすことがある．
- 栄養素は直接的・間接的に遺伝子の発現に影響を及ぼすことがある．
- ビタミンAやビタミンDは，核内の転写調節たんぱく質（核内受容体）に結合して遺伝子の転写を調節し，細胞・臓器・個体の機能に影響を及ぼす（㉗）．
- 鉄イオンは鉄制御たんぱく質1（IRP1）に結合し，mRNAの翻訳抑制を解除することによって，鉄貯蔵たんぱく質であるフェリチンをコードする遺伝子を発現させる（㉘）．
- IRP1は細胞内への鉄の取り込みに関与するトランスフェリン受容体をコードするmRNAにも結合し，mRNAの安定性を上昇させることによって，トランスフェリン受容体の発現を亢進させる（㉘）．
- 鉄過剰時には，鉄イオンを結合したIRP1がトランスフェリン受容体をコードするmRNAから解離し，mRNAの安定性を低下させることによって，トランスフェリン受容体の発現を抑制する（㉘）．

遺伝子多型と栄養

- ゲノムを構成するDNA配列の個人差を，**遺伝子多型**という（㉙）．遺伝子多型は，栄養素に対する応答の個人差に関与していると考えられている．
- 遺伝子疾患との関連で注目されている遺伝子多型として，ゲノム上の1か所の塩基の置換である**一塩基多型**（SNP：single nucleotide polymorphism）や，数塩基単位の繰り返し配列の反復回数の違いであるマイクロサテライト多型などがある．
- SNPは300〜1,000塩基対に1個の割合で存在し，ヒトゲノム全体では300万〜1,000万か所のSNPが存在する．

●MEMO●
細胞のがん化は，多くの場合，外的要因でDNAが損傷を受け，後天性遺伝子異常が生じることで起こる．

●MEMO●
摂取する栄養素が遺伝子の発現にどのような影響を及ぼすかを解明しようとする学問分野を，ニュートリゲノミクスという．特定保健用食品などの機能性食品は，生活習慣病などの発症リスクを低減させる目的で使用される．ニュートリゲノミクスでは，機能性食品などが効果を発揮する機構を，転写（トランスクリプトーム）・翻訳（プロテオーム）・代謝産物（メタボローム）などを網羅的に分析することにより解明する．

●MEMO●
生物の種または個体のDNAがもつ全情報をまとめて，ゲノムと呼ぶ．遺伝子多型はゲノムの個人差であり，先天的なものである．したがって，環境要因や生活習慣によって遺伝子多型が変化することはない．

SNPは「スニップ」と発音するんだ！

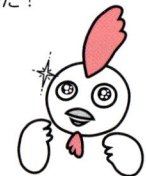

6 遺伝子と栄養

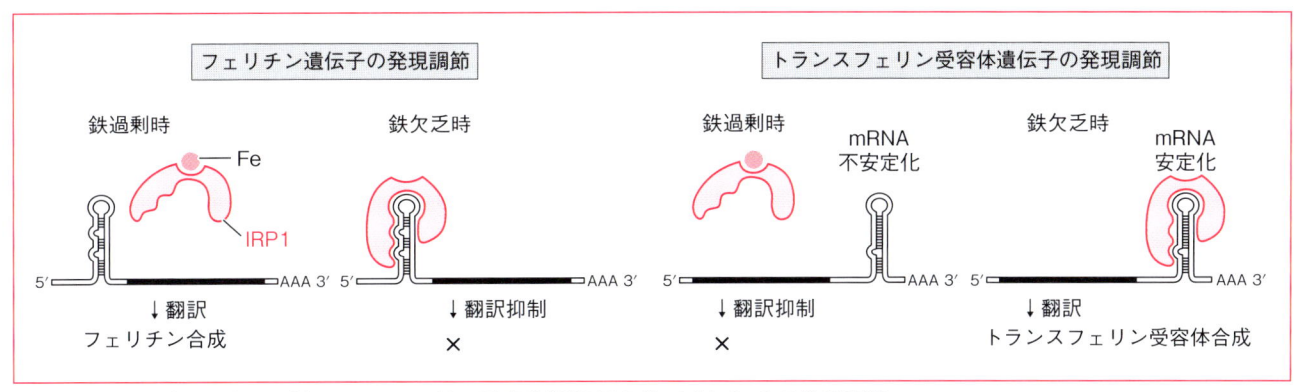

㉘ フェリチン遺伝子およびトランスフェリン受容体遺伝子の鉄イオンによる発現調節

㉙ 突然変異と遺伝子多型

	変 異	多 型
頻 度	人口の1％未満	人口の1％以上
表現型の大きな変化	起こす	起こさない

両者は分子レベルでは同一の現象であり、DNAの塩基配列の変化である。出現頻度と表現型の違いによって上表のように使い分けられることが多い。

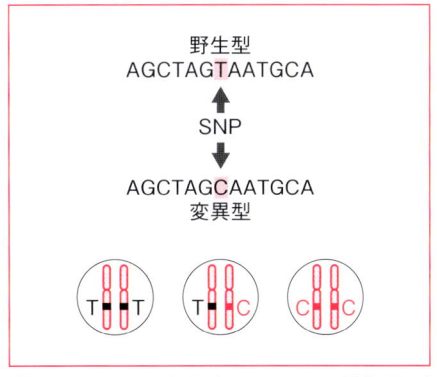

㉚ 1つのSNPから生じる3つの遺伝子型

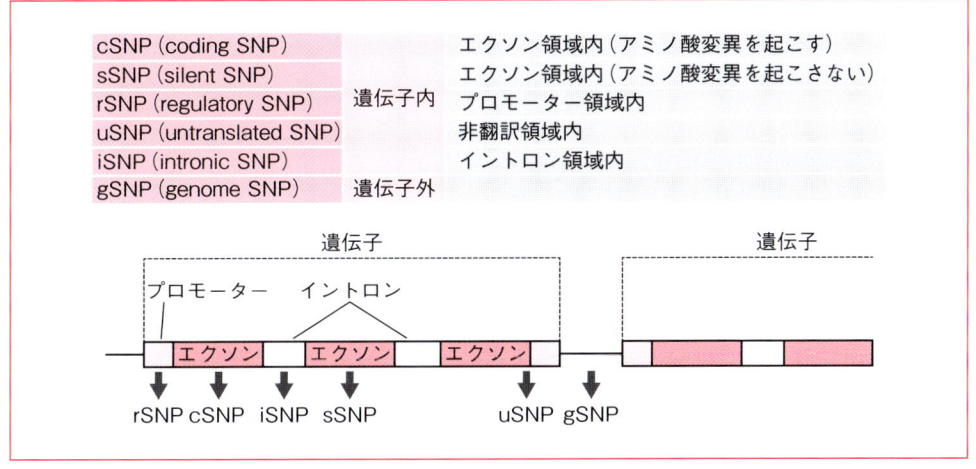

cSNP (coding SNP)	エクソン領域内（アミノ酸変異を起こす）
sSNP (silent SNP)	エクソン領域内（アミノ酸変異を起こさない）
rSNP (regulatory SNP) 遺伝子内	プロモーター領域内
uSNP (untranslated SNP)	非翻訳領域内
iSNP (intronic SNP)	イントロン領域内
gSNP (genome SNP) 遺伝子外	

㉛ SNPの分類

- 1つのSNPは3通りの遺伝子型を生じる（㉚）。
- SNPはゲノム上の位置によって分類することができる（㉛）。
- cSNPは遺伝子の翻訳領域に存在し、アミノ酸配列を変化させるため、たんぱく質の機能に影響を及ぼす可能性がある（㉛）。
- rSNPは遺伝子のプロモーター領域に存在し、遺伝子の発現に影響を及ぼす可能性がある（㉛）。
- アセトアルデヒド脱水素酵素をコードするALDH2遺伝子の12番目のエクソンに存在するSNP（GからAへの置換）は、酵素たんぱく質の487番目のアミノ酸残基をグルタミン酸からリシンに変化させ、酵素活性を失わせる。
- $β_3$アドレナリン受容体をコードするADRB3遺伝子にrs4994と呼ばれるSNPがあると、たんぱく質のアミノ酸配列が変化し、受容体の機能が低下する。

● MEMO ●
アセトアルデヒド脱水素酵素の不活性型の遺伝子型は、欧米人にはほとんどみられないが、日本人の約半数は不活性型の遺伝子型を少なくとも1つもっている。そのため、一般に日本人はアルコールを代謝する能力が低い。

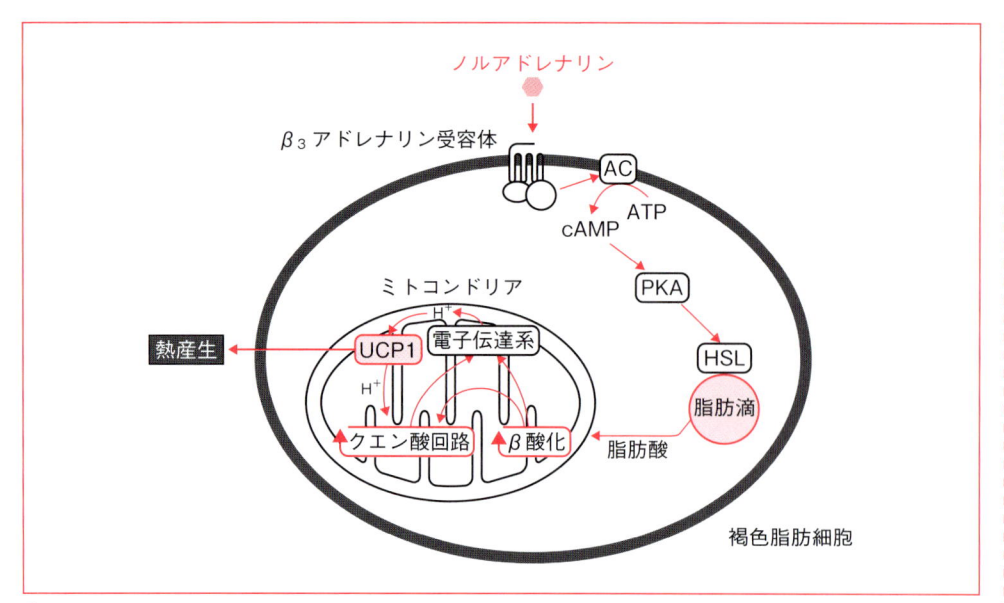

③ β₃アドレナリン受容体と褐色脂肪細胞
(Cannon B, Nedergaard J. Brown adipose tissue : Function and physiological significance. J Physiol Rev 2004 ; 84 : 284より一部改変)
AC：アデニル酸シクラーゼ，PKA：プロテインキナーゼA，HSL：ホルモン感受性リパーゼ，UCP1：脱共役たんぱく質.

- $β_3$アドレナリン受容体の不活性型のSNPがあると，ノルアドレナリンに応答した褐色脂肪細胞での熱産生が低下する（③）.
- $β_3$アドレナリン受容体をコードする遺伝子のように，変異によってカロリーの消費が低下する遺伝子を，**倹約遺伝子**という.

遺伝子多型と多因子疾患

- 単一の遺伝子の異常により酵素などが欠損し引き起こされる先天性の異常を，**単一遺伝子疾患**という.
- 多数の遺伝子が発症に関与し，それらのなかの単一の遺伝子の欠損のみでは発症しない疾患を，**多因子疾患**という.
- **生活習慣病**やがんのほとんどは，多因子疾患と考えられている.
- 生活習慣病は，遺伝的要因と，毎日の良くない生活習慣が組み合わさって発症する.
- 生活習慣病になりやすい遺伝的要因をもっていても，生活習慣を改善することによって，発症を未然に防いだり，発症を遅らせたりすることができる.
- 多因子疾患の発症に関連する遺伝子多型を同定するための研究が進められている．例えば2型糖尿病に関連する遺伝子多型は多数同定されており，それらは膵臓β細胞の機能低下やインスリン抵抗性のリスクを上昇させると考えられている（㉝）.
- 遺伝子多型を調べることによって，個人の体質に合わせた医療，すなわち**テーラーメイド医療**が可能になると期待されている.
- 遺伝子多型に基づき，個人に合わせた栄養管理を行うことで病気を未然に防ぐ，**ニュートリジェネティクス**と呼ばれる考え方が提唱されている.

7 遺伝子操作・解析

遺伝子操作

- 遺伝子を試験管内または生物体内で人工的に操作することを，**遺伝子操作**という.
- 遺伝子操作によって，ある生物の遺伝子を別の生物に導入して働かせる技術を，**遺伝子組換え（組換えDNA）技術**という.
- 遺伝子操作によって特定の遺伝子を破壊（**遺伝子ノックアウト**）したり，発現量を減少（**遺伝子ノックダウン**）させたりすることができる.

豆知識

褐色脂肪細胞上の$β_3$受容体にノルアドレナリンが結合すると，シグナルが細胞内に伝達されUCP1遺伝子の転写が活性化される．UCP1遺伝子がコードする脱共役たんぱく質は，ミトコンドリア内膜を介したH^+イオン濃度勾配をATPを産生することなく解消し，熱エネルギーに変換する（㉜）.

【用語解説】
倹約遺伝子：倹約遺伝子仮説はJames V. Neelによって提唱された[3]．倹約遺伝子型であれば，食物が過剰にあるときに効率良く蓄えることができ，人類の歴史上は有利であったと考えられる．しかし，現代では肥満や糖尿病にかかりやすくする有害な遺伝子型といえる.

一般に「体質」といわれる個人の性質の違いは，遺伝子型の違いに起因していると考えられている

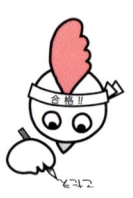

【用語解説】
生活習慣病：不適切な生活習慣（過食や偏食，運動不足，喫煙，飲酒，ストレスなど）が発症や進行に関与する疾患の総称で，2型糖尿病，脂質異常症，高血圧症，肥満などが含まれる.

●MEMO●
塩基配列の変化ではなく，ヒストンのメチル化などの情報が細胞分裂を経て伝えられることによって，遺伝子発現のパターンが娘細胞に遺伝する場合がある．この現象を，**エピジェネティクス**という．エピジェネティクスは遺伝子疾患の発症にも関与していることが明らかになってきている.

豆知識
食習慣は腸内細菌のバランス（腸内細菌叢）にも大きな影響を与える．腸内細菌叢を構成する細菌のゲノムを網羅的に解析する研究（メタゲノム解析）により，腸内細菌叢の状態が個人の栄養素に対する応答や，生活習慣病の発症に関係していることが指摘されている.

7 遺伝子操作・解析

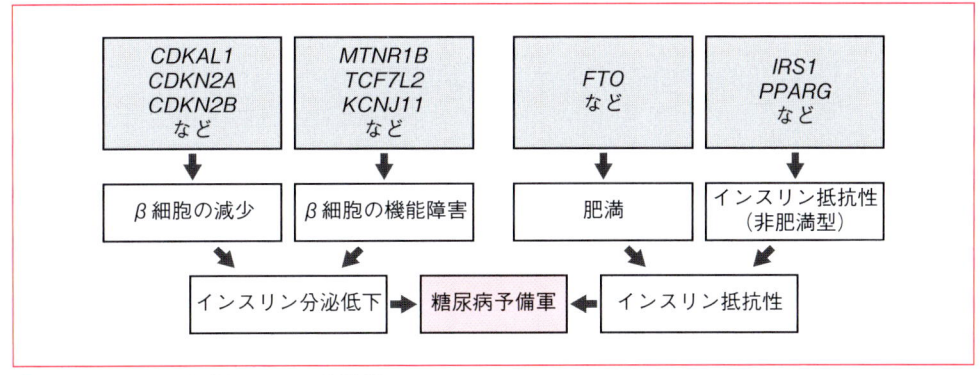

❸ 2型糖尿病関連遺伝子と発症機構
（McCarthy MI. Genomics, type 2 diabetes, and obesity. N Engl J Med 2010；363：2345より）

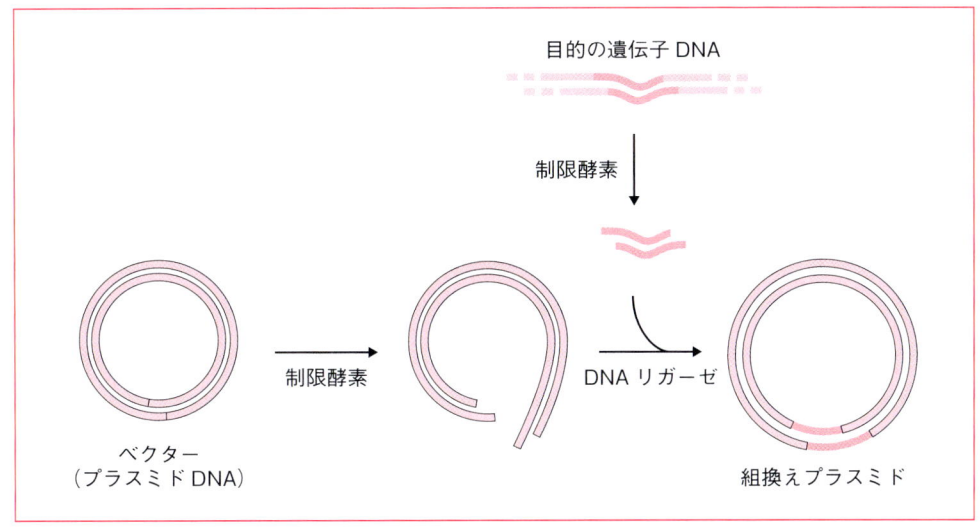

❹ 遺伝子のクローニング

- 細胞のDNAから特定の遺伝子領域を単離してコピーを多数つくることを、**遺伝子クローニング**という．
- 遺伝子クローニングは、目的の遺伝子をベクターと呼ばれる自己複製する遺伝因子に挿入することにより行われる．
- ベクターには、遺伝子の導入・維持・増幅・発現などの役割がある．プラスミドと呼ばれる小さな環状二本鎖DNAや、ウイルスがベクターとして用いられる．
- 目的の遺伝子をベクターに挿入する際には、**制限酵素**と呼ばれる、特定の塩基配列を認識してDNA鎖を切断する酵素と、**DNAリガーゼ**（DNA鎖をつなぎ合わせる酵素）が使用される[*13,14]（❹）．
- 細胞に外来遺伝子を導入して発現させることを、**形質転換**という．
- 大腸菌などの細菌を組換えプラスミドで形質転換することにより、目的の遺伝子や遺伝子産物（たんぱく質）を大量に調製することができる．

PCR法

- ポリメラーゼ連鎖反応（PCR）法により、ゲノムDNAの中から目的の領域のDNAを試験管内で増幅させることができる（❺）．
- PCRには、ゲノムDNAなどの鋳型DNA、DNAポリメラーゼ[*15]、2つのプライマー、4種のデオキシリボヌクレオシド三リン酸が必要である．
- PCRで用いられるプライマーは、鋳型DNAと相補的な20塩基程度の一本鎖DNAである．
- PCRでは、DNA合成反応が連鎖的に起こることで、2つのプライマーで挟まれた領

豆知識
ベクターは「運び屋」を意味する．マラリアを媒介するハマダラカなどの媒介者もベクターと呼ばれる．

【用語解説】
制限酵素：細菌が外来DNAを切断するためにもっているヌクレアーゼである．この酵素により大腸菌でのバクテリオファージ（細菌に感染するウイルス）の増殖が「制限」されることから名づけられた．遺伝子操作で用いられる制限酵素はこれらを精製したもので、通常4〜8塩基から成る特定の配列を認識して、DNAの二本鎖を切断する．細菌は自身のゲノムが切断されないよう、制限酵素の認識配列を保護する「修飾酵素」ももっている．

[*13] 制限酵素やDNAリガーゼを使用しないクローニング技術の開発も進んでいる．

[*14] 目的の遺伝子をクローニングするには、細胞のゲノム全体を特定の制限酵素で切断して無作為にベクターにつなぎ、目的の遺伝子が挿入されたクローンを選択する方法や、目的の遺伝子をPCRによって増幅してベクターにつなぐ方法などがある．近年では遺伝子の全長を化学合成してベクターにつなぐことも可能になってきている．

●MEMO●
インターフェロンなどのサイトカインや、インスリンなどのホルモンをコードするヒト遺伝子（実際はmRNAを逆転写して調製したcDNA）をクローニングし、細菌に導入して発現させることにより、医薬品の生産コストを抑制することができる．

[*15] PCRでは、DNA合成反応のたびに熱を加え、DNAを一本鎖にして次の反応の鋳型にする．このとき熱処理によってDNAポリメラーゼが変性しないように、好熱菌から精製した耐熱性DNAポリメラーゼが用いられる．

15 遺伝子発現とその制御

151

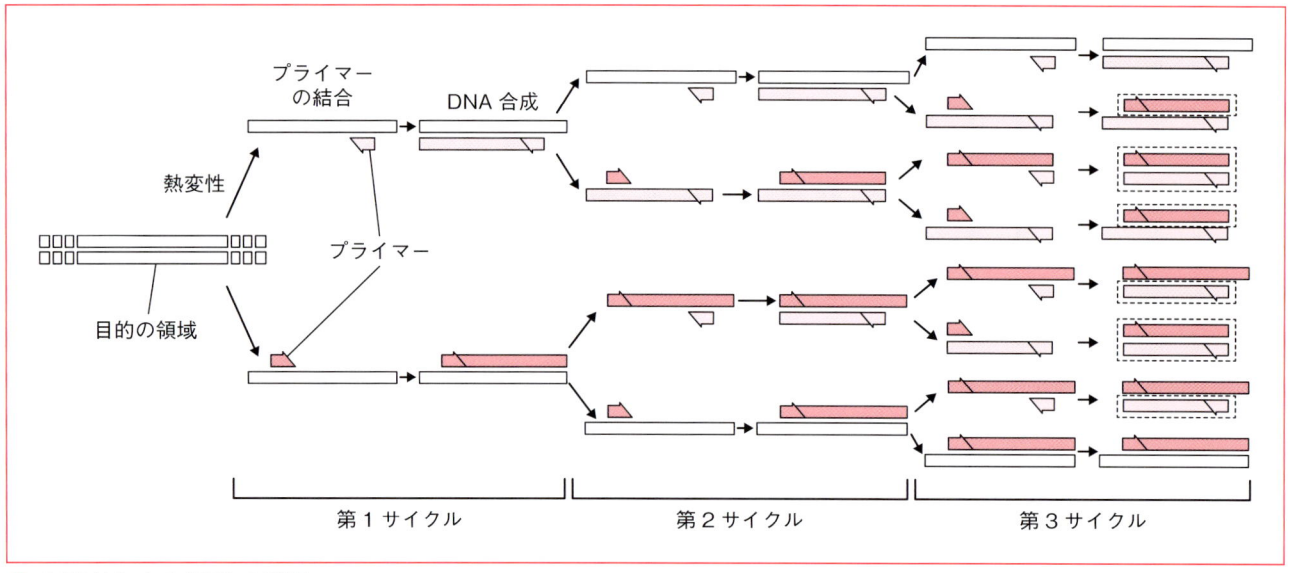

❸ PCR法によるDNAの増幅
(Alberts B, et al. 中村桂子, 松原謙一監訳. 細胞の分子生物学, 第5版. ニュートンプレス；2010. p.545より)

反応液を加熱・冷却することにより，DNAの熱変性・プライマーの結合・DNA合成を連続的に行う．このサイクルを20〜30回繰り返すことで，2つのプライマーで挟まれた領域（点線で囲まれた部分）が選択的に増幅される．

- 域が数十億倍以上に増幅される（❸）．
- PCRは基礎研究のほか，微生物の検出や同定・アレルゲンの検出・作物や食肉の品種鑑定・遺伝子組換え作物検査などの食品検査や，遺伝子疾患の診断・感染症の検出・個人鑑別・親子鑑定・性別判定などの医学的検査にも利用される．

ハイブリダイゼーション
- DNAは100℃近くの熱や，強アルカリにより変性して一本鎖に解離するが，温度やpHを戻せばもとの二重らせんに戻る．これをアニーリングという．
- アニーリングは，塩基配列が相補的であれば，もとの二本鎖DNAだけでなく，一本鎖DNAやRNAとのあいだでも起こる．これをハイブリダイゼーションという．
- DNAを配列させたガラス薄板（DNAチップ）に，細胞から抽出したmRNA（実際はmRNAを逆転写して調製したcDNA）を標識してハイブリダイゼーションさせることにより，遺伝子の発現量を網羅的に解析することができる．この手法をDNAマイクロアレイという．

DNA塩基配列の解析
- 現在広く用いられているDNA塩基配列の決定方法に，サンガー（Frederick Sanger）らが開発したジデオキシ法[4]がある（❸）．
- キャピラリー電気泳動などを自動で行うDNAシーケンサーの登場により，DNA塩基配列の解読は高速化し，2003年にはヒトのゲノムの全塩基配列を解読するヒトゲノムプロジェクトが完了した．

RNAi
- 細胞内に二本鎖RNAを導入すると，miRNAの成熟体化に関わる酵素の作用によって切断され，siRNA（small interfering RNA）と呼ばれる小断片が生じる．
- siRNAはmiRNAと同様にRISC複合体を形成し，siRNAと相補的なmRNAを分解する．このような細胞応答をRNA干渉（**RNAi**：RNA interference）という．
- 標的遺伝子と同じ塩基配列をもつ二本鎖RNAを細胞に導入することで，RNAiを利用して，マウスを含むさまざまなモデル生物において遺伝子ノックダウンを行うことができる．

●MEMO●
近年では，DNA合成を逐次測定するなど，さまざまな技術を用いた「次世代シーケンサー」「第3世代シーケンサー」などと呼ばれる高速シーケンサーが登場し，DNA塩基配列解読の高速化と低コスト化が進んでいる．これにより，発がんの経路を特定するための体細胞変異解析や，テーラーメイド医療の実現に不可欠な，個人のSNPなどの特定（パーソナルゲノム解析）が実現しつつある．

●MEMO●
高速シーケンサーは遺伝子発現（トランスクリプトーム）解析にも利用されている．細胞から抽出したmRNAからcDNAを調製し，解読することで，遺伝子の発現パターンを詳細に調べることができる．

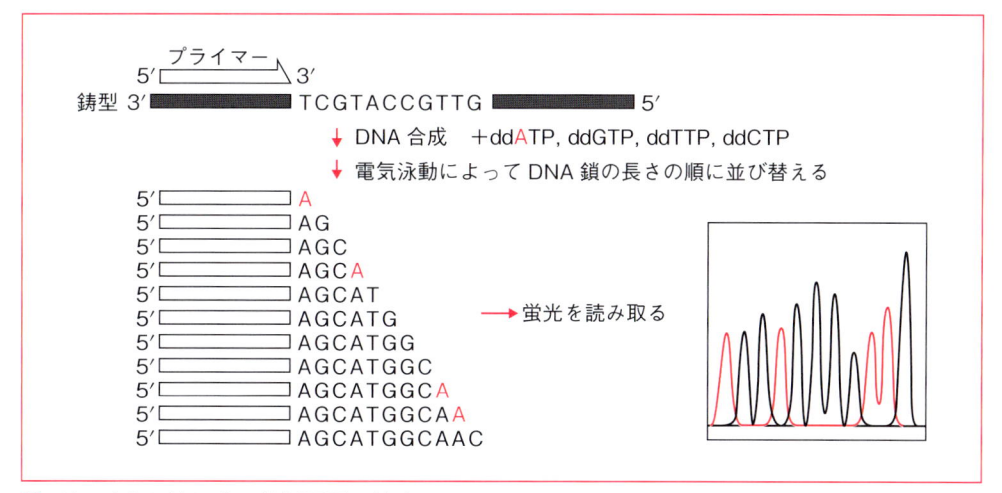

```
          プライマー
       5'┌────────┐3'
鋳型   3'■■■■■■ TCGTACCGTTG ■■■■■■ 5'
              ↓ DNA合成    +ddATP, ddGTP, ddTTP, ddCTP
              ↓ 電気泳動によってDNA鎖の長さの順に並び替える
5'□ A
5'□ AG
5'□ AGC
5'□ AGCA
5'□ AGCAT           → 蛍光を読み取る
5'□ AGCATG
5'□ AGCATGG
5'□ AGCATGGC
5'□ AGCATGGCA
5'□ AGCATGGCAA
5'□ AGCATGGCAAC
```

㊱ ジデオキシ法による塩基配列の決定
4種の異なる蛍光色素で標識したジデオキシヌクレオチドが用いられるが，図ではddATPのみを赤で示した．

遺伝子改変生物

- 遺伝子ノックアウトなどの遺伝子操作の技術が，ヒトのモデル動物であるマウスで確立されている．
- ノックアウトマウスは特定の遺伝子が破壊されたマウスであり，遺伝子の機能を調べる目的で研究に用いられる．
- 外来遺伝子を導入したマウスを，トランスジェニックマウスという．

遺伝子組換え技術の応用

- 試験管内で分化・増殖させた細胞からつくった組織や臓器を移植する医療を，再生医療という．
- 分裂して自分と同じ細胞をつくる能力と，別の種類の細胞に分化する能力をもつ細胞を，幹細胞[*16]という．
- あらゆる種類の細胞に分化できる幹細胞を，多能性幹細胞（万能細胞）という．
- 胚盤胞期の胚の内部細胞塊は多能性幹細胞であり，これを培養した細胞株を胚性幹細胞（ES細胞：embryonic stem cells）という．
- 山中伸弥らはヒトの体細胞にいくつかの遺伝子を導入することで多能性幹細胞を樹立し，人工多能性幹細胞（iPS細胞：induced pluripotent stem cells）と名づけた[5]．

引用文献

1) Alberts B, et al. 中村桂子，松原謙一監訳．細胞の分子生物学．第5版．ニュートンプレス：2010．
2) Ito-Harashima S, et al. Translation of the poly (A) tail plays crucial roles in nonstop mRNA surveillance via translation repression and protein destabilization by proteasome in yeast. Genes Dev 2007；21：519-24.
3) Neel JV. Diabetes mellitus：A "thrifty" genotype rendered detrimental by "progress"? Am J Hum Genet 1962；14：353-62.
4) Sanger F, et al. DNA sequencing with chain-terminating inhibitors. Proc Natl Acad Sci U S A 1977；74：5463-7.
5) Takahashi K, et al. Induction of pluripotent stem cells from adult human fibroblasts by defined factors. Cell 2007；131：861-72.

【用語解説】
ジデオキシ法：DNAポリメラーゼを用い，塩基配列を決定したいDNAを鋳型にして相補的なDNA鎖を合成させる．デオキシリボヌクレオシド三リン酸のほかに，3'末端にOH基をもたないジデオキシリボヌクレオシド三リン酸（ddGTP，ddATP，ddTTP，ddCTP）を一定の割合で加えておくと，これらのヌクレオチドが取り込まれた時点でDNA鎖の伸長が停止する．4種のジデオキシヌクレオチドを異なる蛍光色素で標識しておくと，蛍光の波長によって3'末端の塩基の種類を判別することができる（㊱）．

【用語解説】
ノックアウトマウス：一般に，遺伝子を破壊した胚性幹細胞（ES細胞）をマウスの胚盤胞に注入し，生まれた個体を交配して作製される．近年では新たな遺伝子改変技術の導入により，受精卵の遺伝子を高い確率で改変する「ゲノム編集技術」が実用化され，ノックアウトマウスの作製などに利用されている．

【用語解説】
トランスジェニックマウス：微小なガラス管を用いて受精卵の前核にDNAを注入する方法（マイクロインジェクション法）などにより作製される．

[*16] 幹細胞ではテロメラーゼが発現しているため，細胞が無限に増殖することができる．

【用語解説】
iPS細胞：ES細胞は生命の萌芽と考えられる初期胚を壊して樹立されるため，ヒトES細胞の樹立およびそれを用いた研究や医療には，倫理的な問題が存在する．また，ES細胞から分化させた細胞を用いた再生医療では，患者由来のES細胞でない限り，拒絶反応が避けられない．iPS細胞はES細胞が抱えるこれらの問題を克服できるため，再生医療の本命と目されている．

カコモンに挑戦!!

◆ 第31回-19

核酸およびたんぱく質の構造と機能に関する記述である．正しいのはどれか．1つ選べ．
(1) アデノシン3-リン酸（ATP）は，ヌクレオチドである．
(2) イントロンは，RNAポリメラーゼにより転写されない．
(3) アミノ酸を指定するコドンは，20種類である．
(4) たんぱく質の変性では，一次構造が変化する．
(5) プロテインキナーゼは，たんぱく質脱リン酸化酵素である．

◆ 第35回-26

先天性代謝異常症に関する記述である．最も適当なのはどれか．1つ選べ．
(1) 糖原病Ⅰ型では，高血糖性の昏睡を生じやすい．
(2) フェニルケトン尿症では，チロシンが体内に蓄積する．
(3) ホモシスチン尿症では，シスチンが体内に蓄積する．
(4) メープルシロップ尿症では，分枝アミノ酸の摂取制限が行われる．
(5) ガラクトース血症では，メチオニン除去ミルクが使用される．

解答&解説

◆ 第31回-19　正解（1）
解説：正文を提示し，解説とする．
(1) アデノシン3-リン酸（ATP）は，ヌクレオチドである．
(2) イントロンは，RNAポリメラーゼにより転写されるが翻訳されない．
(3) アミノ酸を指定するコドンは，61種類である．
(4) たんぱく質の変性では，二次～四次構造が変化する．（第2章参照）
(5) プロテインキナーゼは，たんぱく質リン酸化酵素である．

◆ 第35回-26　正解（4）
解説：正文を提示し，解説とする．
(1) 糖原病Ⅰ型では，低血糖性の昏睡を生じやすい．
(2) フェニルケトン尿症では，フェニルアラニン（およびフェニルケトン体）が体内に蓄積する．
(3) ホモシスチン尿症では，ホモシステインやメチオニンが体内に蓄積する．
(4) メープルシロップ尿症では，分枝アミノ酸の摂取制限が行われる．
(5) ガラクトース血症では，ガラクトースおよび乳糖除去ミルクが使用される．

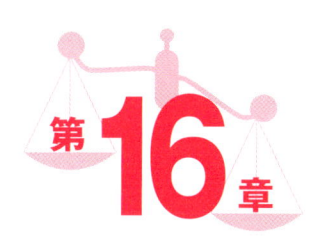

第16章 情報伝達の機構

学習目標
- 生体の恒常性（ホメオスタシス）を維持するために必要な細胞の適応力という観点から情報伝達をとらえる
- 細胞外シグナル分子が脂溶性か水溶性かで分類し，それぞれに特異的な受容体の細胞内局在，構造の特徴，そして機能を理解する
- 細胞外の環境情報（細胞外シグナル分子）に細胞が応答する経路を，情報の変換過程という観点で理解する
- 血糖値の調節という観点から，インスリンによる情報伝達系と，グルカゴンおよびアドレナリンによる情報伝達系のしくみと作用を整理する

要点整理
- 細胞外の環境情報として機能する化学的なシグナル分子には，ホルモン，成長因子，神経伝達物質などが含まれる．
- 標的細胞が細胞外の環境情報に応答するためには，その細胞の細胞表面，細胞質，または核内に局在する特別なたんぱく質受容体とシグナル分子が結合する必要がある．
- 受容体と最終的な細胞応答のあいだでは，情報の伝達に関わる因子が次々に相互作用しながら連鎖反応（カスケード）を引き起こし情報が変換されていく．
- この連鎖反応は，少量で弱い最初のシグナルを段階的に増幅・拡散させることを可能としている．

1 細胞間情報伝達

- ヒトのからだを構成する器官系，器官，組織（細胞）のそれぞれの間で，互いに協調しながらからだ全体の安定性を調節する．この機能をホメオスタシス（生体恒常性）という．
- ヒトを含む動物では，神経系と内分泌系の2つのシステム[*1]がホメオスタシスを管理・調節する．
- ホメオスタシスを制御する3つの要素は，①外界の変化を「刺激」として認識し応答する受容器（センサー），②受容器から中枢（脳や脊髄）への情報伝達（求心性経路），③中枢から効果器（エフェクター：筋肉や分泌腺）への情報の伝達（遠心性経路），である（❶）．
- 上記のからだ全体で使われる「刺激」→「受容器」→「効果器」という情報伝達の形式は，1つの細胞内でも利用される．それが細胞の情報伝達系である．
- ある細胞が細胞外シグナル分子を産生・放出したとき，そのシグナル分子と特異的に結合する受容体をもつ標的細胞だけが応答する．その結果，細胞と細胞のあいだで情報が伝達される．
- 特異的受容体と結合できる細胞外シグナル分子を総称してリガンドという．
- 細胞外シグナル分子の分泌形式は，分泌細胞と標的細胞の距離と作用時間に応じて，オートクリン（自己分泌），パラクリン（傍分泌），そしてエンドクリン（内分泌）に分類される（❷）．

オートクリン・シグナル伝達
- 「オート（auto-）」は「自分自身の」を意味し，分泌された細胞外シグナル分子が，それを産生した細胞自身に作用する経路をいう[*2]．

[*1] 本章「2 内分泌系と神経系による調節」（p.157）を参照．

[*2] 例：サイトカインによる免疫細胞の機能調節．

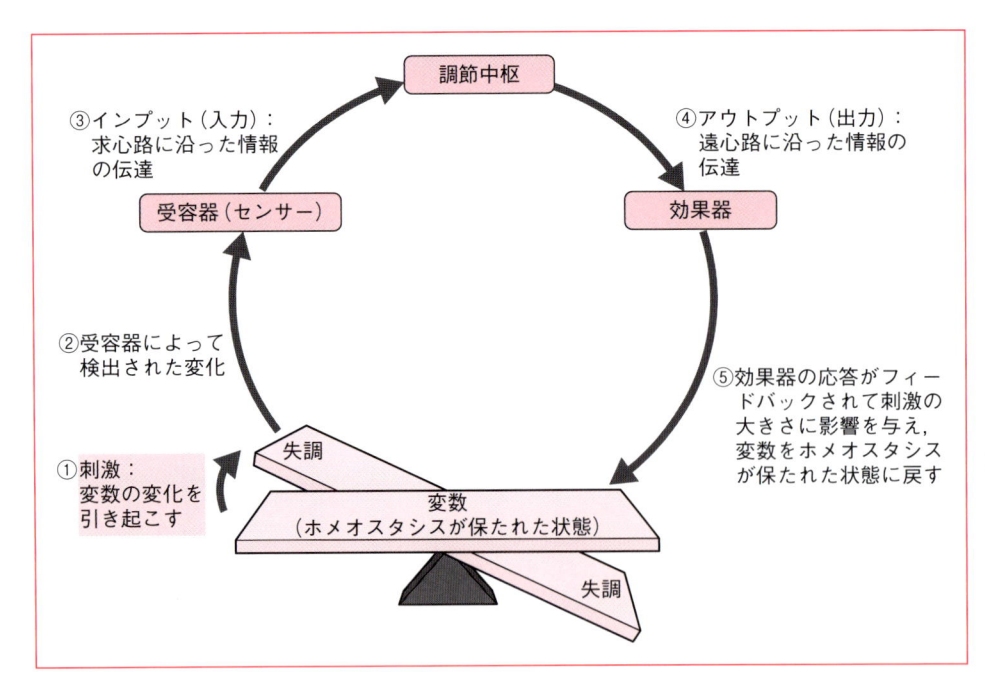

❶ ホメオスタシスの制御機構の構成要素

受容器，調節中枢，効果器のあいだでのコミュニケーションが，この機構の正常な働きに必須である．
(Marieb EN. 林正健二ほか訳. 人体の構造と機能, 第4版. 医学書院；2015. p.11より)

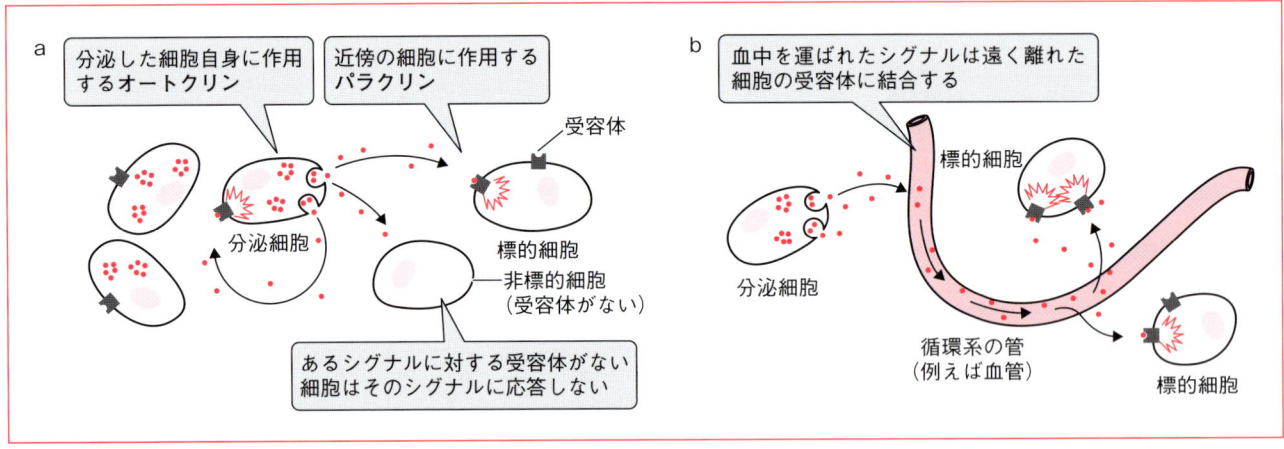

❷ 化学シグナルシステム
a：シグナル分子はそれをつくり出した細胞自身に作用することもあれば，別の細胞に作用することもある．
b：多くのシグナルは，個体の循環器系によって運ばれて，遠く離れた細胞に作用する．
(Sadava DE, et al. 石崎泰樹, 丸山 敬監訳. ブルーバックス，カラー図解 アメリカ版大学生物学の教科書 第3巻 分子生物学. 講談社；2010. p.19より)

パラクリン・シグナル伝達

- 「パラ（para-）」は「近い」を意味し，分泌された細胞外シグナル分子が，近傍の細胞に作用する経路をいう*3．このとき産生細胞を中心に周辺細胞に向けてシグナル分子の濃度勾配が形成される．

内分泌系（エンドクリン）シグナル伝達

- 内分泌細胞から放出される細胞外シグナル分子（ホルモン）が，血液内で運ばれて遠く離れた標的細胞の受容体に結合し作用する経路をいう．
- 視床下部ホルモンや脳下垂体後葉ホルモンなど神経細胞から血液中に放出されるホルモン*4が作用する経路は，神経内分泌と呼ばれる．

接着している細胞間での直接的な情報伝達

- ヒトのような多細胞生物の細胞は，隣接する細胞同士を接着するためのしくみがいろいろある．そのなかでギャップ結合（❸）*5と呼ばれる細胞間のチャネルは，隣接する細胞と細胞のあいだで直接，小分子の移行を可能にする．
- ギャップ結合を介して移動する分子には，アミノ酸やイオン，ATPやcAMP，補酵素や中間代謝物などが含まれる．このしくみは，隣接する細胞群でイオンなどの小分

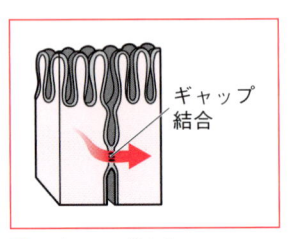

❸ ギャップ結合
(Raven P, et al. R/J Biology 翻訳委員会監訳. レーヴン／ジョンソン生物学, 上巻. 培風館；2006. p.127より)

*3 例：神経伝達物質によるシナプス間（神経細胞と接合する細胞との間）での情報伝達，サイトカインによる免疫細胞の機能調節．

*4 例：インスリンやアドレナリンやグルカゴンなど．

*5 ギャップ結合については，第1章「3 細胞同士の結合」(p.5)を参照．

❹ **アセチルコリン（ACh）のライフサイクル**
(左：Raven P, et al. R/J Biology 翻訳委員会監訳. レーヴン/ジョンソン生物学，上巻. 培風館；2006. p.127／右：Bear MF, et al. 加藤宏司ほか監訳. カラー版 ベアー コノーズ パラディーソ神経科学―脳の探求. 西村書店；2007. p.114より)
ChAT：コリンアセチルトランスフェラーゼ.

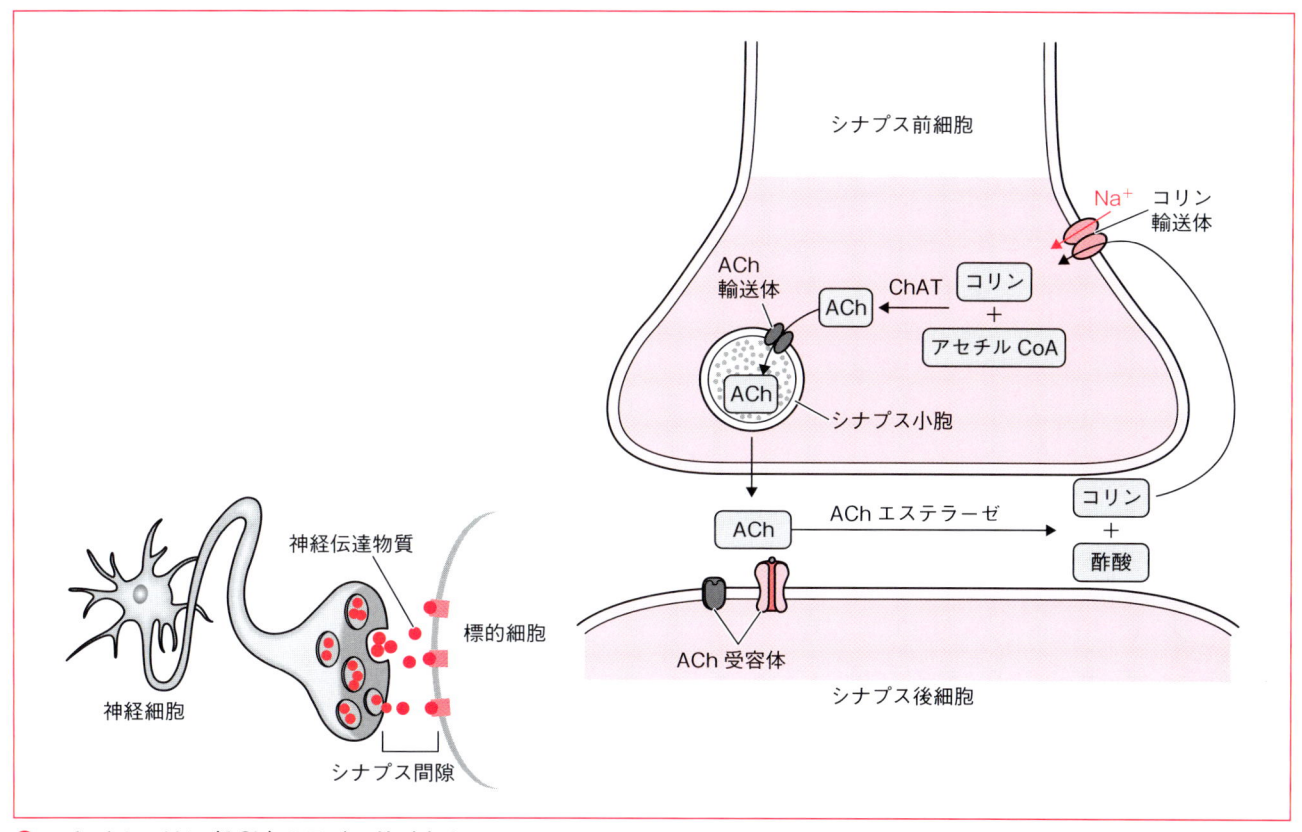

子濃度を同等に維持でき，代謝を同期できる．

2　内分泌系と神経系による調節

- ヒトを含む動物においては，神経系と内分泌系の2つのシステムを利用して情報を伝達し，細胞内での代謝反応を調節・管理する．

神経系による調節：電気信号と化学シグナル分子（神経伝達物質）による迅速な信号伝達

- 神経系は，神経細胞（ニューロン）がほかの神経細胞やほかの細胞（筋細胞や腺細胞）と接触して，迅速かつ効率良く信号の連絡を行うためのシステムである．
- 神経系を構成する神経細胞は，細胞体のほかに軸索と樹状突起という特徴的な構造をもつ．
- 軸索は1 mm未満〜1 m以上もの長さがあり，神経系で長い距離にわたり電気信号を素早く伝導するために特殊化した構造である．軸索の終末端（軸索末端）は，ほかの神経細胞の樹状突起や細胞体と接触してシグナルの受け渡しを行う．この接触する部位をシナプスと呼ぶ．
- 軸索終末まで電気信号（神経インパルス）が到達すると，軸索終末側のシナプス前細胞から神経伝達物質がシナプス間隙に放出される．このとき伝導された電気的な信号（神経インパルス）は，神経伝達物質という化学的な信号（化学シグナル）に変換される（❹）．
- 放出された神経伝達物質は，接触しているほかの神経細胞上（シナプス後細胞）の特異的受容体と結合して新たな電気信号に変換され軸索上を素早く移動する．
- このように神経系では，電気的→化学的→電気的というシグナル変換を介して迅速な情報伝達を可能としている．

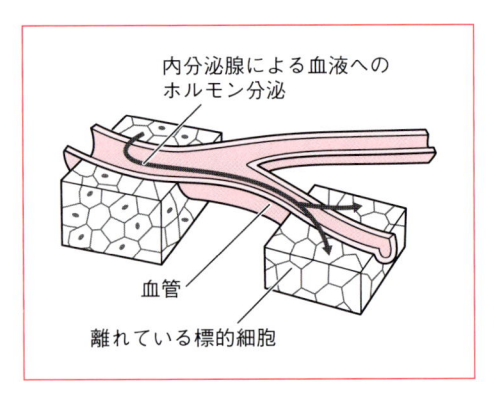

❺ 内分泌系のシステム
(Raven P, et al. R/J Biology翻訳委員会監訳. レーヴン/ジョンソン生物学, 上巻. 培風館；2006. p.127より)

内分泌系による調節：化学的シグナル（ホルモン）によるゆっくりした伝達

- 内分泌系は，内分泌細胞が産生するホルモン（化学シグナル分子）を血流に乗せて遠く離れた標的細胞まで運ぶことにより，細胞間で情報を伝達するシステムである（❺）．
- ホルモンの血中濃度は非常に低く，10^{-12}〜10^{-7} mol/Lである．ホルモンの特異的受容体は，低濃度のホルモンと高い親和性により結合できることが特徴である．
- 血中のホルモン濃度は，日内変動[*6]，月内変動[*7]，年内変動[*8]など，生理学的な周期性を示すものもある．
- 血中ホルモン濃度は，ホルモンの合成過程，分泌過程，分解過程のそれぞれで独自の制御により適正に調整される．
- インスリンは，イベント応答型で濃度が調節されるホルモンの代表で，食後の血糖値が上昇した場合に膵臓のランゲルハンス島β細胞において産生と分泌が誘導される．分泌されたインスリンは，血液により標的細胞である肝細胞や骨格筋細胞，脂肪細胞まで運ばれ，血中グルコースの取り込みと利用（グリコーゲン合成や脂肪酸合成）を促進する．その結果，食後に上昇した血糖値は再び食間時の定常状態まで戻り，続いてインスリンの分泌も抑えられる．

[*6] 例：コルチゾール，成長ホルモン．

[*7] 例：卵胞刺激ホルモン，黄体形成ホルモン，エストロゲン，プロゲステロン．

[*8] 例：テストステロン．

3　受容体による情報伝達

- 細胞外シグナル分子が脂溶性か水溶性かによって，その特異的な受容体の構造と細胞内の局在が異なる．
- 脂溶性の細胞外シグナル分子は，細胞膜を拡散して直接透過し，細胞内に到達できる．そして細胞質ゾルの受容体に結合後，核内に移動して転写因子として機能する．
- 水溶性の細胞外シグナル分子は，細胞膜を直接透過できない．そのためシグナル分子と結合する細胞外領域を備えた膜貫通型受容体を介して，細胞内で新たな情報伝達物質を産生しながら連鎖反応を引き起こす．

細胞内受容体

- 細胞内受容体（核内受容体とも呼ばれる）は，標的細胞の細胞質ゾルまたは核内に存在する．
- 細胞内受容体の構造は，脂溶性リガンド結合領域，DNA結合領域，そして遺伝子制御領域から成る．また，核内に移行するための核局在化シグナルを有している．
- 細胞内に直接到達できる脂溶性リガンドが受容体と結合すると，受容体は立体構造が変化し活性化する．そして，活性化した受容体はリガンドとともに核内に移行できるようになる．
- 脂溶性リガンド-受容体複合体は，特定の遺伝子上に存在するホルモン応答配列に結合して，遺伝子の転写反応を調節する．その結果，新しいたんぱく質の産生を制御する（❻）．
- 細胞内受容体を介した標的細胞の応答は，転写レベルでの調節であるため数分，数時

【用語解説】
脂溶性の細胞外シグナル分子（脂溶性リガンド）：ステロイドホルモンや甲状腺ホルモン，ビタミンAや活性型ビタミンDなどが代表例．

【用語解説】
水溶性の細胞外シグナル分子：インスリン，グルカゴンやアドレナリンなど，ペプチドやアミノ酸誘導体，神経伝達物質などが代表例．

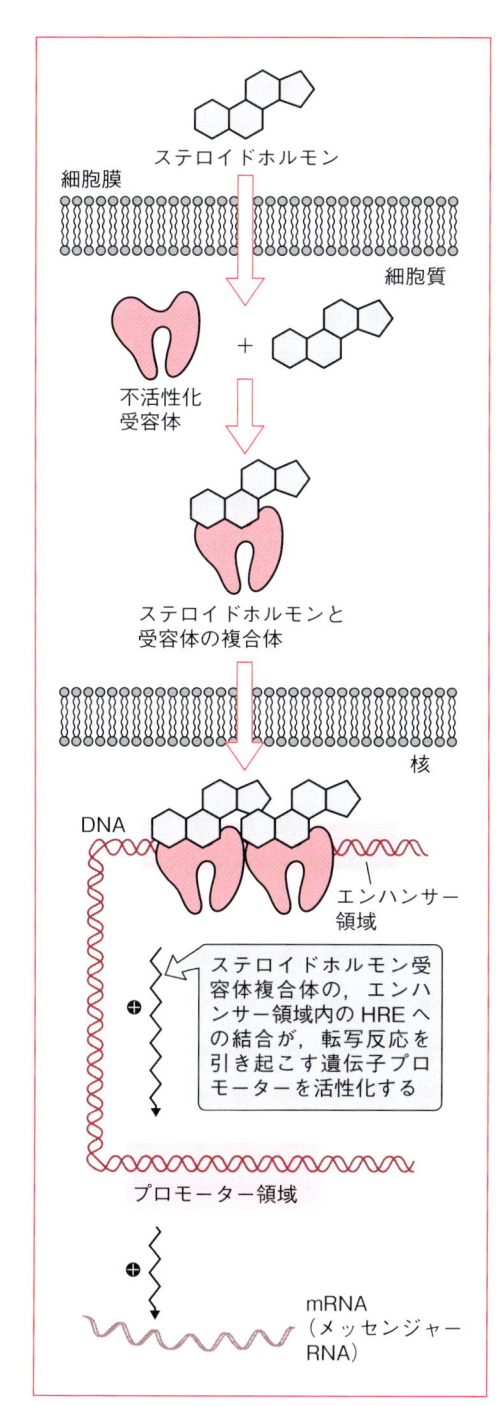

3 受容体による情報伝達

❻ 核始動型ステロイドシグナル伝達機構
核始動型ステロイドシグナル伝達機構（NISS）には，ステロイドホルモンと受容体の複合体とホルモン応答配列（HRE）の相互作用による転写の活性化が含まれる．
(Chandar N, Viselli S. 水島　昇監訳. リッピンコットシリーズ，イラストレイテッド細胞分子生物学. 丸善出版；2012. p.192より)

間，ときには数日かかることがある．

細胞膜受容体

- 細胞膜受容体は，膜貫通型の受容体で，細胞外に水溶性リガンド結合領域をもつ．
- 細胞膜受容体は，その構造と機能の特徴からおおよそ3つのタイプに分類される．①Gたんぱく質共役型受容体，②酵素共役型受容体，③イオンチャネル共役型受容体，である．
- 細胞膜受容体は，細胞外シグナル分子（リガンド）と結合すると，細胞内にて新たな情報伝達分子の産生を増強する．
- 細胞膜受容体は，細胞内シグナル伝達物質のリン酸化・脱リン酸化反応を連鎖的に引き起こす．この連鎖反応により，細胞内シグナル伝達物質の機能を素早く制御することが可能となり，その結果リガンド結合から細胞応答までを効率良く短時間化できる．

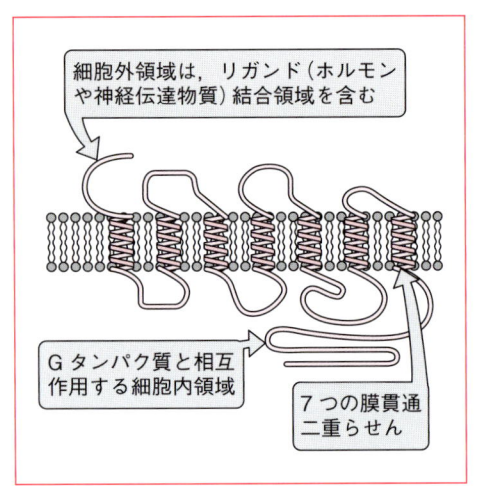

❼ Gたんぱく質共役型受容体の構造
(Chandar N, Viselli S. 水島 昇監訳. リッピンコットシリーズ, イラストレイテッド細胞分子生物学. 丸善出版；2012. p.171より)

❽ Gたんぱく質の活性化
a：リガンド結合していない受容体は, G_Sタンパク質と相互作用しない.
b：リガンド結合した受容体は, 構造変化を受け, G_Sタンパク質と相互作用する. Gαは GDPを放出し, GTPと結合する.
c：G_Sタンパク質のαサブユニットがβサブユニットとγサブユニットと解離し, ATPをcAMPとPPiに変換するアデニル酸シクラーゼを活性化する.
d：ホルモンがいなくなると, 受容体は, 休止状態に復帰する. αサブユニット上のGTPは, GDPに加水分解され, アデニル酸シクラーゼは不活性化される.
(Chandar N, Viselli S. 水島 昇監訳. リッピンコットシリーズ, イラストレイテッド細胞分子生物学. 丸善出版；2012. p.171より)

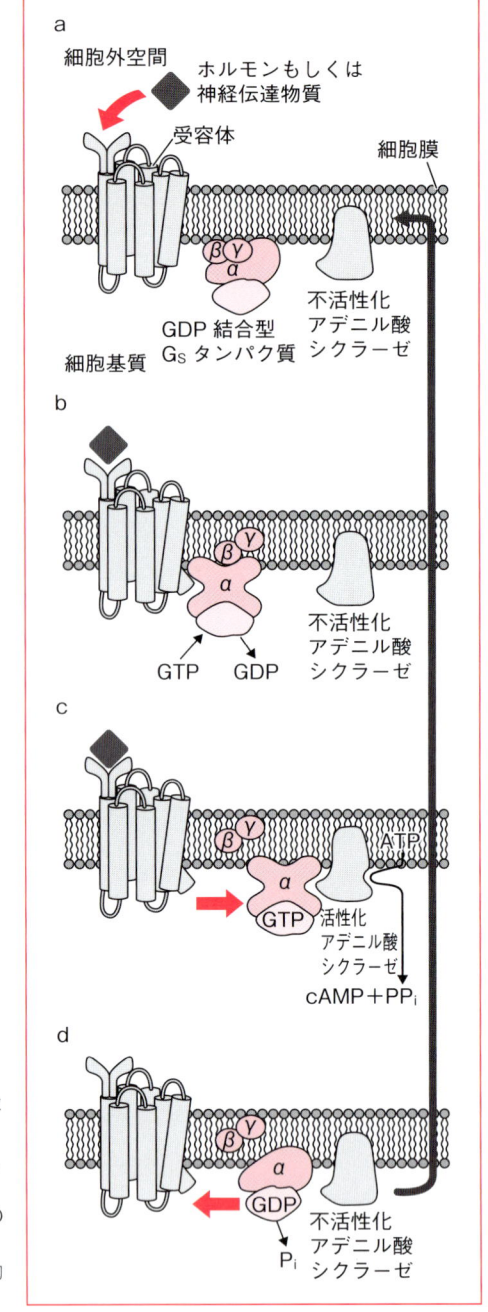

Gたんぱく質共役型受容体：7回膜貫通型受容体

- Gたんぱく質共役型受容体は, 7回細胞膜を貫通する特徴的な構造をもつ(❼).
- Gたんぱく質共役型受容体は, ヘテロ三量体GTP結合たんぱく質(Gたんぱく質)を介して細胞外からのシグナル情報を細胞内に伝達する.
- 水溶性リガンドがGたんぱく質共役型受容体に結合すると, 細胞膜上で隣接するGたんぱく質を活性化し(❽), その結果近傍にあるイオンチャネルや酵素の機能を調節する.

酵素共役型受容体：1回膜貫通型受容体

- 酵素共役型受容体は, 細胞外リガンドが受容体に結合すると細胞内部分のプロテインキナーゼ(リン酸化修飾)またはグアニル酸シクラーゼ(cGMP産生)が活性化されるタイプである. プロテインキナーゼを活性化するリガンドには多くの成長因子やサイトカインが含まれる. 一方, グアニル酸シクラーゼを活性化するリガンドは, 心房性ナトリウム利尿ペプチド(ANP)である.

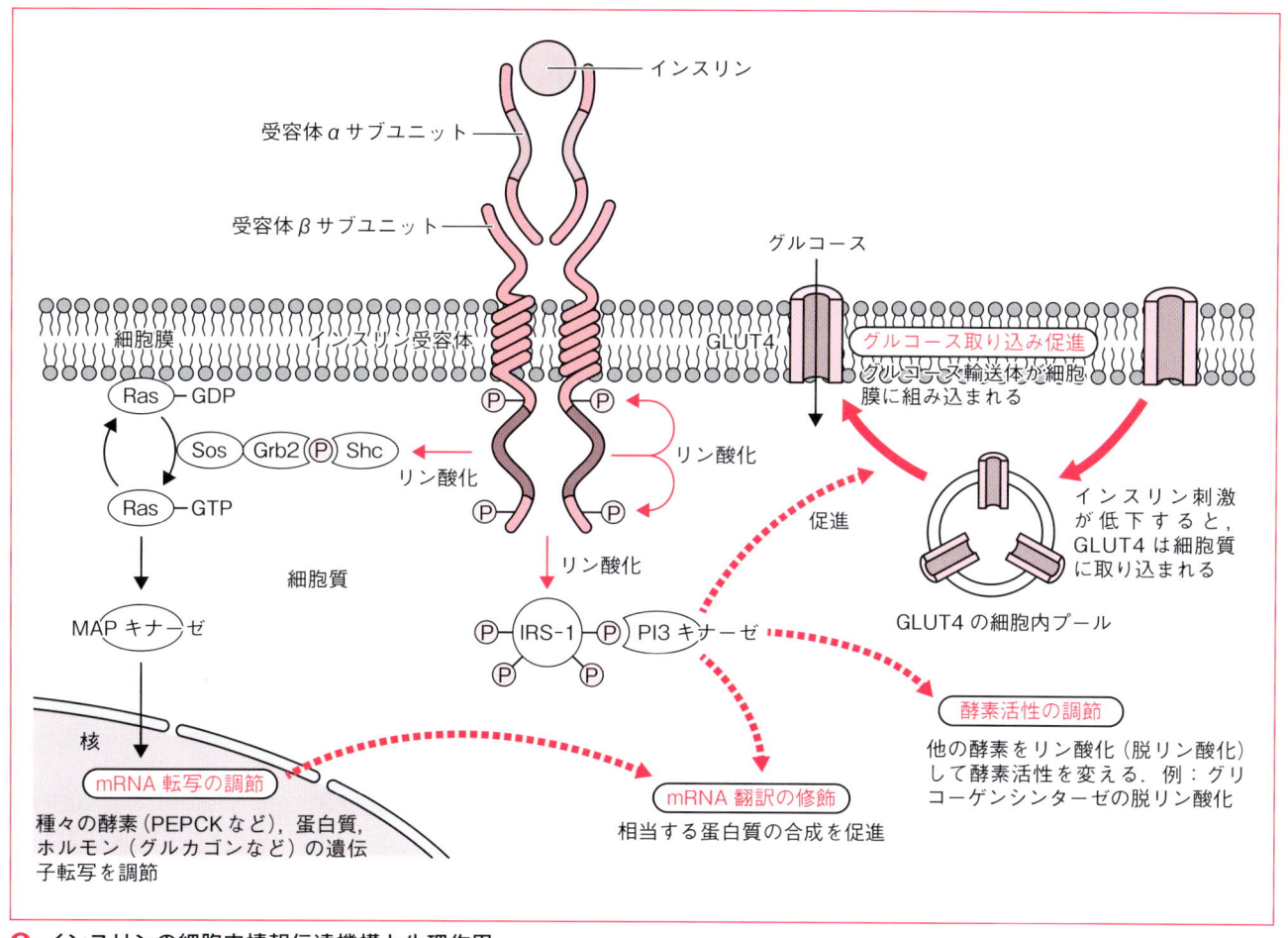

❾ インスリンの細胞内情報伝達機構と生理作用

インスリンが受容体に結合すると，受容体βサブユニットのチロシンキナーゼが活性化し，自己のチロシン残基をリン酸化する．次いで，細胞質内の蛋白質（IRS-1，Shc）のチロシン残基がリン酸化される．IRS-1がリン酸化されると，PI3キナーゼがこれに結合して活性化し，GLUT4の細胞膜への輸送をはじめとする種々のインスリン作用が発現する．一方，ShcはGrb2/Sos複合体を介してRasを活性化し，MAPキナーゼ系が始動する．

（坂井建雄，河原克雅編．カラー図解 人体の正常構造と機能，全10巻縮刷版．日本医事新報社；2012. p.321より）

- 酵素触媒領域は，受容体自身に存在する．プロテインキナーゼ領域をもつ酵素共役型受容体のほとんどがチロシンキナーゼ活性をもち，標的たんぱく質のチロシン残基をリン酸化修飾する．多くの成長因子の受容体がこのタイプで，代表例として上皮成長因子（EGF）受容体や神経成長因子（NGF）受容体のほかに，インスリン受容体があげられる（❾）．
- 受容体型チロシンキナーゼは，1回膜貫通型たんぱく質構造である．一般的に，①リガンド結合部位（細胞外），②細胞膜貫通領域，③チロシンキナーゼ活性領域（細胞質側）の3つから構成される．
- リガンドの結合に反応して二量体形成している受容体型チロシンキナーゼは，それぞれの受容体鎖の細胞内部分にある特定のチロシン残基をリン酸化（自己リン酸化反応）することで活性化する．

イオンチャネル共役型受容体

- イオンチャネル共役型受容体は，細胞外リガンドが受容体に結合するとチャネル受容体の立体構造が変化する．その結果，イオンの出入り口が開口する．
- イオンチャネル共役受容体の細胞外シグナルは，神経伝達物質（アセチルコリン，グルタミン酸，GABA，セロトニン5HT$_3$など）のような化学的物質のほかに（❿，⓫），光や電位変化などの物理的なものも含まれる．

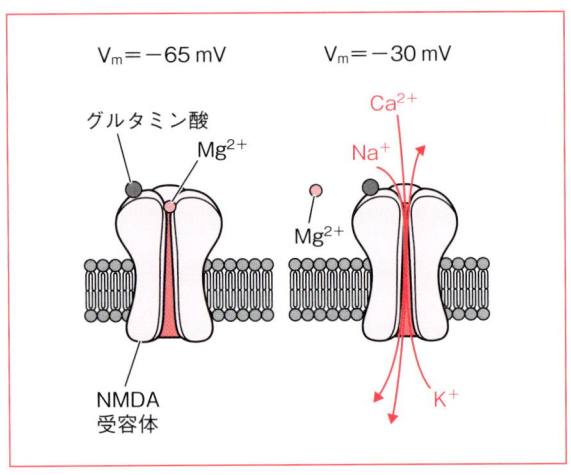

⓾ **NMDA受容体チャネルを介した細胞内への内向きイオン電流**
a：グルタミン酸単独でチャネルは開口するが，膜電位が静止膜電位であるとMg^{2+}によってチャネルの孔はふさがれている．
b：膜電位が脱分極するとMg^{2+}による阻害がはずれ，Na^+とCa^{2+}が細胞内に流入できる．
(Bear MF, et al. 加藤宏司ほか監訳．カラー版 神経科学―脳の探求．西村書店；2007．p.126より)

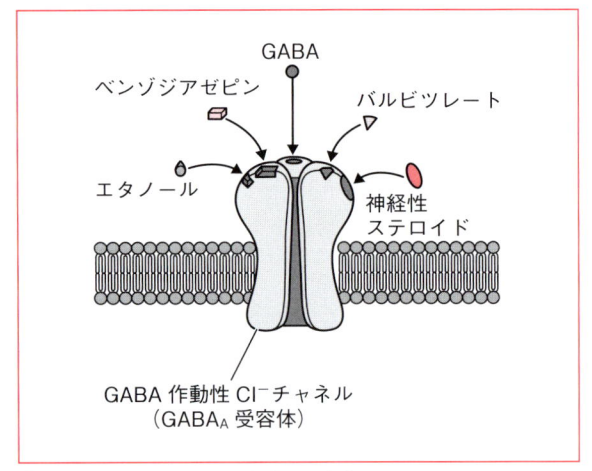

⓫ **$GABA_A$受容体への薬物の結合**
薬物自体はチャネルを開口させることはないが，GABAが同時に受容体に結合した場合には，GABAの作用を変化させる．
(Bear MF, et al. 加藤宏司ほか監訳．カラー版 神経科学―脳の探求．西村書店；2007．p.126より)

4 細胞内シグナル伝達

- ここでは血糖値の調節機序に関わる直接的シグナル伝達経路と間接的シグナル伝達経路について解説する．

直接的シグナル伝達

- 受容体型チロシンキナーゼのように受容体そのものがもつ酵素活性が，直接的に標的たんぱく質の機能を調節しながら細胞内情報を増強させていく伝達系である．
- インスリン受容体は，α鎖ペプチドとβ鎖ペプチド鎖がジスルフィド結合で連結したサブユニットが2つ向き合って構成される．つまりインスリン受容体は，2本のα鎖と2本のβ鎖から成るヘテロ四量体である．向かい合った2本のα鎖は，細胞外にてインスリンと結合する．一方，β鎖は1回膜貫通領域と細胞質側にチロシンキナーゼ領域を有する（❾）．
- インスリンが標的細胞上（肝臓，骨格筋や脂肪細胞）の受容体に結合すると，インスリン受容体の立体構造が変化して，β鎖のチロシンキナーゼが活性化し，まずβ鎖内の特定のチロシン残基をリン酸化する．
- 続いてインスリン受容体の基質たんぱく質（IRS-1[*9]やShc[*10]）のチロシン残基をリン酸化することで，リン酸化カスケード反応による細胞内情報の増幅が開始する．
- 主にIRS-1のリン酸化から始まる代謝調節と，Shcのリン酸化から始まるRAS/MAPキナーゼ系による細胞増殖調節に分かれる．このとき細胞外のインスリンという化学的情報が，細胞内においてたんぱく質のリン酸化という情報に変換される．
- インスリン受容体の基質たんぱく質（IRS-1）がリン酸化されると，IP3キナーゼ活性化→PDK 1活性化→Akt活性化という流れで次々と代謝調節に関わるリン酸化酵素の活性化カスケードが促進される．
- 食後に血中で増加したグルコースは，門脈から肝臓へ流入する．そして増加した総血糖の34％相当は肝臓に取り込まれる（⓬）．このとき，インスリンが肝細胞上のインスリン受容体に作用すると，肝臓グリコーゲン合成（グリコーゲン合成酵素）や脂肪酸合成（ピルビン酸デヒドロゲナーゼやアセチルCoAカルボキシラーゼ）を促進するとともに，糖新生に関わる酵素活性（ホスホエノールピルビン酸カルボキシキナーゼ

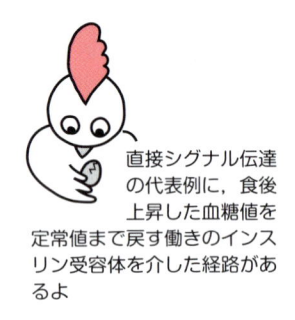

直接シグナル伝達の代表例に，食後上昇した血糖値を定常値まで戻す働きのインスリン受容体を介した経路があるよ

[*9] IRS-1：insulin receptor substrate-1（インスリン受容体基質-1）．

[*10] Shc：Src homology 2 domain containing.

4 細胞内シグナル伝達

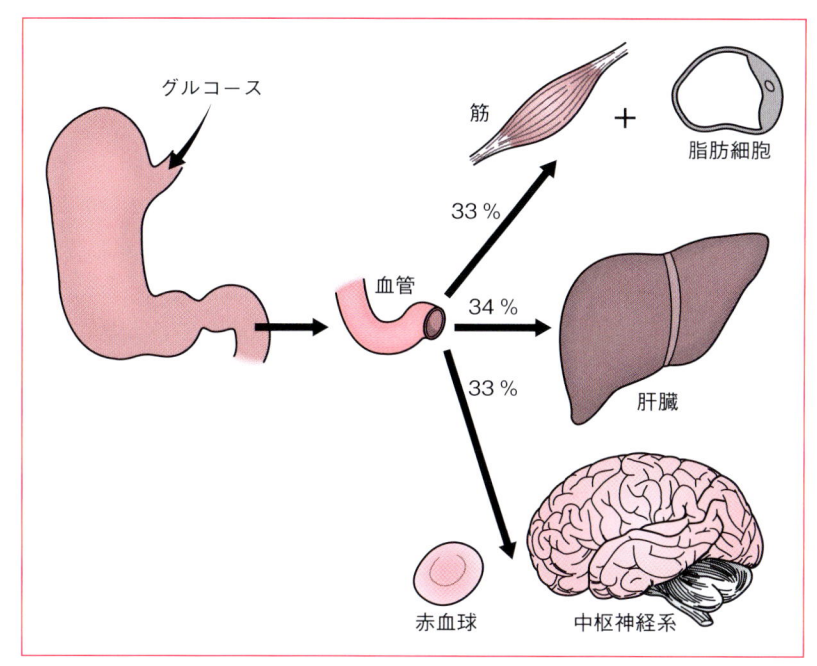

⓬ グルコースの移行
(Moore MC, et al. Regulation of hepatic glucose uptake and storage in viro. Adv Nutr 2012；3：287より)

やグリコーゲン合成酵素キナーゼ-3：GSK-3) を抑制する．
- 一方，インスリンが骨格筋細胞と脂肪細胞上のインスリン受容体に作用した場合，細胞内で増幅された情報は，グルコーストランスポーター (GLUT4) を細胞内から細胞膜上へ移行させる．このことにより骨格筋細胞 (食後血糖の28％相当) と脂肪細胞 (食後血糖の5％相当) は，血中グルコースを効率的に細胞内に取り込む (⓬)．
- 同時にこのリン酸化酵素の活性化カスケードは，筋グリコーゲン合成や脂肪酸合成に関わる酵素活性を活性化して取り込んだグルコースを利用する．脂肪細胞においてインスリンは，ホルモン感受性リパーゼの脱リン酸化を促し，脂肪分解活性をすみやかに抑制する．

間接的シグナル伝達

- 細胞外シグナルがGたんぱく質共役型受容体に結合すると，細胞内で隣接するGたんぱく質の活性化を介してセカンドメッセンジャー (二次メッセンジャー) と呼ばれる化学分子の産生量を調整する．このセカンドメッセンジャーが細胞内の新たな情報分子として受容体と細胞応答の間の情報伝達を制御するシステムである (⓭)．
- 膵臓のランゲルハンス島α細胞から血中に分泌されるグルカゴンは，標的細胞である肝臓の7回膜貫通型受容体に結合し，副腎髄質から血中に分泌されたアドレナリンは，標的細胞である骨格筋，脂肪細胞の7回膜貫通型受容体に結合することで，その情報伝達が開始する．
- リガンドと結合したグルカゴン受容体またはアドレナリン受容体は，立体構造変化を起こし，細胞内で隣接するヘテロ三量体型Gたんぱく質 (α, β, γ サブユニット) と結合できるようになる．
- 受容体と結合した三量体型Gたんぱく質のGαサブユニットがGDPを放出し，GTPと結合する．このときGたんぱく質が活性化状態となり，活性型αサブユニットがβおよびγサブユニットから解離する．活性型αサブユニットは，膜結合型のアデニル酸シクラーゼを刺激してセカンドメッセンジャーとしてcAMPの産生を促進する．
- 細胞内で増大したcAMPは急速に拡散して，プロテインキナーゼA (PKA) の活性化を増強する．活性型プロテインキナーゼAは，下流の情報伝達に関わるたんぱく質分子のセリン・トレオニン残基をリン酸化修飾して機能を調節する．
- 肝臓ではグルカゴンの作用により最終的にグリコーゲンホスホリラーゼのリン酸化に

間接シグナル伝達の代表例に，食間時にける定常血糖値を維持するために糖新生を促進するグルカゴン受容体 (肝臓) と，アドレナリン受容体 (骨格筋細胞と脂肪細胞) を介したエネルギー産生経路があるよ

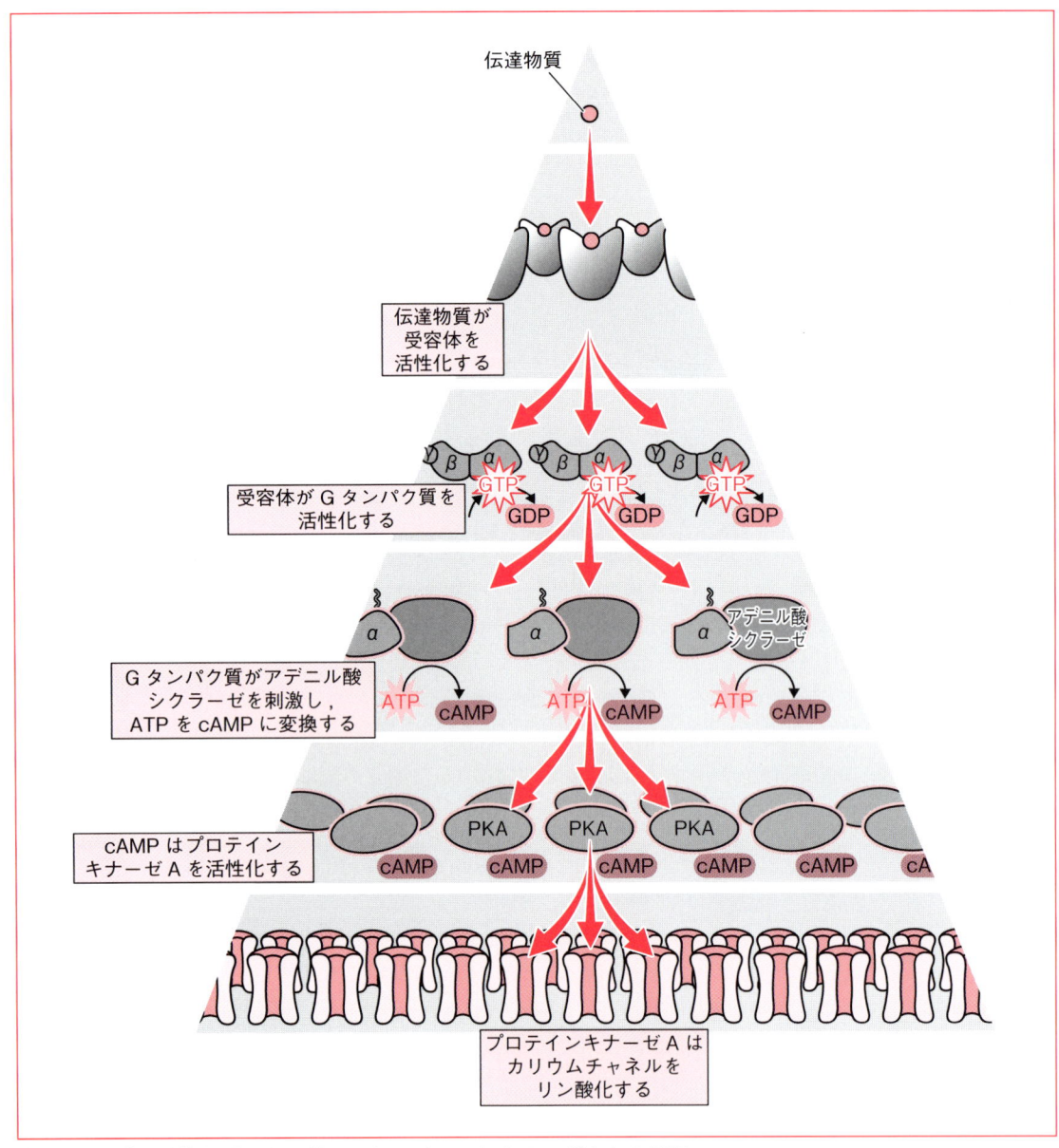

⓭ **Gたんぱく質共役型セカンドメッセンジャーによるシグナルの増幅**
伝達物質がGたんぱく質共役型受容体を活性化すると，いくつかの段階においてメッセンジャーの増幅が起こり，最終的には膨大な数のチャネルに影響を与えることになる．
(Bear MF, et al. 加藤宏司ほか監訳．カラー版　ベアー　コノーズ　パラディーソ神経科学─脳の探求．西村書店；2007．p.131より)

よる活性化が起こり，その結果，肝グリコーゲンの分解反応が促進される．この過程で産生されたグルコース6-リン酸は，グルコース-6-ホスファターゼの作用を受けてグルコースに変換され血中に放出される．このことにより食間（空腹）時の定常血糖値の維持が可能となる．

- 一方で，アドレナリンが骨格筋細胞に作用すると肝臓と同様の機序で筋グリコーゲンの分解が促進される．しかし，骨格筋細胞にはグルコース-6-ホスファターゼが存在しないため，産生されるグルコース6-リン酸はそのまま筋細胞内で解糖系へ回されATP産生に利用される．
- 脂肪細胞ではグルカゴンとアドレナリンの作用がともに，ホルモン感受性リパーゼのリン酸化・活性化を引き起こし，蓄積脂肪から脂肪酸を切り出す．切り出された脂肪酸は血中に放出され，骨格筋細胞で取り込まれた場合はエネルギー源としてβ酸化により代謝されてATP産生が促進される．肝臓で取り込まれた遊離脂肪酸は，β酸化により代謝・産生されるアセチルCoAを原料にして，代替エネルギー物質であるケトン体が合成される．

カコモンに挑戦!!

◆ 第28回-28

情報伝達に関する記述である．正しいのはどれか．1つ選べ．
(1) 交感神経終末の伝達物質は，アセチルコリンである．
(2) 肝細胞のグルカゴン受容体刺激は，グリコーゲン合成を促進する．
(3) アドレナリン受容体は，核内受容体である．
(4) cAMP（サイクリックAMP）は，セカンドメッセンジャーである．
(5) インスリンは，肝細胞のグルコース輸送体（GLUT2）に作用する．

◆ 第29回-28

情報伝達に関する記述である．正しいのはどれか．1つ選べ．
(1) 副交感神経終末の伝達物質は，ノルアドレナリンである．
(2) インスリン受容体は，細胞膜を7回貫通する構造をもつ．
(3) グルカゴン受容体刺激は，肝細胞内でcGMP（サイクリックGMP）を生成する．
(4) 細胞内カルシウムイオン濃度の低下は，筋細胞を収縮させる．
(5) ステロイドホルモンは，遺伝子の転写を調節する．

解答＆解説

◆ 第28回-28　**正解（4）**

解説：正文を提示し，解説とする．
(1) 交感神経終末の伝達物質は，ノルアドレナリンである．
(2) 肝細胞のグルカゴン受容体刺激は，グリコーゲンの分解を促進する．
(3) アドレナリン受容体は，細胞膜に存在する受容体である．
(4) cAMP（サイクリックAMP）は，セカンドメッセンジャーである．
(5) インスリンは，脂肪細胞や筋細胞にあるグルコース輸送体（GLUT4）に作用する．

◆ 第29回-28　**正解（5）**

解説：正文を提示し，解説とする．
(1) 副交感神経終末の伝達物質は，アセチルコリンである．
(2) インスリン受容体は，膜貫通型（1回）の構造をもつ．
(3) グルカゴン受容体刺激は，肝細胞内でcAMP（サイクリックAMP）を生成する．
(4) 細胞内カルシウムイオン濃度の上昇は，筋細胞を収縮させる．
(5) ステロイドホルモンは，遺伝子の転写を調節する．

索　引

( )内の語は直前の語と同義である場合を示す．
[ ]内の語は省略されている場合がある．

和文索引

あ

アイソザイム	19, 63, 67, 147
亜鉛（Zn）	59
アガロース	29
アクアポリン	7
悪性貧血	51
アクチベーター	144
アクチンフィラメント	5, 20
アジソン病	75
アシルCoA	121, 125
アシルカルニチン	121
アシルキャリヤーたんぱく質	123
アシルグリセロール	34, 125
アスコルビン酸	12, 50, 108
アスパラギン	11, 95
アスパラギン酸	11, 92, 93, 95, 107, 132
アスパラギン酸アミノトランスフェラーゼ	92, 106
アセチルACP	123
アセチルCoA	86, 102, 103, 104, 105, 122, 126, 157
アセトアセチルACP	123
アディポサイトカイン	116
アデニロコハク酸	131
アデニン	42, 43, 132, 135
アデノシン一リン酸（アデニル酸）	85, 131
アデノシン三リン酸	4, 43, 84
アデノシン二リン酸	85
アドレナリン	12, 78, 95, 110, 116
アニーリング	152
アノマー炭素	24, 26
アポ酵素	19, 66, 67
アポリポたんぱく質	119
アミノアシルtRNA	142
アミノ基	10
アミノ基転移反応	92
アミノ酸	10
アミノ酸合成	104
アミノ酸代謝異常［症］	68, 97
アミノ酸脱炭酸反応	94
アミノ酸配列	14
アミノ糖	26
アミノ類ホルモン	80
アミロース	27, 28, 29
アミン	94
アラキドン酸	33, 40, 124
アラニン	11, 92, 95, 112, 113
アラニンアミノトランスフェラーゼ	92
アルカプトン尿症	96
アルギナーゼ	60, 93
アルギニン	11, 12, 93, 95
アルキル基	11
アルジトール	26
アルツハイマー病	15
アルデヒド基	22
アルドース	22, 23
アルドステロン	38, 39, 75, 76, 128
アルドステロン分泌作用	14
アルドラーゼA	102
アルドラーゼB	102
アルビノ	146
アルブミン	6
アロステリック	16, 70
アロステリック酵素	70, 71, 100
アロマターゼ	77
アンジオテンシノーゲン	14, 77
アンジオテンシン	14, 76, 77
アンダーソン病	117
アンチコドン	141
アンドロゲン	38
アンドロステンジオン	75, 77
アンヒドロガラクトース	28
アンモニア	93, 132

い

イオン結合	16
イオンチャネル共役型受容体	161
異化	83, 84
異性化酵素	19, 64
イソクエン酸	105
イソクエン酸デヒドロゲナーゼ	104
イソプレノイド	40
イソマルトース	26, 27
イソメラーゼ	19, 64
イソロイシン	11, 95
一塩基多型	148
1型糖尿病	116
一次胆汁酸	39, 127
1回膜貫通型受容体	160
一価不飽和脂肪酸	32
逸脱酵素	67, 68
遺伝暗号表	141
遺伝子	3
遺伝子組換え	150
遺伝子疾患	146
遺伝子多型	148
遺伝子発現	135
遺伝情報	3
遺伝性フルクトース不耐症	117
イノシン酸	131
イミノ酸	10, 11
胃抑制［性ポリ］ペプチド	14, 79
インクレチン	79
インスリン	13, 14, 60, 79, 114, 115, 158, 161
インスリン依存性グルコース輸送担体	114
インスリン受容体	20, 81, 115, 162
インスリン様成長因子-1	75
イントロン	140

う

ウィルソン病	60
うっ血性心不全	51
ウラシル	42, 43
ウロン酸経路	108

え

エイコサノイド	33, 40, 124
エイコサペンタエン酸	33, 40, 124
エキソサイトーシス	6
エキソペプチダーゼ	13
エクソン	140
エストラジオール	38, 39, 128
エストロゲン	38, 78, 133
エストロン	38, 128
エーテルリン脂質	35
エナンチオマー	24
エピジェネティクス	150
エピマー	24
エラスターゼ	91
エリスロポエチン	14
エルゴカルシフェロール	51
塩化ナトリウム	57
塩基除去修復	138
塩基性アミノ酸	11
エンドサイトーシス	6
エンドペプチダーゼ	13
エンハンサー	140, 144

お

黄体形成ホルモン	14, 77
黄体ホルモン	38, 39
岡崎フラグメント	136
オキサロ酢酸	92, 105, 106, 107, 111, 112, 122
オキシステロール	127, 128
オキシトシン	13, 14, 73, 75
オキシドレダクターゼ	19, 64
オータコイド	14
オートクリン・シグナル伝達	155
オートファジー	4, 91
オペロン説	144
オリゴ糖	26, 31
オリゴマー	15, 26
オルガネラ	2
オルニチン回路	93
オレイン酸	33, 34, 124
オロト酸	132

か

壊血病	2, 12, 51
開始コドン	141
解糖系	99, 100, 101, 112
化学シグナル	156, 157
可逆的阻害	69
核局在化シグナル	158
核酸	42, 44
核酸合成	4
核酸代謝異常症	147
核始動型ステロイドシグナル伝達機構	159
核内受容体	20, 81, 158
核膜	7
可欠アミノ酸	95
下垂体後葉ホルモン	74
下垂体前葉ホルモン	73, 75
下垂体ホルモン	73
加水分解酵素	4, 19, 64, 72
カスケード反応	143
ガストリン	14, 79
家族性高コレステロール血症	129, 147
家族性低HDL血症	129
家族性低リン血症	59
家族性リポたんぱく質リパーゼ欠損症	68
家族性レシチン-コレステロール	

166

用語	ページ
アシルトランスフェラーゼ欠損症	68
脚気	51
褐色脂肪組織	87
活性酸素	87, 88, 129
活動電位	6
カテコールアミン	78, 95, 96
カドヘリン	5
ガラクタン	28
ガラクトオリゴ糖	27
ガラクトキナーゼ	103
ガラクトサミン	26
ガラクトース	25, 28, 103
ガラクトース血症	68, 117, 146
ガラクトセレブロシド	36
カリウム（K）	57
カリクレイン-キニン系	14
カルシウム（Ca）	5, 57, 78
カルシウムポンプ	6
カルジオリピン	35
カルシトニン	14, 78
カルニチン	121
カルバモイルリン酸	93, 132
カルボキシ基	10
カルボキシペプチダーゼ	91
カルモジュリン	20, 58
がん関連遺伝子	8
眼球乾燥症	51
ガングリオシド	36, 147
幹細胞	153
がん細胞	8
環状ヌクレオチド	43, 44
間接的シグナル伝達	163
含硫アミノ酸	11

き

キサンチル酸	131
キサンチン	132
基質特異性	65
キシリトール	26
奇数脂肪酸	105
キチン	28, 29
基底膜	2
キナーゼ	111
キナーゼ活性	20
機能鉄	59
基本転写因子	20, 139
キモトリプシン	91
ギャップ結合	5, 156
競合阻害	69
鏡像異性体	24
共役	85
共役輸送体	6
巨赤芽球性貧血	51
キロミクロン	37, 119, 120
金属イオン	66
金属酵素	66

く

グアニル酸	131
グアニン	42, 43, 132, 135
グアノシン三リン酸	43
クエン酸	100, 105, 122
クエン酸-リンゴ酸シャトル	107
クエン酸回路	103, 104, 105
クエン酸シンターゼ	104, 105
クッシング症候群	75
グリコゲニン	110
グリコーゲン	27, 29, 79
——合成	109, 110, 114
——構造	28
——代謝経路	147
——分解	109, 110, 116
グリコーゲンホスホリラーゼ	110
グリコサミノグリカン	29, 147
グリコシド結合	26
グリシン	10, 11, 12, 95
グリセルアルデヒド	23, 24, 102
グリセルアルデヒド3-リン酸	100, 102, 108
グリセルアルデヒド-3-リン酸デヒドロゲナーゼ	100, 112
グリセロ糖脂質	36
グリセロリン脂質	5, 35
グリセロール	26, 35, 119, 125
グリセロール3-リン酸	125
グリセロール-3-リン酸デヒドロゲナーゼ	107
グリセロールリン酸シャトル	100, 106, 107
グルカゴン	14, 79, 110, 114, 115, 163
グルクロン酸	25, 108
グルクロン酸経路	108, 109
グルクロン酸抱合	109
グルコキナーゼ	100, 110, 114
グルココルチコイド	38, 39, 75, 76
グルコサミン	26
グルコース	22, 23, 25, 27, 28, 79, 100, 107, 108
——移行	163
グルコース1-リン酸	103, 110
グルコース-6-ホスファターゼ	113
グルコース6-リン酸	25, 100, 108, 109, 110, 113, 114
グルコース-6-リン酸デヒドロゲナーゼ	108
グルコース-6-リン酸デヒドロゲナーゼ欠損症	117
グルコース-アラニン経路	113
グルコース輸送担体	114
グルコセレブロシド	36, 147
グルコピラノース	25
グルコマンナン	28
グルコン酸	25
グルタチオン	12, 88
グルタチオンペルオキシダーゼ	61, 89
グルタミン	11, 95
グルタミン酸	11, 12, 93, 95
グルタミン酸デカルボキシラーゼ	93
グルタミン酸デヒドロゲナーゼ	93
グルタミンシンテターゼ	93, 94
くる病	51
クロマチン	3, 7, 45
クロム（Cr）	61
クロール（Cl）	57

け

形質転換	151
克山病	61
結合組織	2
血漿カルシウム維持機構	79
血小板	8
血小板由来増殖因子	14
血中グルコース濃度	114
血糖調節	114
ケト原性アミノ酸	11, 94
ケトーシス	121
ケトース	22
ケトフルクトキナーゼ	102
ケトン基	22
ケトン体	121
ケノデオキシコール酸	38, 127
ゲノム	148
ケラタン硫酸	29, 30
限定分解	72, 143
倹約遺伝子	150

こ

高アンモニア血症	97
抗インスリン効果	75
光学異性体	11, 24
口角炎	51
高カリウム血症	57
高カルシウム血症	51, 58
抗カルジオリピン抗体	35
高血圧	57
抗酸化因子	61
抗酸化酵素	89
鉱質コルチコイド	38, 128
高シュウ酸尿症	96
甲状腺刺激ホルモン	14, 74, 77
甲状腺刺激ホルモン放出ホルモン	14, 73, 77
甲状腺腫	77
甲状腺ホルモン	60, 77
甲状腺ホルモン分泌異常	77
合成酵素	19, 64
酵素	19, 63
構造異性体	23
酵素活性	20, 70
酵素共役型受容体	160
高速シーケンサー	152
酵素触媒領域	161
酵素番号	63
酵素反応	64
酵素反応速度論	68
酵素量	69
高トリグリセリド血症	102
口内炎	51
高尿酸血症	133
高ホモシステイン血症	13
高密度リポたんぱく質	37, 119
抗利尿ホルモン	73, 74
ゴーシェ病	147
五炭糖	22, 43, 102
骨形成不全	58
骨組織	2
骨軟化症	51
骨量低下	58
コドン	141
ゴナドトロピン放出ホルモン	73
コネクソン	5
コハク酸チオキナーゼ	105
コラーゲン	2
コリ回路	113
コリ病	117
コール酸	38, 39, 127
ゴルジ体	3, 4
コルチコステロン	75, 128
コルチゾール	38, 39, 75, 76, 128
コレカルシフェロール	49, 51
コレシストキニン	14, 80
コレステロール	3, 5, 38, 39, 119, 126, 127, 128
コレステロールエステル	35, 119, 127
コロイド浸透圧	6
コンドロイチン硫酸	29, 30
コンパクチン	126
コンホメーション変化	16

さ

サイクリックAMP	43, 44
サイクリックGMP	43
再生医療	153
最大反応速度	68
サイトカイン	13, 160
細胞外液	8
細胞外基質	2
細胞外シグナル分子	159
脂溶性の――	158
水溶性の――	158
細胞間情報伝達	155
細胞周期	7
細胞小器官	2, 7
細胞内液	8
細胞内受容体	158
細胞表面受容体	20
細胞分裂	3, 7
細胞膜受容体	159
サイレンサー	140
サイレント変異	141
鎖長延長	124
サブユニット	15
挫滅（圧挫）症候群	57
サルベージ経路	131
酸アミドアミノ酸	11
酸化	4, 84
酸化LDL	129
酸化還元型補酵素	84
酸化還元酵素	19, 64
酸化コレステロール	127
酸化的脱アミノ基反応	92
酸化的リン酸化	4, 85, 86
酸性アミノ酸	11
三炭糖	22

し

ジアシルグリセロール	34, 125
色素性乾皮症	139
軸索	157
シグナルペプチド	17, 143
自己リン酸化反応	161
脂質	8, 32
――代謝	119
脂質代謝異常［症］	68, 129, 147
脂質輸送	119
視床下部ホルモン	73
シス型	32
シスタチオニン	96
システイン	11, 12, 95
ジスルフィド結合	14, 16, 142
シッフ塩基	11
ジデオキシ法	152, 153
シトシン	42, 43, 135
シナプス	157
ジヒドロキシアセトン	23, 24
ジヒドロキシアセトンリン酸	100, 102, 107
ジヒドロテストステロン	78
脂肪酸	32, 79, 119, 125
――β酸化	122
――合成	104, 122, 123
――種類	33
脂肪族アミノ酸	11
シャペロン	15, 142
終止コドン	141
収縮たんぱく質	20
従属栄養生物	83
樹状突起	2, 157

出血傾向	51
受動輸送	6
受容体	158
受容体型チロシンキナーゼ	161
受容体たんぱく質	20
消化管ホルモン	79
脂溶性ビタミン	51
脂溶性リガンド	158
上皮増殖因子	14
小胞体	4
食餌性たんぱく質	90
触媒	19, 64
女性ホルモン	38, 39, 128
神経インパルス	157
神経栄養因子	13
神経管閉鎖障害	51
神経細胞	2, 157
神経疾患	58
神経伝達物質	12, 13, 157, 161
神経内分泌	156
神経変性疾患	15
親水性アミノ酸	11
新生児マス・スクリーニング	97, 146
新生児メレナ	51
身体構成成分	8
浸透圧	6
心房性ナトリウム利尿ペプチド	56, 160

す

膵臓ホルモン	79
水素結合	16
水溶性ビタミン	52
水溶性リガンド	159
膵リパーゼ	119
スカベンジャー受容体	121
スクアレン	127
スクシニルCoA	105
スクロース	26, 27
スタキオース	27
スタチン系薬剤	126
ステアリン酸	124
ステロイド	35, 38, 39
ステロイドホルモン	14, 38, 39, 75, 77, 80
――生成	128
ステロイドホルモン合成経路	76
ステロール	38
スーパーオキシドアニオン	89
スーパーオキシドジスムターゼ	89
スフィンゴ糖脂質	36
スフィンゴミエリン	36, 125
スフィンゴリン脂質	5, 36, 125
スプライシング	140
スルファチド	36
スルホニル尿素薬	57
スレオニン	95

せ

生活習慣病	150
制限酵素	151
精原細胞	8
精子	8
成熟体化	143
性腺刺激ホルモン	74, 77
性腺刺激ホルモン放出ホルモン	14, 73, 77
生体膜	3, 5, 6, 17
成長因子	160
成長ホルモン	14, 74, 75
成長ホルモン分泌抑制ホルモン	14, 73
成長ホルモン放出ホルモン	14, 73, 75

性ホルモン	39, 75, 77, 128
生理活性アミン	94
生理活性ペプチド	13
セカンドメッセンジャー	44, 163
セクレチン	14, 79
接着分子	3, 5
セリン	11, 95
セルトリ細胞	77
セルラーゼ	28
セルロース	27, 28, 29
セレノシステイン	61
セレン（Se）	61
セロトニン	12, 94
セロビオース	26, 27
線維芽細胞増殖因子	14
線維芽細胞増殖因子23	59
染色質	3, 7
染色体	7
染色体末端問題	136
先天性アミノ酸代謝異常症	146
先天性代謝異常症	68, 146
先天性白皮症	68
セントラルドグマ	139

そ

相同組換え	137
阻害剤	69
側鎖	11
疎水性アミノ酸	11
疎水性相互作用	16
ソマトスタチン	14, 73, 75, 77, 79
ソルビトール	26

た

代謝	83
耐糖能異常	61
体内たんぱく質	91
第二級アミン	10
多因子疾患	150
タウロコール酸	12
多価不飽和脂肪酸	32
多機能酵素	65
多酵素複合体	65
脱共役たんぱく質	87
脱水縮合	13
脱水素酵素	84
脱離酵素	19, 64
脱リン酸化	71
多糖［類］	27, 29
多能性幹細胞	153
多量ミネラル	56
垂井病	117
短鎖脂肪酸	32
胆汁	119
胆汁酸	38, 39, 127, 128
胆汁酸塩	127
単純脂質	34
タンジール病	129
炭水化物	22
男性ホルモン	38, 39, 128
タンデムマス法	97
単糖	22
――環状構造	24
――構造	23
――代謝	103
――誘導体	25
単糖類の構造異性体	23
たんぱく質	14
――高次構造	16

和文索引

——性質	17
——代謝回転	91
——分解	90
——分類	17

ち

チアミン	49
チアミン二リン酸	67, 103, 108
チミジン	133
チミン	42, 43, 133, 135
チミン二量体	137
チモーゲン	71
中間密度リポたんぱく質	37, 119
中鎖脂肪酸	32
中性アミノ酸	11
中性脂肪	34
腸肝循環	38
長鎖脂肪酸	32
長鎖脂肪酸代謝異常症	147
調節遺伝子	144
調節たんぱく質	20, 144
超低密度リポたんぱく質	37, 102, 119
腸内細菌叢	150
腸脳相関	94
直接的シグナル伝達	162
貯蔵鉄	59
チロキシン	96
チロシン	11, 12, 95, 96, 146
チロシンキナーゼ	80, 115
チロシンキナーゼ型受容体	80

つ

痛風	133

て

テイ-サックス病	147
低カリウム血症	57
低ケトン性低血糖症	147
低ナトリウム血症	57
低密度リポたんぱく質	37, 119
デオキシアデノシルコバラミン	67
デオキシコール酸	39, 127
デオキシリボ核酸（DNA）	43, 44
デオキシリボース	43
デキストラン	29
デサチュラーゼ	124
テストステロン	38, 39, 77, 78, 128
デスモソーム	5
鉄（Fe）	59
鉄イオン	148
鉄欠乏性貧血	60
テトラヒドロ葉酸	67
テトロース	22
デノボ経路	131
デヒドロエピアンドロステロン	75
デヒドロゲナーゼ	84
テーラーメイド医療	150
テルペン	40
テロメア	136, 137
テロメラーゼ	136
転移	8
転移酵素	19, 64
転写	139
転写因子	20
でんぷん	27, 28, 29

と

銅（Cu）	60
同化	83, 84
同義コドン	141
糖原性アミノ酸	11, 94
糖原病	117, 146
糖原病II型	68
糖脂質	5, 30, 31, 36, 125
——構造	37
糖質	8, 22
——代謝	99
糖質コルチコイド	38, 128
糖質代謝異常[症]	68, 146
糖新生	94, 104, 110
糖新生経路	111, 112
糖代謝酵素	115
糖たんぱく質	30
等電点	17
糖尿病	116
動脈硬化	129
特殊アミノ酸	12
独立栄養生物	83
ドコサヘキサエン酸	33, 124
ドコサペンタエン酸	33
ドーパミン	12, 78, 95
トランスアルドラーゼ	108
トランスケトラーゼ	108
トランスジェニックマウス	153
トランス脂肪酸	129
トランス型	33
トランスフェラーゼ	19, 64
トランスフェリン受容体遺伝子	149
トリアシルグリセロール	34, 119, 120, 125
トリアシルグリセロール値	129
トリオキナーゼ	102
トリオース	22
トリオースリン酸	100
トリカルボン酸輸送系	122
トリグリセリド	34, 102, 119
トリプシン	91
トリプトファン	11, 12, 94, 95
トリプトファン-ニコチンアミド変換経路	53
トレオニン	11, 95
トレハロース	26, 27
トロポニン	58
トロンボキサン	124

な

ナイアシン	50, 52, 53
内分泌系	158
内分泌系（エンドクリン）シグナル伝達	156
ナトリウム（Na）	56
ナトリウム-カリウムポンプ	6, 56
ナトリウム依存性リン輸送担体	59
七炭糖	22
ナンセンス変異	141, 146

に

2型糖尿病	79, 116
ニコチンアミド	50, 53
ニコチンアミドアデニンジヌクレオチド	67, 84
ニコチンアミドアデニンジヌクレオチドリン酸	67, 84
二次胆汁酸	39, 127
二重らせん構造	46
二糖類	26, 27
ニーマン-ピック病	129
乳酸	102, 112
乳酸アシドーシス	113
乳酸デヒドロゲナーゼ	102, 113
乳糖不耐症	68
ニュートリゲノミクス	148
ニュートリジェネティクス	150
ニューロン	2, 157
尿酸	132, 133
尿酸値	133
尿素回路	4, 93
尿素回路異常症	147

ぬ

ヌクレオシド	43
ヌクレオソーム	46
ヌクレオチド	42, 43
——代謝	131
ヌクレオチド除去修復	138

の

能動輸送	6
ノックアウトマウス	153
ノルアドレナリン	12, 78, 95

は

ハイブリダイゼーション	152
白皮症	96, 146
橋本病	77
ハーズ病	117
バセドウ病	77
バソプレシン	14, 73, 75
バーネット症候群	58
パラクリン・シグナル伝達	156
パラトルモン	14, 78
バリン	11, 95
パルミチン酸	123, 124
パントテン酸	50, 54
反応特異性	65
半保存的複製	135

ひ

ヒアルロン酸	29, 30
ビオチン	19, 50, 54, 67, 112
非競合阻害	69
ヒスタミン	12, 94
ヒスチジン	11, 12, 94, 95
ヒスチジン血症	68
ヒストン	46
ヒストンコード仮説	144
非相同組換え	137
ビタミン	38, 48
——過剰症	51
——欠乏症	51
——生理作用	49
——代謝経路	54
ビタミンA	49, 51
ビタミンA_1	40
ビタミンB_1	49, 52, 103, 108
ビタミンB_2	49, 52
ビタミンB_6	13, 49, 52
ビタミンB_{12}	13, 50, 53
ビタミンC	2, 12, 50, 54
ビタミンD	40, 49, 51
——遺伝子発現調節	148
ビタミンD_3	51, 127
ビタミンE	40, 49, 52
ビタミンK	13, 49, 52
ビタミンK_1	40
非チロシンキナーゼ型受容体	81
必須アミノ酸	11, 95
必須脂肪酸	33, 124
ヒトゲノムプロジェクト	152

169

ヒドロキシアミノ酸	11
ヒドロキシ基	22
ヒドロキシプロリン	12
ヒドロラーゼ	19, 64
非必須アミノ酸	11, 95
ヒポキサンチン	131
ヒポキサンチン-グアニンホスホリボシルトランスフェラーゼ	147
標準アミノ酸	11
ピリドキサール	49
ピリドキサールリン酸	67, 92
ピリミジン塩基	42, 132
ピリミジンヌクレオチド	132
微量ミネラル	59
ピルビン酸	92, 100, 102, 103, 110, 111, 113, 122
ピルビン酸カルボキシラーゼ	71, 112
ピルビン酸キナーゼ	102, 111
ピルビン酸デヒドロゲナーゼ	71, 103, 112
ピルビン酸トランスロカーゼ	103
ピロリン酸	110, 131
貧血	60

ふ

フィードバックシステム	74
フィードバック制御	126
フィードバック阻害	71
フィードフォワード制御	71
フィロキノン	40
フェニルアラニン	11, 68, 95, 96, 146
フェニルケトン尿症	68, 96, 146
フェリチン遺伝子	149
フォールディング	15, 142
フォン・ギールケ病	117
不可逆的阻害	69
不可欠アミノ酸	95
不競合阻害	69
複合脂質	5, 35
副甲状腺ホルモン	14, 78
複合糖質	30
副腎髄質ホルモン	78
副腎皮質刺激ホルモン	14, 74, 75
副腎皮質刺激ホルモン放出ホルモン	14, 73, 75
副腎皮質ホルモン	38, 39, 75, 128
複製フォーク	136
不斉炭素	11, 24
不整脈	57, 58
ブチリルACP	123
不飽和脂肪酸	32, 33, 34, 124
フマル酸	105
プライマー	136
フラクトオリゴ糖	27
ブラジキニン	14
プラスミド	151
フラビンアデニンジヌクレオチド	67, 84
フラビンモノヌクレオチド	67
プリオン病	15
フリーラジカル	87, 88
プリン塩基	42, 132
プリンヌクレオチド	131
プリンヌクレオチド新生経路	131
フルクトキナーゼ	102
フルクトース	22, 23, 102
フルクトース1,6-ビスリン酸	100, 102
フルクトース1-リン酸	102
フルクトース2,6-ビスリン酸	100, 112
フルクトース6-リン酸	100, 108
フルクトフラノース	25

プレグネノロン	77, 128
フレームシフト	141
プロインスリン	13
プロゲスチン	78
プロゲステロン	38, 39, 77, 128
プロ酵素	71
プロスタグランジン	124
プロテアーゼ	4, 13
プロテアソーム	143
プロテインキナーゼ	71
プロテインキナーゼA	115
プロテインホスファターゼ	72
プロテインホスファターゼ-1	115
プロテオグリカン	30
プロビタミンD	38, 39
プロモーター	139
プロラクチン	14, 74, 78
プロラクチン放出ホルモン	73
プロラクチン放出抑制ホルモン	73, 78
プロリルヒドロキシラーゼ	12
プロリン	11, 95
分岐鎖(分枝)アミノ酸	11, 97, 146

へ

ヘキソキナーゼ	100, 102, 110, 111, 114
ヘキソース	22
ベクター	151
ヘテロ多糖類	28
ヘパラン硫酸	30
ヘパリン	29, 30
ペプシノーゲン	90
ペプシン	91
ペプチダーゼ	13
ペプチド	13
ペプチドグリカン	29
ペプチド結合	13, 142
ペプチドホルモン	13, 14, 80
ヘプトース	22
ヘミアセタール	24, 26
ヘミケタール	24, 26
ヘム	12, 19, 59
ヘモグロビン	16
ペラグラ	51
ペントース	22, 108
ペントースリン酸	108
ペントースリン酸回路	43, 102, 107, 108
変力作用	78

ほ

補因子	17, 66
抱合型胆汁酸	39
芳香族アミノ酸	11
飽和脂肪酸	32, 33, 124
補欠分子族	19, 66
補酵素	17, 19, 66, 67
補酵素A	67, 121
補助因子	17, 19
ホスファターゼ	111
ホスファターゼ活性	20
ホスファチジルコリン	35, 126, 128
ホスファチジン酸	35, 125
ホスホエノールピルビン酸	102, 112
ホスホグリセリン酸キナーゼ	100, 112
ホスホフルクトキナーゼ	71, 100, 111, 112
ホスホリパーゼ	125
ホスホリパーゼA_2	124
ホスホリボシルピロリン酸	131
補体系たんぱく質	19
ホメオスタシス	73, 155, 156

ホモシスチン尿症	68, 96, 97, 146
ホモ多糖類	27
ポリA	140
ポリヌクレオチド	44
ポリペプチド	13, 14
ポリユビキチン鎖	143
ポルフィリン合成	104, 105
ホルモン	13, 38, 73, 156, 158
──作用機序	80
ホロ酵素	19, 66, 67
本態性フルクトース尿症	117
ポンペ病	68, 117
翻訳	141
翻訳後修飾	4, 142
翻訳抑制たんぱく質	145

ま

マイクロRNA	45
マイクロサテライト多型	148
膜間腔	4
膜貫通型グアニル酸シクラーゼ共役型受容体	81
膜貫通型チロシンキナーゼ型受容体	81
膜貫通型非チロシンキナーゼ型受容体	81
膜貫通領域	20
膜小胞	6
マグネシウム(Mg)	58
膜輸送体	3
膜輸送たんぱく質	3, 6
マッカドール病	117
末梢神経炎	51
マトリックス	4
マラリア	117
マルチトール	26
マルトース	26, 27
マロニルACP	123
マロニルCoA	123
マンガン(Mn)	60
慢性甲状腺炎	77
マンノース	28

み

ミオシンフィラメント	20
ミカエリス定数	68
ミカエリス・メンテンの式	68
ミスセンス変異	141
ミスフォールディング	15
ミセル	119
ミトコンドリア	3, 4, 84, 100
ミトコンドリアDNA	4, 46
ミトコンドリア膜	105
ミトコンドリアマトリックス	85
ミネラル	56, 58
ミネラルコルチコイド	14, 38, 39, 75
ミルク・アルカリ症候群	58

む

ムコ多糖症	147

め

メイラード反応	12
メチオニン	11, 13, 95, 146
──代謝経路	147
メチルコバラミン	67
メディエーター	144
メナキノン	49
メバロン酸	126
メープルシロップ尿症	68, 96, 146
メラトニン	12

メラニン	96, 146	リンカーDNA	46	**E**	
メンケス病	60	リンカーヒストン	46	EC番号	19
も		リンゴ酸	105, 106, 122	EGF	8, 14
モノアシルグリセロール	34, 125	リンゴ酸-アスパラギン酸シャトル	100, 106	EPA	33, 124
モリブデン（Mo）	61	リンゴ酸デヒドロゲナーゼ	105, 106	ES細胞	7, 153
や		リン酸	131	**F**	
夜盲症	51	リン酸化	71	F6P	100
ゆ		リン酸化酵素	100	FAD	19, 67, 84, 103
有機化合物	83	リン脂質	5, 119, 124, 125, 128	FADH$_2$	104, 105
誘導脂質	32	**れ**		FBP1	100
誘導体	25	レチノール	40, 49, 51	FBP2	100
遊離脂肪酸	32	レッシュ-ナイハン症候群	147	FBPase-1	112
輸送体	6	レニン	14	FGF	14
ユビキチン	91	レニン-アンジオテンシン[-アルドステロン]系	14, 56, 77	FGF23	59
ユビキチン-プロテアソーム系	91	レプチン	13, 75	FMN	67
ユビキチン化	143	**ろ**		**G**	
よ		ロイコトリエン	124	G6P	100
溶血性貧血	51	ロイシン	11, 95	G6Pase	113
葉酸	13, 50, 54	六炭糖	22, 25, 102	G6PDH	108
──代謝経路	147			Gたんぱく質共役型受容体	80, 115, 160
ヨウ素（I）	60			Gたんぱく質共役型セカンドメッセンジャー	164
四炭糖	22	## 数字索引		GABA	10, 12, 93
ら		2-オキソグルタル酸	92, 105	GABA$_A$受容体	162
ライディッヒ細胞	77, 78	5′キャップ構造	140	GAD	93
ラインウィーバー・バークのプロット	68, 69	6PGDH	108	GAPDH	100, 112
ラギング鎖	136	7回膜貫通型受容体	160	GH	74, 75
ラクトース	26, 27, 144	7回膜貫通型膜たんぱく質	80	GHRH	73, 75
ラノステロール	127			GIH	73
ラフィノース	26			GIP	14, 80
ランゲルハンス島	79	## 欧文索引		GLP-1	80
卵胞刺激ホルモン	14, 77			GLUT2	114
り		**A**		GLUT4	79, 114, 115
リアーゼ	19, 64	ACTH	74, 75	GMP	131
リガーゼ	19, 64	ADP	85, 100	GnRH	73, 77
リガンド	155, 159	ALT	92	GPDH	107
リシン	95	AMP	85, 100, 131	GTP	43, 104
リジン	11	ANP	160	**H**	
リソソーム系	91	ApoB-48	145	HDL	37, 119, 120, 129
リソソーム代謝異常症	147	ApoB-100	145	HGPRT	147
律速酵素	19, 70	AST	92, 106	HK	100, 111
律速段階	126	ATP	4, 19, 43, 84, 85, 100, 102, 104, 112	HMG-CoAレダクターゼ	71, 126
律速反応	19	ATP合成酵素	6, 85	Hsp60ファミリー	142
立体異性体	24	**C**		**I**	
リーディング鎖	136	C末端	13	IDL	37, 119, 120
リトコール酸	127	cAMP	43, 44, 80	IgA	19
利尿ペプチドホルモン受容体	81	cGMP	43, 81	IgD	19
リノール酸	33, 34, 124	CoA	67, 103, 121	IgE	19
リパーゼ	125	CRH	73, 75	IGF-1	75
リプログラミング	7	CTP	132	IgG	19
リブロース5-リン酸	108	**D**		IgM	19
リポアミド	67	DHA	33, 124	IMP	131
リボ核酸（RNA）	3, 43, 44	DNA	43, 44, 45	iPS細胞	7, 153
リボザイム	64, 139	──除去修復機構	138	**K**	
リボース	22, 43	DNA塩基配列	152	K_m	68
リボース5-リン酸	108, 131	DNAシーケンサー	152	**L**	
リボソーム	3, 4, 141	DNA修復	137, 138	*lac*オペロン	144
リポたんぱく質	36, 37, 119, 120	DNA損傷	8, 137	LDH	102, 113
リボフラビン	49	DNA複製	135	LDL	37, 119, 120, 129
両親媒性	35	DNAポリメラーゼ	135	LH/FSH	74, 77
両性化合物	11	DNAマイクロアレイ	152	LT	124
両性電解質化合物	11	DPA	33		
リン（P）	59				

M

MDH	105, 106
miRNA	45, 140, 145, 152
mRNA	4, 45, 139, 140, 141, 145

N

n-3系	33, 34, 124
n-6系	33, 34, 124
n-9系	33, 34
N-アセチルノイラミン酸	36
N末端	13
Na^+/K^+-ATPase	57, 84
Na欠乏性脱水	57
NAD	12, 19, 84
NAD^+	67, 100, 102, 103, 105
NADH	100, 102, 103, 104, 105, 112
NADP	84
$NADP^+$	67
NADPH	51
NMDA受容体チャネル	162
Non-HDLコレステロール	129

P

PALP	92
PCR法	151
PDGF	14
PEPCK	112
PFK	111
PG	124
PGK	112
PIH	73
PK	102, 111
PLP	19, 67
PRH	73
PRPP	131, 132
PTH	78

R

RISC	145
RISC複合体	152
RNA	3, 43, 45, 139, 140
RNA干渉	152
RNA編集	145
RNAポリメラーゼ	20, 139, 140
RNAi	152
RNase P	140
rRNA	45, 139, 140

S

S-S結合	14, 142
S-アデノシルメチオニン（SAM）	13, 96
siRNA	152
SNP	148
snRNA	140
SUMO化	143

T

T_3	77
T_4	77
TATAボックス	139
TCA回路（→クエン酸回路）	
TPP	19, 67, 103, 108
TRH	73, 77
tRNA	45, 139, 140, 141
TSH	74, 77
TTP	132
TX	124

U

UCP	87
UDP	132
UDP-ガラクトース	103
UDP-グルクロン酸	108
UDP-グルコース	103, 110
UMP	132

V

V_{max}	68
VLDL	37, 102, 119, 120

ギリシャ文字索引

α-アミノ酸	10
α-トコフェロール	40, 49
α-ヘリックス	15
α-リノレン酸	33, 34, 124
α-リポ酸	103
β-カロテン	40, 51
β-シート	15
β_3アドレナリン受容体	20
β酸化	4, 121
γ-アミノ酸	10
γ-アミノ酪酸	93
γ-リノレン酸	33, 124
ω3系	33, 34
ω6系	33, 34
ω9系	33, 34

中山書店の出版物に関する情報は，小社サポートページを御覧ください．
https://www.nakayamashoten.jp/support.html

Visual栄養学テキストシリーズ

人体の構造と機能および疾病の成り立ち II
生化学

2016年11月10日　初版第1刷発行©〔検印省略〕
2022年 4 月 1 日　初版第2刷発行

監　修………津田謹輔・伏木　亨・本田佳子

編　集………岡　　純・田中　進

発行者………平田　直

発行所………株式会社 中山書店
〒112-0006　東京都文京区小日向4-2-6
TEL 03-3813-1100（代表）　振替 00130-5-196565
https://www.nakayamashoten.jp/

装　丁………株式会社プレゼンツ

印刷・製本……株式会社 真興社

ISBN 978-4-521-74285-4
Published by Nakayama Shoten Co., Ltd.　　　　　　　Printed in Japan
落丁・乱丁の場合はお取り替えいたします．

・本書の複製権・上映権・譲渡権・公衆送信権（送信可能化権を含む）は株式会社中山書店が保有します．
・JCOPY 〈（社）出版者著作権管理機構 委託出版物〉
本書の無断複写は著作権法上での例外を除き禁じられています．複写される場合は，そのつど事前に，（社）出版者著作権管理機構（電話 03-5244-5088，FAX 03-5244-5089，e-mail：info@jcopy.or.jp）の許諾を得てください．

本書をスキャン・デジタルデータ化するなどの複製を無許諾で行う行為は，著作権法上の限られた例外（「私的使用のための複製」など）を除き著作権法違反となります．なお，大学・病院・企業などにおいて，内部的に業務上使用する目的で上記の行為を行うことは，私的使用には該当せず違法です．また私的使用のためであっても，代行業者等の第三者に依頼して使用する本人以外の者が上記の行為を行うことは違法です．

Visual 栄養学テキスト

栄養学を楽しく学べる新しいテキストシリーズ!!

監修
- 津田謹輔（帝塚山学院大学学長・人間科学部教授）
- 伏木　亨（甲子園大学副学長・栄養学部教授）
- 本田佳子（女子栄養大学栄養学部教授）

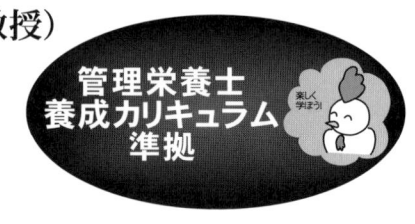

管理栄養士養成カリキュラム準拠

- ✿ 冒頭にシラバスを掲載し，授業の目的や流れ，学習目標が一目で把握できる．
- ✿ 単元ごとに「**学習目標**」と「**要点整理**」を明示．重要なポイントが一目瞭然．
- ✿ 文章は簡潔に短く，図表を豊富に用いて，複雑な内容でも一目で理解できる．
- ✿ サイドノートの「**豆知識**」「**MEMO**」「**用語解説**」などで，本文の理解を促進．
- ✿ 理解度を知るために，**過去の国家試験問題から厳選した「過去問」**で腕試し．

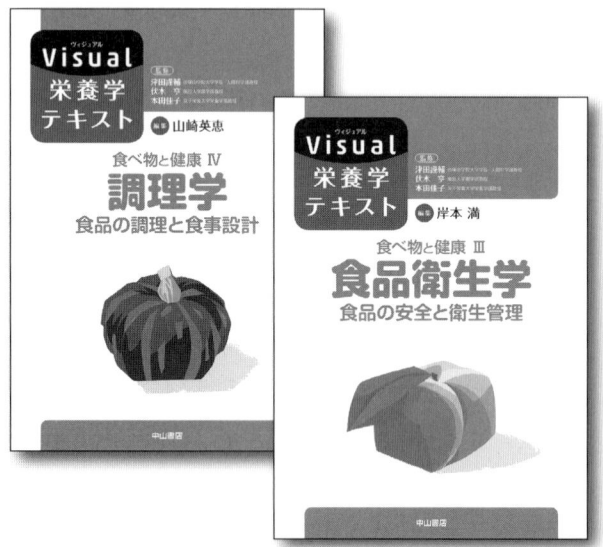

シリーズの構成

● 社会・環境と健康	
● 人体の構造と機能および疾病の成り立ち Ⅰ. 解剖生理学	定価 2,970円（本体2,700円+税）
● 人体の構造と機能および疾病の成り立ち Ⅱ. 生化学	定価 2,970円（本体2,700円+税）
● 人体の構造と機能および疾病の成り立ち Ⅲ. 疾病の成り立ち	定価 2,970円（本体2,700円+税）
● 食べ物と健康 Ⅰ. 食品学総論 食品の成分と機能	定価 2,970円（本体2,700円+税）
● 食べ物と健康 Ⅱ. 食品学各論 食品の分類・特性・利用	定価 2,970円（本体2,700円+税）
● 食べ物と健康 Ⅲ. 食品衛生学 食品の安全と衛生管理	定価 2,970円（本体2,700円+税）
● 食べ物と健康 Ⅳ. 調理学 食品の調理と食事設計	定価 2,970円（本体2,700円+税）
● 基礎栄養学	
● 応用栄養学	定価 2,970円（本体2,700円+税）
● 栄養教育論　第2版	定価 2,970円（本体2,700円+税）
● 臨床栄養学 Ⅰ. 総論	定価 2,970円（本体2,700円+税）
● 臨床栄養学 Ⅱ. 各論	定価 2,970円（本体2,700円+税）
● 公衆栄養学	
● 給食経営管理論	

※タイトルは諸事情により変更する場合がございます．

ヴィジュアルな誌面構成でわかりやすいシリーズ全15タイトル！

A4判／並製／2色刷（一部4色刷）／各巻150〜200頁程度／本体予価（2,700円+税）

中山書店　〒112-0006　東京都文京区小日向4-2-6　TEL 03-3813-1100　FAX 03-3816-1015
https://www.nakayamashoten.jp/